kailash

Kristine Barnett

Der Funke

Die Geschichte eines autistischen Jungen, der es allen gezeigt hat

Aus dem Amerikanischen
von Ines Klöhn

kailash

Die amerikanische Originalausgabe erschien 2013 unter dem Titel
»The Spark« bei Random House, einem Imprint
von The Random House Publishing Group, Random House, Inc., New York.

MIX
Papier aus verantwortungsvollen Quellen
FSC® C014496
FSC
www.fsc.org

Verlagsgruppe Random House FSC® N001967
Das FSC®-zertifizierte Papier *Munken Premium Cream* für dieses Buch
liefert Arctic Paper Munkedals AB, Schweden.

1. Auflage
Deutsche Erstausgabe

This translation published by arrangement with Random House,
an imprint of the Random House Publishing Group,
a division af Random House, Inc.
Lektorat: Anne Nordmann
Umschlaggestaltung: ki 36 Editorial Design
nach einer Vorlage von Misa Erder
Coverfoto: Kelly Wilkinson/The Indianapolis Star
Coverillustration: Jacob Barnetts und Dr. Roland Roeders
gemeinschaftliche Forschung in hyperbolischer Geometrie
Satz: DTP Service Apel, Hannover
Druck und Bindung: GGP Media GmbH, Pößneck
Printed in Germany
ISBN 978-3-424-63069-5
www.kailash-verlag.de

Für Michael, der das Unmögliche möglich macht, Tag für Tag.
Und für jeden, dem gesagt wurde, er könne es nicht.

Inhalt

Einleitung

Ich sitze in der Uni im hinteren Teil eines Seminarraums. Vor den Whiteboards an den Seiten des Raums brüten Studenten in kleinen Gruppen über der Gleichung des heutigen Physikkurses.

Die Arbeit geht nur stockend voran. Viel wird geschrieben und gleich darauf wieder weggewischt. Als die Studenten heftig zu diskutieren beginnen, schaue ich zu meinem neun Jahre alten Sohn, der vorne angeregt mit dem Professor plaudert. Die Frustration der Studenten wird immer größer. Schließlich rückt mein Sohn einen Stuhl an eine der Tafeln, steigt darauf und muss selbst auf Zehenspitzen noch den Arm ganz ausstrecken, um am oberen Rand zu schreiben.

Ebenso wie alle anderen Studenten sieht auch er diese Gleichung heute zum ersten Mal. Doch ohne lange nachzudenken, zückt er seinen Stift und lässt ihn schnell und flüssig über die Tafel tanzen. Die anderen Teams unterbrechen ihre Arbeit und starren den kleinen Jungen mit der umgedrehten Baseballkappe an. Bald sind alle Augen auf ihn gerichtet.

Doch mein Sohn bemerkt die neugierigen Blicke nicht, er ist zu vertieft in die Zahlen und Symbole, die er in rasender Schnelligkeit aufschreibt: erst fünf, dann zehn, dann fünfzehn Reihen, die sich bald bis auf das Whiteboard der Nachbargruppe ausdehnen.

Dann wendet er sich seinen Teamkollegen zu, zeigt auf etwas, erklärt, stellt Suggestivfragen – genau wie ein Lehrer. Eine ernste Studentin mit einem französischen Zopf löst sich aus ihrer Gruppe und tritt interessiert näher. Ein Student mit gebeugten Schultern tut es ihr nach und nickt energisch, als er zu verstehen beginnt.

Innerhalb weniger Minuten haben sich alle Studenten im vorderen Teil des Raums um meinen Jungen versammelt. Als er seine Zuhörer auf einen Trick hinweist, auf den er bei der Gleichung gekommen ist, wippt er vergnügt auf den Fußballen auf und ab. Ein bärtiger Student ruft ihm eine Frage zu. Ich schaue zum Professor hinüber, der schmunzelnd an der Wand lehnt.

Nun da sie das Problem langsam begreifen, finden sich die Studenten wieder in ihren Arbeitsgruppen zusammen und versuchen sich ihrerseits an einer Lösung, doch die Anspannung ist ihnen noch immer anzumerken. Der Einzige im Raum, der an dieser Aufgabe wirklich Spaß hat, ist mein Sohn.

Dann ist der Unterricht zu Ende, und der Hörsaal leert sich. Mein Sohn packt seine Stifte ein und unterhält sich währenddessen angeregt mit einem Kommilitonen über ein neues NBA-Videospiel, das sich beide anschaffen wollen. Der Professor kommt auf mich zu und reicht mir die Hand.

»Mrs Barnett, ich wollte Ihnen sagen, wie sehr ich mich freue, Jake in meinem Kurs zu haben. Dank ihm laufen die Studenten zur Höchstform auf. Sie sind es nicht gewohnt, so unterrichtet zu werden. Um ehrlich zu sein, bin ich nicht ganz sicher, ob ich selbst noch lange mit ihm mithalten kann!«

Wir lachen beide.

»Ach wissen Sie«, erwidere ich, »mir geht es so, seit Jake auf der Welt ist.«

Ich heiße Kristine Barnett, und mein Sohn Jake gilt als mathematisches und naturwissenschaftliches Wunderkind. Im Alter von acht Jahren besuchte er Kurse in Mathematik, Astronomie und Physik auf Hochschulniveau, mit neun wurde er an der Universität zugelassen. Wenig später begann er, an einer neuen Theorie auf dem Gebiet der Relativität zu arbeiten. Die Gleichungen waren so lang, dass sie von seinem großen Whiteboard bald auf unsere Wohnungsfenster herüberreichten. Unsicher, wie ich ihm helfen könnte, fragte ich Jake, ob er seine Arbeit jemandem zeigen wolle, der etwas davon versteht. Und tatsächlich war ein angesehener Physiker, den ich anschließend kontaktierte, bereit, sich Jakes Entwürfe anzusehen. Er bestätigte, dass Jake an einer bisher unbekannten Theorie arbeite, die, so fügte er hinzu, gute Chancen auf einen Nobelpreis habe, falls sie sich bestätigen sollte.

In jenem Sommer, Jake war gerade zwölf, bot man ihm – als ersten Ferienjob – eine bezahlte Forschungsstelle im Bereich Physik an der Universität an. Dort lieferte er binnen drei Wochen die Lösung für ein noch offenes Problem der Verbandstheorie, eine Arbeit, die später in einer renommierten Fachzeitschrift veröffentlicht wurde.

Einige Monate zuvor war in einer Lokalzeitung ein kurzer Artikel über eine kleine Selbsthilfegruppe erschienen, die mein Mann Michael und ich ins Leben gerufen haben. Dieser Artikel hatte unerwartet eine Geschichte über Jake in einer größeren Zeitung nach sich gezogen. Und ehe wir es uns versahen, schlugen in unserem Vorgarten Kamerateams ihr Lager auf, und das Telefon klingelte ununterbrochen: Film- und Talkshowproduzenten, Journalisten nationaler Nachrichtenmagazine, Talentagenturen, Verleger, Eliteuniversitäten – alle wollten mit Jake sprechen.

Ich war ziemlich durcheinander, und ehrlich gesagt konnten Michael und ich uns damals nicht erklären, warum sich all diese Leute so sehr für unseren Sohn interessierten. Natürlich wussten wir, dass Jake sehr intelligent war und außergewöhnliche mathematische und naturwissenschaftliche Fähigkeiten besaß. Auch war uns klar, dass es für einen Jungen in seinem Alter keineswegs »normal« ist, zur Universität zu gehen. Es war nur so, dass Michael und ich uns damals über ganz andere Errungenschaften freuten: über Jakes Erfolge als Schlagmann im Baseball etwa oder darüber, dass er Freunde in seinem Alter gefunden hatte, mit denen er Ego-Shooter spielte und sich in unserem Keller zum Filmegucken traf, oder – er wird mich verfluchen, weil ich es erwähne – über seine erste Freundin.

Diese scheinbar gewöhnlichen Dinge in Jakes Leben sind für

uns die außergewöhnlichsten. Daher waren wir ziemlich überrascht, als die Medien plötzlich so auf uns einstürmten. Doch nachdem wir mit einigen Journalisten gesprochen und deren Artikel gelesen hatten, gingen uns die Augen auf. Es brauchte tatsächlich erst das grelle Scheinwerferlicht, damit Michael und mir richtig bewusst wurde, dass sich das Leben unseres Sohnes grundlegend verändert hatte.

Was die Journalisten nicht wissen konnten: Jakes außergewöhnlicher Verstand ist nämlich vor allem deshalb so bemerkenswert, weil er beinahe verloren gegangen wäre. Als die Presse in unserem Vorgarten aufgetaucht war, hatte unser Leben immer noch unter dem Eindruck der Autismus-Diagnose gestanden, die Jake mit zwei Jahren bekommen hatte. Hilflos hatten wir mitansehen müssen, wie unser lebhafter und für sein Alter erstaunlich weit entwickelter kleiner Sohn allmählich zu sprechen aufhörte und sich immer weiter in seine eigene Welt zurückzog. Seine Zukunftsprognose hatte sich schnell von düster in vollkommen hoffnungslos verwandelt. Als Jake drei Jahre alt war, hatten die Fachleute prognostiziert, dass er mit sechzehn Jahren in der Lage sein werde, sich immerhin die Schuhe selbst zu binden.

Dieses Buch beschreibt unseren Weg von der damaligen Situation zur heutigen. Es geht darin um die Reise einer Mutter mit ihrem außergewöhnlichen Sohn. Doch mehr als alles andere geht es für mich darin um die Kraft der Hoffnung und die unglaublichen Möglichkeiten, die sich auftun, wenn wir offen und aufgeschlossen sind und erkennen, wie wir die wahren Fähigkeiten eines jeden Kindes fördern und entwickeln können.

Der Funke

Ein Zoll oder zehntausend Meilen

November 2001
JAKE IM ALTER VON DREI JAHREN

»Mrs Barnett, ich würde mit Ihnen gerne über die Buchstabenkarten sprechen, die Sie Jake in den Kindergarten mitgeben.«

Jake und ich saßen mit seiner Sonderpädagogin, die zu ihrem staatlich vorgeschriebenen monatlichen Besuch vorbeigekommen war, im Wohnzimmer. Er liebte die kunterbunten Buchstabenkarten über alles, so wie andere Kinder ihr abgewetztes Kuscheltier oder ihre alte Schmusedecke lieben. Die Karten werden in dem Supermarkt angeboten, wo ich gewöhnlich einkaufe. Während andere Kinder Cornflakespackungen oder Schokoriegel in den Einkaufswagen ihrer Mutter schmuggelten, kamen in meinem immer nur weitere Packungen von Jakes geliebten Alphabetkarten zum Vorschein.

»Ich gebe ihm diese Karten nicht mit. Jake steckt sie ein, bevor er zur Tür hinausgeht. Ich muss sie ihm aus den Händen reißen, um ihm sein T-Shirt anzuziehen. Er nimmt sie sogar mit ins Bett!«

Jakes Erzieherin rutschte verlegen auf dem Sofa hin und her. »Ich befürchte, ich muss Ihre Erwartungen, was Jacob betrifft, korrigieren, Mrs Barnett. Das hier ist ein Lebenshilfeprogramm, durch das er lernen soll, sich irgendwann einmal selbst anzuziehen.« Ihre Stimme war freundlich, aber bestimmt.

»Oh, natürlich. Das weiß ich. An diesen Dingen arbeiten wir zu Hause auch. Aber er liebt diese Karten einfach über alles ...«

»Verzeihen Sie, Mrs Barnett. Was ich sagen will, ist: Wir glauben nicht, dass Sie sich bei Jacob wegen des Alphabets Sorgen machen müssen.«

Endlich verstand ich, was mir die Erzieherin meines Sohnes sagen wollte. Sie wollte sichergehen, dass mir die Ziele des Lebenshilfeprogramms klar waren, und mich vor Enttäuschungen bewahren. Sie wollte nicht sagen, dass Buchstabenkarten verfrüht seien. Sie wollte sagen, dass Jake sie überhaupt nie brauchen würde, weil sie glaubten, dass er niemals lesen lernen würde.

Das war einer jener erschütternden Augenblicke, von denen dieses Jahr voll gewesen war. Einige Zeit zuvor war bei Jake Autismus diagnostiziert worden, und seitdem ging es nur noch darum, wann (und ob überhaupt) Jake die üblichen Meilensteine der kindlichen Entwicklung erreichen würde. Fast ein Jahr war es nun her, dass sich vor uns der drohende, graue Schlund des Autismus aufgetan hatte, der Jake mehr und mehr zu verschlingen drohte. Ich hatte hilflos mit ansehen müssen, wie immer mehr von Jakes Fähigkeiten, wie etwa das Sprechen und Lesen, wieder verschwanden. Aber ich würde nicht zulassen, dass jemand das Potenzial meines gerade einmal dreijährigen Sohnes für verloren erklärte, ob er nun autistisch war oder nicht.

Paradoxerweise hatte ich selbst wenig Hoffnung, dass Jake jemals lesen würde, doch ich akzeptierte nicht, dass mir irgendjemand eine Obergrenze für das setzte, was ich von ihm erwarten konnte; schon gar nicht, wenn diese Grenze so niedrig war. An jenem Morgen kam es mir vor, als hätte Jakes Erzieherin die Tür zu seiner Zukunft zugeschlagen.

Es ist beängstigend für Eltern, den Ratschlag von Fachleuten zu ignorieren, doch ich fühlte, dass Jake uns entgleiten würde, wenn er im Sonderkindergarten bliebe. Also folgte ich meinem Instinkt und klammerte mich an die Hoffnung, anstatt aufzugeben. Ich versuchte nicht, seine Erzieher und Therapeuten davon zu überzeugen, ihre Erwartungen oder Methoden zu ändern. Dafür hatte ich weder die Zeit noch die Kraft. Ich wollte auch nicht gegen das System ankämpfen und anderen aufzwingen, was ich für Jake als richtig empfand. Anstatt mit Anwälten, Spezialisten und Rechtsberatern für Jake die Hilfe durchzusetzen, die er brauchte, wollte ich meine Energie lieber auf Jake selbst konzentrieren und alles Notwendige tun, damit er sein maximales Potenzial ausschöpfen konnte – was auch immer das sein mochte.

Also traf ich die gewagteste Entscheidung meines Lebens. Ich stellte mich gegen die Fachleute und sogar gegen meinen Mann Michael und beschloss, Jake in seiner Leidenschaft zu bestärken. Vielleicht versuchte er mit seinen geliebten Buchstabenkarten tatsächlich lesen zu lernen, vielleicht auch nicht. Ganz egal, anstatt sie ihm wegzunehmen, wollte ich dafür sorgen, dass er so viele davon bekam, wie er wollte.

Drei Jahre zuvor war ich überglücklich gewesen, als ich merkte, dass ich schwanger war. Ich war damals vierundzwanzig und hatte für die Rolle als Mutter geübt, solange ich denken konnte.

Schon als kleines Mädchen hatte für mich (und für alle, die mich kannten) festgestanden, dass Kinder in meinem Leben einen besonderen Platz einnehmen würden. Meine Familie nannte mich den Rattenfänger, denn wo immer ich hinging, heftete sich eine Kinderschar an meine Fersen, die gespannt auf ein Abenteuer wartete. Mein Bruder Benjamin wurde geboren, als ich elf war, und wich mir von Anfang an nicht mehr von der Seite. Mit dreizehn war ich bereits der gefragteste Babysitter der Nachbarschaft, und mit vierzehn übernahm ich die Leitung der Kinderkirche. Es überraschte deshalb niemanden, dass ich mir während des Colleges als Kindermädchen Geld dazuverdiente. Nach meiner Heirat verwirklichte ich schließlich meinen Lebenstraum und fing an, als Tagesmutter zu arbeiten. Mein ganzes Leben lang war ich umringt von Kindern gewesen, und nun erwartete ich voll Vorfreude ein eigenes.

Leider war der Weg zu Jakes Geburt nicht leicht. Trotz meines jungen Alters hatte ich während der gesamten Schwangerschaft große Probleme. Mein Blutdruck ging gefährlich in die Höhe, eine sogenannte Präeklampsie, die bei Schwangeren häufig auftritt und sowohl der Mutter als auch dem Kind schaden kann. Während meine Mutter bei der Betreuung der Tageskinder aushalf, tat ich alles, um mein Kind zu behalten. Trotzdem wurde die Schwangerschaft mehr und mehr zu einem Alptraum. Immer wieder bekam ich vorzeitige Wehen, weshalb mir die Ärzte schließlich Medikamente und strikte Bettruhe verordneten. Dennoch wurde ich neunmal ins Krankenhaus eingeliefert.

So auch drei Wochen vor dem errechneten Geburtstermin, diesmal mit Wehen, die nicht mehr zu stoppen waren. Eine endlose Reihe von Komplikationen machte den Ausgang der Geburt immer ungewisser. Ständig piepsten irgendwelche Alarmsignale, es war ein hektisches Hin und Her von Ärzten und Schwestern, deren Gesichter immer angespannter wurden. Michael sagt heute, das sei der Tag gewesen, an dem er eindrücklich miterlebt habe, wie zäh und dickköpfig ich sein kann. Wie ich später erfuhr, hatte ihn ein Arzt beiseitegenommen und ihm mitgeteilt, wie ernst die Lage sei, und dass er darauf gefasst sein müsse, entweder mit einer Frau *oder* einem Baby nach Hause zu gehen, wohl aber nicht mit beiden.

Das Einzige, woran ich mich erinnern kann, ist, dass inmitten dieser benebelnden Mischung aus Lärm, Schmerzen, Medikamenten und Angst plötzlich Michael an meiner Seite war. Er hielt meine Hand und sah mir fest in die Augen. Ich spürte die Kraft, die von seinem Blick ausging, und sie machte mir Mut. Es war, als hätte eine Kamera uns beide herangezoomt und den ganzen Tumult drum herum ausgeblendet. Für mich gab es in diesem Moment nur Michael – unglaublich stark und felsenfest entschlossen, zu mir durchzudringen.

»Hier geht es nicht um zwei Leben, Kris, sondern um drei. Wir stehen das hier gemeinsam durch. Wir schaffen es.«

Ich weiß nicht, ob es seine Worte waren oder der Blick in seinen Augen, aber sein eindringlicher Appell durchdrang meinen Nebel aus Schmerzen und Angst. Er zeigte mir, wie sehr er mich liebte, und ließ mich daraus Kraft schöpfen. Er wirkte so überzeugt davon, dass ich den Kampf um unser Leben gewinnen konnte, dass er Recht behielt. Als Dank dafür versprach er feierlich, für den Rest seines Lebens für mich und unser Kind eine stetige Quelle der Kraft und des Glücks zu sein. Er war wie der Kapitän eines Schiffes in Seenot, der mir befahl am Leben zu bleiben. Und das tat ich.

Ob er es wirklich gesagt hat oder ich es mir nur eingebildet habe, weiß ich nicht, aber ich hörte ihn ebenfalls versprechen, dass wir immer frische Blumen im Haus haben würden, bis ans Ende meines Lebens. Michael wusste, wie sehr ich Blumen liebte, aber den Luxus eines Blumenstraußes konnten wir uns nur zu ganz besonderen Anlässen leisten. Als ich am nächsten Tag unseren wundervollen kleinen Jungen im Arm hielt, schenkte mir Michael die schönsten Rosen, die ich je gesehen habe. Und obwohl seit diesem Tag dreizehn Jahre vergangen sind, bekomme ich noch immer jede Woche frische Blumen.

Wir hatten ein Wunder erlebt – ein glückliches Wunder. Damals konnten wir es noch nicht wissen, doch dies würde nicht das letzte Mal sein, dass unsere Familie auf eine harte Probe gestellt würde. Und es würde auch nicht das letzte Mal sein, dass wir eine schwierige Situation entgegen aller Wahrscheinlichkeit meisterten. Außer in Liebesromanen sprechen Menschen selten ernsthaft über die Art von Liebe, die alles möglich macht. Aber zwischen Michael und mir existiert diese Art von Liebe. Selbst wenn wir nicht einer Meinung sind, ist unsere Liebe ein Anker in rauer See. Tief in mir drin weiß ich, dass es Michaels Liebe war, die Jake und mich den Tag seiner Geburt hat überstehen lassen und alles, was seitdem passiert ist, möglich gemacht hat.

Beim Verlassen des Krankenhauses hatten Michael und ich alles, was wir uns je gewünscht hatten, und waren sicher, die glücklichsten Menschen der Welt zu sein.

Auf dem Nachhauseweg unterschrieben wir – mit unserem kleinen Jungen im Arm – das Darlehen für unser erstes Zuhause. Mit etwas Hilfe von meinem fantastischen Großvater John

Henry hatten wir ein bescheidenes Haus am Ende einer Sackgasse in einem Arbeitervorort in Indiana gekauft, wo ich auch Platz für meine Beschäftigung als Tagesmutter hatte.

Als ich über Jakes Köpfchen mit dem weichen Neugeborenenflaum hinweg zu meinem freudestahlenden Mann sah, musste ich plötzlich daran denken, was für ein glücklicher Zufall uns zusammengeführt hatte – und das, obwohl unser erstes Treffen wahrlich unter keinem guten Stern gestanden hatte.

Michael und ich hatten uns während des Studiums kennengelernt. Unsere scheinbar zufällige Begegnung war in Wirklichkeit von meiner Schwester Stephanie arrangiert gewesen, die unbedingt Schicksal spielen wollte. Eine vollkommen abstruse Idee, denn ich war bereits in festen Händen. Genauer gesagt stand ich – so hoffte ich zumindest – kurz vor meiner offiziellen Verlobung mit einem wundervollen jungen Mann namens Rick, meinem Märchenprinzen. Wir waren ein glückliches Paar, und ich freute mich auf mein künftiges Leben mit ihm.

Stephanie jedoch hatte »so ein Gefühl« was mich und einen jungen Mann aus ihrem Rhetorikseminar betraf – ein Mann, der nicht nur geistreich, sondern geradezu elektrisierend war und von dem sie glaubte, er sei wie für mich geschaffen. Also schmiedete sie einen Plan.

An dem Nachmittag, an dem ihre Falle zuschnappte, war ich im Begriff, mich in ihrem Badezimmer für ein Treffen mit Rick zurechtzumachen, wobei ich mich zwischen gut zwanzig verschiedenen Lippenstifttönen und acht Paar Schuhen zu entscheiden hatte. Als ich dann endlich aus dem Badezimmer trat, stand nicht wie erwartet mein Freund vor mir, sondern ein junger Mann, den ich noch nie zuvor gesehen hatte und den mir Stephanie als Michael Barnett vorstellte.

Verwirrt durch diesen unerwarteten Besucher sah ich meine Schwester fragend an. Sie zog mich beiseite und flüsterte mir eilig lauter unverständliches Zeug zu. Sie meinte, sie habe diesen Jungen wegen mir eingeladen und das Treffen mit meinem Freund unter einem Vorwand abgesagt.

Ich war wie vor den Kopf gestoßen und wusste zunächst nicht, wie ich reagieren sollte. Als mir schließlich dämmerte, dass Stephanie Amor spielen wollte, glaubte ich ernsthaft, sie habe den Verstand verloren. Wer würde denn eine junge Frau verkuppeln wollen, die sehnsüchtig auf den Heiratsantrag ihres Freundes wartet?

Ich war stinksauer. Unsere Eltern hatten uns nicht dazu erzogen, unsere Partner leichtfertig zu wechseln. Mein erstes Date hatte ich erst, als ich bereits aufs College ging. Auch war uns sicher nicht beigebracht worden, unehrlich oder untreu zu sein. Was war nur in meine Schwester gefahren? Am liebsten hätte ich sie angebrüllt und die Wohnung auf der Stelle verlassen. Doch wir waren auch zu Höflichkeit erzogen worden, und genau darauf setzte Stephanie.

Ich streckte also dem jungen Mann, der wie ich nur eine Figur in Stephanies Spiel war, meine Hand entgegen, und wir nahmen im Wohnzimmer Platz. Es folgte eine gezwungene Unterhaltung, der ich nur mit halbem Ohr folgte. Als ich den Gast schließlich doch genauer betrachtete, fielen mir seine strahlenden Augen und sein lächerlicher Kinnbart auf und dass er seine Baseballkappe verkehrt herum trug. Mit seiner lässigen, leicht schlampigen Erscheinung machte er auf mich zunächst einen etwas oberflächlichen Eindruck. Der Kontrast zu meinem auf die Form bedachten, adretten Freund hätte nicht größer sein können.

Warum nur wollte Stephanie unbedingt, dass wir uns kennenlernten? Ich war ein Mädchen vom Lande, dessen Familie seit Generationen ein bescheidenes, einfaches Leben führte. Mit Rick hatte ich eine vollkommen neue Welt kennengelernt, eine Welt mit Penthouse-Wohnungen, Leihwagen, Skiurlauben, noblen Restaurants und Vernissagen. Nicht dass es mir darum gegangen wäre. Stephanie hätte mir auch Brad Pitt vorsetzen können, und ich wäre trotzdem sauer gewesen, dass sie so gar keinen Respekt vor meiner Beziehung hatte. Und doch veranlasste mich der extreme Kontrast zwischen diesem salopp gekleideten Studenten und meinem eleganten Freund umso mehr zu der Frage, was sich meine Schwester eigentlich dabei gedacht hatte.

Nach einer Weile nahm mich Stephanie zur Seite (soweit das in ihrer winzigen Einzimmerwohnung möglich war) und schimpfte mit mir wegen meiner Schweigsamkeit: »Wo sind deine Manieren geblieben?«, flüsterte sie. »Du kannst dich nachher abreagieren, so viel du willst, aber sei jetzt bitte so freundlich und unterhalte dich höflich mit diesem Jungen.«

Verlegen musste ich zugeben, dass sie Recht hatte. Zu einem Fremden, noch dazu einem Gast, unfreundlich zu sein, war unmöglich. Höflichkeit und Zuvorkommenheit waren Verhaltensweisen, die uns unsere Eltern und Großeltern und die enge Gemeinschaft, in der wir aufgewachsen waren, von klein auf eingeimpft hatten. Und ich war bis jetzt sehr unhöflich gewesen.

Beschämt setzte ich mich wieder aufs Sofa und entschuldigte mich bei Michael. Ich erzählte ihm, dass ich einen Freund habe und beim besten Willen nicht wisse, was sich Stephanie dabei gedacht habe, dieses Treffen zu arrangieren. Ich erklärte, dass ich natürlich nicht auf ihn, sondern nur auf meine Schwester wütend sei, die uns durch ihre Unverfrorenheit in diese peinliche Situation gebracht hatte. Kaum war das ausgesprochen, brachen wir alle in Gelächter aus und amüsierten uns köstlich über das Ganze. Nun war das Eis gebrochen, und kurze Zeit später unterhielten wir uns angeregt und ungezwungen. Als Michael mir von seinen Seminaren und seiner Idee für ein Drehbuch erzählte, wusste ich plötzlich, was Stephanie gemeint hatte. Er sprach mit einer solchen Begeisterung und Leidenschaft über seine Vorhaben, wie ich es bisher nur von mir selbst kannte. Ich spürte ein Kribbeln im Bauch, und mir war ein wenig schwindlig. Und da wusste ich plötzlich, dass meine Zukunft, die noch vor wenigen Augenblicken so gewiss geschienen hatte, anders aussehen würde als geplant. Ich würde meinen Freund – so fantastisch er auch war – nicht heiraten, denn für mich war etwas anderes vorbestimmt.

Ich kannte Michael Barnett noch keine Stunde und wusste trotzdem mit untrüglicher Gewissheit, dass ich den Rest meines Lebens mit ihm verbringen würde.

Später gingen Michael und ich in ein Café und redeten weiter bis in die Morgenstunden. So abgedroschen das auch klingt, aber wir hatten beide das Gefühl, jemanden wiedergefunden zu haben, den wir verloren hatten. Es fühlte sich an, wie nach Hause zu kommen.

Drei Wochen später waren wir verlobt und nach weiteren drei Monaten verheiratet. Und auch heute, sechzehn Ehejahre später, fühle ich noch dieselbe zwingende Notwendigkeit, mit ihm zusammen zu sein, wie in jener seltsamen Nacht, in der wir uns kennenlernten.

Der Rest meiner Familie war von Michael und unserer plötzlichen Verlobung zunächst wenig angetan. Was um alles in der Welt war nur in ihre sonst so vernünftige Tochter gefahren? Selbst Stephanie, die uns ja schließlich zusammengebracht hatte, reagierte genauso besorgt und perplex wie die anderen. Auch wenn sie das starke Bedürfnis gehabt hatte, uns einander vorzustellen, konnte sie trotzdem nicht begreifen, wie wir nach so kurzer Zeit überzeugt davon waren, den Rest unseres Lebens miteinander verbringen zu wollen. Die Unterschiede zwischen uns waren offensichtlich: Ich war ein behütetes Mädchen vom Lande mit tiefen spirituellen Wurzeln, das im Schoß einer liebevollen Familie groß geworden war. Michael dagegen war ein Junge aus der Stadt, aufgewachsen in einem schwierigen familiären Umfeld in einem unsicheren Viertel Chicagos.

Während ich das Haus erst verließ, wenn jede Haarsträhne saß – und sei es nur für einen Einkauf im Supermarkt –, machte sich Michael als Lederjacken tragender Individualist über solche Äußerlichkeiten keine Gedanken. Auch legte ich großen Wert auf ein schönes Zuhause. Als ich klein war, stieß man in unserer Küche eher auf ein lebendiges Huhn als auf eine Rolle Küchenpapier oder einen Stapel Papierservietten – und daran hat sich auch in meinem eigenen Haus nur wenig geändert. Mike war improvisierte Mahlzeiten gewohnt, die meist aus dem bestanden, was sich gerade im Kühlschrank fand, und die selten an einem Tisch zu sich genommen wurden. Meine Welt war ihm daher vollkommen fremd und eine ewige Quelle für seinen Spott.

Sein scharfer Witz und beißender Humor lösten bei meiner Familie zweifellos Unbehagen aus. Doch für mich war seine Fähigkeit, mich zum Lachen zu bringen – vor allem dann, wenn es wenig zu lachen gab (oder wir anfingen, uns selbst zu ernst zu nehmen) –, einer der Gründe, mich in ihn zu verlieben.

Meine Familie war sich in ihrer Skepsis einig und zeigte dies auch offen. Doch es gab eine Ausnahme: Mein Großvater John Henry mochte Michael sofort. Und weil ich auf seine Meinung besonderen Wert legte, war ich überglücklich, als er mir sagte, er vertraue auf meine innere Stimme, und ich solle dasselbe tun.

Michael und ich waren füreinander bestimmt, so viel stand fest, doch unsere Liebe forderte ein großes Opfer von mir: Ich musste die Kirche verlassen, in der ich aufgewachsen war, die Kirche meiner Eltern und Großeltern und vieler Generationen vor ihnen.

Ich stamme aus einer Amish-Familie – nicht den Pferdewagen-Amish, sondern einer liberaleren Gemeinschaft. Wie viele ihrer Generation wollten sich meine Großeltern der modernen Welt öffnen, ohne dabei ihre Traditionen und Überzeugungen aufzugeben. Also schlossen sie sich den sogenannten Neu-Amish an, die ihrem Glauben zwar treu geblieben waren, jedoch auch Zugeständnisse an die moderne Welt machten. Wir trugen normale Kleidung, nutzten die Annehmlichkeiten des modernen Lebens und besuchten staatliche Schulen. Dennoch beschränkte sich Glaube für uns nicht auf den sonntäglichen Gottesdienst, sondern war der Kern unseres täglichen Lebens.

Gemäß der Tradition der Amish wird man aus seiner Kirche ausgeschlossen, wenn man nicht innerhalb derselben Glaubensgemeinschaft heiratet. Auch mein geliebter Großpapa hatte seine Gemeinde verlassen müssen, als er aus Liebe heiraten wollte. Zwar war auch meine Großmutter eine Amish, doch sie stammte nicht aus derselben Gemeinschaft. Mein Vater war kein Amish, schloss sich aber der Gemeinde meiner Mutter an, als er um ihre Hand anhielt. So hatte sie in ihrer Gemeinde bleiben können.

Es fiel mir nicht leicht, mit einer Tradition zu brechen, die mir so wichtig war. Doch die arrangierten Ehen der Amish waren für mich nie infrage gekommen. Auch mein Vater hielt nichts von arrangierten Ehen, schon gar nicht für seine eigenen Töchter. Und so hatte er – zum Leidwesen meiner Mutter – alle Männer abgelehnt, die um meine Hand angehalten hatten. Sosehr ich meine Kirche und unsere Lebensweise liebte, wenn ich zwischen ihr und Michael wählen musste, war meine Entscheidung klar: Ich musste gehen.

Ein kleiner Junge

Jake war ein sehr anhängliches und neugieriges Baby. Er begann früh zu sprechen und begriff schnell die Wirkung des Wortes »Hallo!«. Meine Schwester Stephanie amüsierte sich immer köstlich darüber, wie er es schaffte, ein ganzes Restaurant zu unterhalten, indem er jeden Vorbeikommenden freudestrahlend mit einem Winken begrüßte. Er liebte Stofftiere. Manchmal versteckte er sich zwischen ihnen und kreischte vergnügt, wenn er entdeckt wurde.

Natürlich wusste ich bereits, wie liebevoll Michael sein konnte, doch zu sehen, wie sehr er in seiner Vaterrolle aufging, berührte mich trotzdem sehr. Er arbeitete damals bei Target und machte viele Überstunden, doch selbst nach einer Doppel- oder Nachtschicht fand er noch die Energie, mit Jake auf einem Berg von Sofakissen auf dem Wohnzimmerboden herumzutollen. Eines von Jakes Lieblingsspielen war, sich mit dem Papa ein Stück Kuchen zu »teilen«, was hauptsächlich darin bestand, die Glasur auf Michaels Gesicht zu verschmieren und lauthals zu jauchzen, wenn sein Vater nach seinen Händchen schnappte.

Schon eine knappe Woche nach Jakes Geburt arbeitete ich wieder als Tagesmutter. Ich liebte meinen Beruf und freute mich darauf, nach der langen Bettruhe endlich wieder etwas tun zu können. Außerdem wollte ich das Vertrauen der Eltern nicht verlieren, deren Kinder ich betreuen durfte. An manchen Tagen war ich von sechs Uhr morgens bis sieben Uhr abends in der Tagespflege beschäftigt, und Jake war mit dabei. Die Kinder behandelten ihn wie eine lebensgroße Puppe. Sie zogen ihn an, sangen ihm Lieder vor und brachten ihm »Backe, backe Kuchen« bei. Es war lustig zu sehen, wie besitzergreifend vor allem die Mädchen sein konnten. »Ich sollte sie auf die Gehaltsliste setzen«, sagte ich eines Abends zu einer Mutter, deren Tochter »ihr« Baby Jake nicht bei mir lassen wollte.

Bereits in dieser frühen Phase gab es erste Anzeichen für Jakes Intelligenz. Er konnte das Alphabet, bevor er laufen lernte, und sagte es mit Vergnügen vorwärts und rückwärts auf.

Mit einem Jahr buchstabierte er kurze Wörter wie »cat« und »dog«. Mit zehn Monaten zog er sich an der Sofalehne hoch, um seine Lieblings-CD-ROM in den Computer einzulegen. Sie beinhaltete ein Programm, das Dr. Seuss' *Der Kater mit Hut* vorlas, und wir hatten wirklich den Eindruck, als folge er dem kleinen gelben Ball, der von Wort zu Wort hüpfte, um mitzulesen.

Eines Abends sah ich Michael vor Jakes Zimmer stehen, nachdem er ihn ins Bett gebracht hatte. Er legte den Zeigefinger auf die Lippen und winkte mich zu sich. Ich schlich heran, und wir lauschten unserem Sohn, der in seinem Bettchen lag und schläfrig vor sich hin brabbelte, als spreche er Japanisch. Wir wussten, dass er alle seine DVDs auswendig konnte, und auch ab und zu mit der Fernbedienung die Sprachauswahl änderte, doch es machte uns fassungslos, dass er nicht nur die englischen Texte auswendig gelernt hatte, sondern offenbar auch große Teile der spanischen und japanischen Versionen.

Auch Jakes motorische Fähigkeiten waren erstaunlich für ein Alter, in dem andere Kinder noch unbeholfen durch die Welt krabbeln. Er saß oft ganz ruhig da und reihte seine Spielzeugautos in einer perfekten Linie auf dem Sofatisch aneinander, wobei er sorgfältig mit einem Finger prüfte, ob auch die Abstände zwischen den Autos gleich groß waren. Er legte tausende von Wattestäbchen der Länge nach zu kunstvollen, labyrinthartigen Mustern aneinander, die oft ein ganzes Zimmer ausfüllten. Obwohl wir natürlich stolz waren, wenn Jake seinen Altersgenossen etwas voraus zu sein schien, war uns auch immer bewusst, dass alle jungen Eltern ihr Kind für das klügste der Welt halten.

Als Jake ungefähr vierzehn Monate alt war, fielen uns erste

Veränderungen an ihm auf. Zunächst waren sie noch so gering, dass wir immer eine Erklärung dafür fanden. Er sprach und lächelte nicht mehr so häufig, aber vielleicht hatte er schlechte Laune, war müde oder zahnte. Außerdem hatte er in jenem Jahr eine Reihe sehr schmerzhafter Ohrenentzündungen, was ebenfalls erklären konnte, warum er nicht mehr so herzhaft lachte, wenn ich ihn kitzelte, oder sein Blick abschweifte, wenn ich »Kuckuck« mit ihm spielen wollte. Auch das Herumtollen mit seinem Vater, für das er sonst alles stehen und liegen gelassen hatte, begeisterte ihn nicht mehr wie früher, aber vielleicht hatte er gerade einfach keine Lust dazu. Und dennoch merkten wir, wie er mit jeder Woche weniger interessiert, weniger neugierig und weniger vergnügt war als zuvor. Er schien nicht mehr er selbst zu sein.

Jake verlor sich immer mehr in Dingen, die schon sehr früh sein Interesse geweckt hatten. Licht, Schatten und geometrische Formen etwa hatten ihn schon immer fasziniert. Doch nun reagierte er anders auf diese Eindrücke.

Zum Beispiel hatten wir, als er noch ganz klein war, seine Leidenschaft für Karomuster entdeckt. Unser Bettbezug war damals kariert, und er war das Einzige, womit sich Jake beruhigen ließ, wenn er Ohrenschmerzen hatte. So wie andere Mütter nicht ohne einen Schnuller für ihr Baby aus dem Haus gingen, hatte ich stets ein Stück karierten Stoffes bei mir. Nach jenem ersten Jahr dann drehte Jake sich auf die Seite und starrte unverwandt auf die Decke, das Gesicht ganz nah vor dem Muster, wo er dann so lange verharrte, wie wir es zuließen. Manchmal beobachteten wir ihn auch dabei, wie er starr vor Konzentration einen Sonnenstrahl an der Wand fixierte, oder auf dem Rücken liegend die Hand im Sonnenlicht mechanisch vor und zurück bewegte und wie gebannt auf deren Schatten an der Wand starrte. Ich war stolz gewesen auf die frühen Anzeichen von Selbstständigkeit, doch dieses Verhalten war mit Selbstständigkeit nicht mehr zu erklären. Es war, als würde er von etwas verschlungen, was ich nicht sehen konnte.

In der Tagesgruppe war Jake immer das umhegte »Geschwisterchen« gewesen, eine Rolle, in der er sich sichtlich wohlgefühlt hatte. Bis er ein Jahr alt war, hatte er zusammen mit den Tageskindern mit Fingerfarben gemalt und war begeistert mitgehopst, wenn sie tanzten.

Er hatte sein Schläfchen gemacht, wenn sie schliefen, und gegessen, wenn sie aßen. Nun jedoch starrte er lieber auf Schatten, anstatt den anderen Kindern hinterherzukrabbeln. Oft ignorierte er sogar deren hartnäckigste Bemühungen, seine Aufmerksamkeit zu erregen.

Michael war überzeugt davon, dass ich mir unnötig Sorgen machte, und wies zu Recht darauf hin, dass Kinder eben verschiedene Entwicklungsphasen durchlaufen. »Es ist alles in Ordnung mit ihm, Kris. Was auch immer er hat, es wird sich mit der Zeit geben.« Dann nahm er uns fest in den Arm, entlockte Jake ein vergnügtes Quietschen, indem er ihn am Bauch kitzelte, und ich war wieder beruhigt.

Tatsächlich war es meine Mutter, die als Erste in der Familie ahnte, dass das, was Jake gerade durchlief, keine vorübergehende Phase war. Unsere heile Welt bekam allmählich Risse.

Etwas stimmt nicht

Ich bin in einer ländlichen Gegend in Indiana aufgewachsen. Wir hatten sogar einige Nutztiere, meist eine Ziege und einen Hahn. Jedes Jahr im Frühling lieh meine Mutter von einem Bauernhof ein frisch geschlüpftes Küken für einen Tag aus – eine Tradition, die ich als Kind sehr liebte und auf die ich mich jedes Jahr von Neuem freute. Ich konnte es deshalb kaum erwarten, diese Erfahrung mit Jake zu teilen.

In Jakes zweitem Frühling brachten wir ein bezauberndes Entenküken nach Hause. Jake saß mit seinen vierzehn Monaten am Küchentisch im Haus meiner Großmutter und füllte ein Blatt Papier nach dem anderen mit hunderten von Kreisen. Sie waren schön, aber auch irgendwie seltsam, denn sie ähnelten eher den Zeichnungen auf dem Notizblockrand eines Architekten als den Malversuchen eines noch nicht einmal zweijährigen Kindes.

Als meine Mutter das Küken vorsichtig aus seinem Weidenkorb hob, konnte ich mein Entzücken kaum verbergen. Schmunzelnd legte sie den Zeigefinger auf die Lippen, schlich sich von hinten an Jake heran und setzte das reizende kleine Flaumbündel mitten auf das Papier, auf dem er gerade malte.

Doch die Reaktion, die wir erwartet hatten, blieb aus. Der Anblick des flaumigen kleinen Entchens, das da direkt vor seiner Nase herumwatschelte, ließ Jake vollkommen kalt. Ohne eine Miene zu verziehen oder seine Tätigkeit auch nur für einen Augenblick zu unterbrechen, schob er das Küken mit ausgestrecktem Finger langsam vom Blatt.

Als meine Mutter mich anschaute, stand Angst in meinen Augen. »Ich glaube, du musst ihn untersuchen lassen«, sagte sie.

Unser Kinderarzt veranlasste sofort einen Hörtest, doch mit Jakes Gehör war alles in Ordnung, auch wenn er damals schon oft nicht mehr reagierte, wenn wir seinen Namen riefen. Wir waren uns einig, dass es an der Zeit war, Jake von einem Entwicklungspsychologen untersuchen zu lassen. Der Arzt empfahl uns, First Steps zu kontaktieren, ein staatlich finanziertes Frühförderprogramm für Kinder unter drei Jahren, die Entwicklungsverzögerungen aufweisen.

Nachdem bei einer ersten Untersuchung beträchtliche Verzögerungen festgestellt worden waren, kam einmal wöchentlich ein Sprachtherapeut von First Steps zu uns nach Hause, um Jake zu therapieren. Trotz dieser Behandlung sprach Jake von Woche zu Woche weniger und zog sich immer weiter in seine eigene, stille Welt zurück. Der Sprachtherapeut erhöhte die Anzahl der Sitzungen auf drei pro Woche, wenig später wurde außerdem ein Entwicklungstherapeut hinzugezogen. Wir richteten in unserer Küche eine Therapieecke ein, und ich kaufte einen großen Wandkalender, um den Überblick über die verschiedenen Termine zu behalten. Zu diesem Zeitpunkt sprach Jake kaum noch ein Wort.

Nicht dass Michael der tägliche Ansturm von Therapeuten gestört hätte, er hielt das Ganze nur für etwas übertrieben – für eine typische Überreaktion unserer Zeit. »Jedes Kind hat sein eigenes Entwicklungstempo, Kris. Das hast du selbst gesagt. Früher hätte man bei so etwas nie einen solchen Zirkus veranstaltet. Was auch immer Jake für eine Phase da gerade durchmacht, er wird aus ihr herauswachsen.« Doch warum sollten wir die staatliche Hilfe nicht in Anspruch nehmen, wenn dieser Prozess dadurch vielleicht beschleunigt werden konnte? Michael jedenfalls war davon überzeugt, dass Jake so oder so bald wieder okay sein würde.

Dank unserer eigenen kleinen Brigade an Therapeuten war auch ich wieder optimistischer. Ein Kind, auf das ich früher als Kindermädchen aufgepasst und das ebenfalls früh Sprachprobleme bekommen hatte, hatte dank einer Sprachtherapie innerhalb kürzester Zeit enorme Fortschritte gemacht. Mit der Hilfe dieser

Fachleute und ein bisschen Geduld und Mühe würden wir unseren Jungen zurückbekommen.

Und es gab auch noch andere Gründe zur Freude. Meine Tagespflege, die Acorn Hill Academy, florierte. In Acorn Hill sah es nicht aus wie in einer normalen Kindertagespflege, sondern eher wie hinter den Kulissen eines Theaters, in dem gerade eine Aufführung vorbereitet wird. Da das Geld immer viel zu knapp war, um die Kreativität der Kinder mit den Mitteln eines Bastelbedarfsladens zu fördern, war ich ständig auf der Suche nach anderen Möglichkeiten, an Bastelmaterial zu kommen. So stecken beispielsweise im Verpackungskarton eines Kühlschranks endlos viele Verwendungsmöglichkeiten. Und die Leute sind oft dankbar, wenn ihnen jemand solche Dinge abnimmt.

Bald sammelten mehrere Läden der Nachbarschaft kistenweise Dinge, die sie sonst weggeworfen hätten, die für mich und die Kinder aber Gold wert waren. Ein Teppichladen versorgte uns immer reichlich mit Teppichproben, und ein Farbengeschäft überließ uns alte Tapetenbücher, schadhafte Pinsel und speziell gemischte Farben, die von Kunden bestellt, aber nie abgeholt worden waren.

Immer hatten wir ein besonderes Projekt oder Abenteuer in der Mache: ein riesiges Wandbild zum Beispiel oder ein raumfüllendes Schachspiel (ebenfalls eine Spende!) mit Spielfiguren, die so groß waren, dass die Kinder Teams bilden mussten, um sie zu verrücken.

Wenn die Eltern das riesige, kunstvolle Schloss sahen, das wir den Tag über aus Kühlschrankverpackungen gebastelt hatten, machte es ihnen plötzlich nichts mehr aus, dass ihre Kinder aussahen, als seien sie in einen Farbtopf gefallen. Geflissentlich ignorierten sie die verdreckten Klamotten, während ihre Kinder sie freudestrahlend und voller Stolz durch die verschiedenen Räume des kunterbunten Schlosses führten.

Und was noch viel aufregender war als das: Ich war wieder schwanger und Michael überglücklich. Unser Traum von einem Haus voller Kinder schien in Erfüllung zu gehen.

Wir ahnten es damals nicht, doch die Seifenblase vom wiedergewonnenen häuslichen Glück sollte schon bald platzen. Die Schwere dessen, was mit Jake passierte, dieser Sache, die wir weder benennen noch verstehen konnten, traf uns einige Wochen später mit voller Wucht, und zwar auf einem Kindergeburtstag bei Freunden.

Wenige Dinge begeistern kleine Kinder mehr, als einer geliebten Buch- oder Fernsehfigur hautnah zu begegnen. Und die Clifford-der-große-rote-Hund-Geburtstagsparty unserer Nachbarn war da keine Ausnahme. Als der große rote Hund hereinkam, brachen die kleinen Geburtstagsgäste in freudige Hysterie aus. Michael scherzte, das sei, als wenn man im Supermarkt zufällig Michael Jackson treffe.

Alle Kinder im Raum starrten wie gebannt auf den riesigen roten Hund – alle außer Jake. Sein Blick klebte weiterhin an dem Buchstabenheft, das er mitgebracht hatte. Wir versuchten, ihn einzubeziehen – »Sieh mal, Jakey, da ist Clifford!« –, doch er sah nicht einmal auf. In einem Raum voller Kindergeschrei, Ballons, Luftschlangen und riesigen Schüsseln mit Süßigkeiten – von dem Zweimetermann im roten Hundepelz ganz zu schweigen –, an einem solchen Ort war Jake tief versunken in den Buchstaben K.

Ich spürte, wie Angst in mir aufstieg. »Nimm ihn auf die Schultern, damit er mehr sieht«, drängte ich Michael. Er nahm Jake hoch und sang und tanzte mit ihm zu Cliffords Geburtstagslied. Doch Jake öffnete einfach wieder sein Buchstabenheft und stützte es auf Michaels Kopf. In einem letzten verzweifelten Versuch, Jakes Aufmerksamkeit zu wecken, öffnete Michael sanft seine Hand und gab ihm einen Ballon. Jake schaute erst auf das rote Band in seiner Hand, dann hinauf zu dem glänzenden, mit Helium gefüllten Folienballon und dann wieder hinunter zu seinem Heft. Dann öffnete er langsam die Hand und ließ den Ballon durch seine Finger an die Decke gleiten. Ich stand da, den Blick fassungslos auf meinen stummen, ernsten Jungen gerichtet, und wusste plötzlich, dass meine Mutter Recht hatte: Etwas stimmte nicht mit unserem Sohn.

First Steps schickte weiterhin Therapeuten zu uns, und auch ich machte natürlich im normalen Trott weiter, doch nach jenem Tag auf der Geburtstagsparty war mein Optimismus zusammengeschrumpft wie der Ballon, den wir von dort mitgebracht hatten. Ich war nicht mehr so zuversichtlich, dass die Therapie ausreichen würde, um Jake zu helfen. Er zog sich immer weiter in sich zurück, und nichts schien diese Abwärtsspirale stoppen zu können.

Eine Stunde mit seinem Therapeuten entlockte ihm vielleicht ein Wort oder einen Laut; manchmal wiederholte er willkürlich Liedertexte oder plapperte einen unserer Sätze nach. Doch echte Kommunikation war mit Jake nicht mehr möglich – alles, was auch nur im Entferntesten an eine Unterhaltung erinnerte, war weg, selbst etwas so Simples wie »Hallo« oder die Bitte um einen Keks.

Rückblickend weiß ich, dass Jake die Lehrbuchsymptome für Autismus zeigte: das allmähliche Verstummen, die Unfähigkeit zum Blickkontakt oder zur Kommunikation. Doch das war 1999, also bevor sich die Medien und eine breite Öffentlichkeit mit dem Thema Autismus befassten. Damals verbanden die meisten Menschen nur eines mit Autismus: den Film *Rain Man*. Und ich sah keine Parallelen zwischen unserem kleinen Jungen und dem von Dustin Hoffman gespielten Autisten in diesem Film.

Wenn ich es auch noch nicht benennen konnte, wusste ich doch, dass uns Schweres bevorstand. Auch und gerade deshalb war es für mich unerlässlich, die Traditionen unserer Familie beizubehalten.

Eine dieser Traditionen, die vielleicht wichtigste für mich, war das sonntägliche Abendessen im Hause meiner Großeltern. Als Kind hatte ich direkt gegenüber von meinen Großeltern gewohnt. Meine Mutter hatte als Steuerberaterin oft lange arbeiten müssen oder war auf Geschäftsreise in New York, weshalb wir viel Zeit bei unseren Großeltern verbrachten. Unser Großvater, ein kreativer und wundervoll exzentrischer Tüftler, war besonders gern mit uns zusammen. Er verwandelte das Leben von jedem um ihn herum in eine Welt voller Abenteuer.

Großpapa John Henry war das reinste Multitalent: Er war nicht nur Mechaniker, Ingenieur und Erfinder, sondern auch ein begnadeter Handwerker und Zimmermann. Nach seinem Dienst in der US-Marine während des Zweiten Weltkriegs war er in seine Heimatstadt Mansfield in Ohio zurückgekehrt, um als Mechaniker in der Werkzeugfabrik Westinghouse zu arbeiten, wo vor ihm schon sein Vater gearbeitet hatte. Nebenher hatte er eine Bauunternehmerlizenz erworben und mit dem Bau von Gewerbe- und Wohngebäuden begonnen. In Lokalzeitungen beschrieb man ihn als die Verkörperung der zupackenden amerikanischen Mentalität und nannte ihn den lebenden Beweis für Amerikas unverwüstlichen Unternehmergeist, der das Land groß gemacht habe. Und das war noch vor seiner eigentlichen Meisterleistung.

Als unser Großvater seinen Job bei Westinghouse angetreten hatte, waren ihm Unwirtschaftlichkeiten bei der Stahlbearbeitung aufgefallen. Um ein Loch in den Stahl zu bohren, musste dieser zunächst weichgeglüht werden. Beim Abkühlen des Stahls veränderte das präzise gebohrte Loch jedoch häufig seine Form, und der ganze Prozess musste wiederholt werden. Jeder Stahlproduzent der Welt hatte dieses Problem, und so wie ich Großpapa John kannte, muss ihn das schrecklich gefuchst haben.

Er trug stets ein kleines Notizbuch mit Zeichnungen und Ideen zu irgendwelchen Projekten bei sich. Ich weiß nicht, wie lange er daran herumgetüftelt und wie viele Notizbücher er dazu gebraucht hat, doch Großpapa John gelang es schließlich zusammen mit einem Partner, das Problem zu lösen. Mit einem neuen Instrumentarium und einem neuen Prozessablauf machten sie es möglich, den harten Stahl zu durchbohren, und revolutionierten damit die Stahlverarbeitung.

Der Automobilhersteller Ford wurde auf die Erfindung aufmerksam und erwarb als erstes Unternehmen die Nutzungsrechte, weitere Großunternehmen folgten. Und so gibt es heute kein Auto und keinen Toaster, deren Hersteller nicht von der Erfindung meines Großvaters profitiert hat.

Ford veränderte das Leben meines Großvaters. Von der Maschinenwerkstatt in Mansfield wechselte er direkt in das legendäre Ford-Glashaus in Dearborn, Michigan. Doch auch nach seinem beruflichen Aufstieg blieb die Werkstatt sein Lieblingsort. Als ihm Ford schließlich die Leitung der Werkzeugabteilung seiner größten Produktionsstätte übertrug, zogen meine Großeltern und später auch wir nach Indianapolis.

Großpapas Erfindung und seine Position bei Ford, die er noch mit über siebzig innehatte, machten ihn zu einem wohlhabenden Mann. Doch er ging weder auf Weltreise, noch leistete er sich ein teures Haus. Stattdessen blieb er bis zuletzt in dem einstöckigen Backsteinhaus im Osten von Indianapolis wohnen, in dem er mit meiner Großmutter wohnte, seit sie von Dearborn hergezogen waren, und meine Großmutter lebt dort noch heute.

Sein Vermögen gewährte ihm jedoch die Freiheit, sich eine fünfjährige Auszeit zu nehmen, um meinen Eltern bei der Betreuung von Stephanie und mir zu helfen. Und so entführte uns Großpapa John jeden Tag aufs Neue in eine Welt der puren Verzauberung. Er war der einzige Erwachsene, der einen ebenso großen Ideenreichtum und Tatendrang an den Tag legte wie wir selbst. Mit seiner Hilfe verwandelten wir sämtliche Wunder unserer Vorstellungswelt in Spielsachen, die so konkret waren wie der Boden unter unseren Füßen.

Großpapa John konnte wirklich alles bauen. Das bewies er damals auch bei einem anderen Projekt, das ihm sehr am Herzen lag. Er hatte ein nahe gelegenes Grundstück erworben, um darauf für die neu-amische Gemeinde in Indianapolis eine Kirche zu errichten, ein Vorhaben, bei dem er auch selbst kräftig mit anpackte. Er kam aus einer Tradition des Scheunenbaus und war daher wie gesagt mit dem Zimmerhandwerk vertraut. So verwunderte es auch nicht, dass er beim Bau der Kirche darauf bestand, sämtliche Kirchenbänke selbst zu zimmern. Als die Schleif- und Lasierarbeiten an den Holzoberflächen von der beauftragten Firma nicht zu seiner Zufriedenheit ausgeführt wurden, machte er die Arbeit mit Unterstützung seiner Familie kurzerhand selbst – sogar Stephanie und ich bekamen eine Aufgabe. Er war praktisch täglich auf der Baustelle und wir mit ihm. Wir formten kleine Figuren aus feuchten Sägespänen oder sortierten Schrauben, während er mit jemandem die Baupläne besprach. Danach fuhren wir mit Großvaters selbstgebautem Boot auf den See hinaus, der zum Grundstück der Kirche gehörte, und angelten Sonnenbarsche.

Wenn wir nicht auf der Baustelle waren, leisteten wir Großpapa im Durcheinander seiner Garagenwerkstatt Gesellschaft. Andere Kinder träumten vielleicht von der Werkstatt des Weihnachtsmanns – wir dagegen wuchsen darin auf. In der Garage stapelte sich duftendes Holz und wartete darauf, von meinem Großvater in eine Krippe für ein neugeborenes Baby der Verwandtschaft oder in eine Puppe für uns verwandelt zu werden. Hammer, Schraubzwingen und andere kleinere Werkzeuge, deren Griffe vom vielen Benutzen blankpoliert waren, hingen an der Wand. In den offen stehenden Eichenschubladen mit den glänzenden Messinggriffen sah man tausende von Schrauben, Dichtungsringe und Bolzen in allen Formen und Größen. In Vitrinen lagerten Farben und Lacke, Pinsel, Schleifsteine, Meißel und alles, was Großvater sonst noch brauchte, um seine Ideen zu verwirklichen.

Abends schlüpften Stephanie und ich, müde von den Abenteuern des Tages, in die beruhigende Routine der Küche meiner Großmutter Edie. Etwas streng im Vergleich zu unserem großzügigen Großvater, mussten wir ihr im Spätsommer beim Einmachen von Mais, Beeren und Essiggurken helfen. Später füllten wir große Weckgläser mit gewürztem Apfelmus von den Klaräpfeln, die wir aufgesammelt hatten. An Winterabenden machten wir Erdnusskrokant, Karamell-Popcorn und, wenn es draußen richtig kalt wurde, Karamellbonbons. Nach dem Abendessen verbrachten wir noch eine Stunde im Wohnzimmer meiner Großeltern, wo wir Cheddarkäse und Äpfel oder etwas von dem leckeren deutschen Gebäck aus Großmama Edies Repertoire aßen. Besonders liebten wir die riesigen, mit Zimtzucker bestreuten Blätterteigkekse, zu denen wir Knieflicken sagten. Im Sommer machte uns Großmama Vanilleeis mit frisch gepflückten Erdbeeren, und im Winter löffelte sie eingemachte Pfirsiche auf unsere Teller.

Sie brachte uns das Quilten und Sticken bei und entwirrte geduldig das seidig glänzende Garn, wenn es sich verheddert hatte. Wenn Sonntagabends die ganze Familie zum Essen zusammenkam, saßen wir an einem Tisch, den Großvater selbst gezimmert hatte. Er war auf Hochglanz poliert und mit Sets und Servietten aus Leinen gedeckt, die die Frauen unserer Familie selbst bestickt hatten. Ein Tisch, der von großer Sorgfalt und Liebe zeugte.

Angesichts meiner engen Beziehung zu meinen Großeltern war es natürlich mein Wunsch, dass auch Jake in ihrer Nähe aufwuchs. Also aßen wir drei jeden Sonntagabend bei ihnen, genauso wie ich es als Kind getan hatte.

Michael liebte diese Sonntagsessen ebenso sehr wie ich. Bevor er mich kennengelernt hatte, hatte er nicht gewusst, wie wundervoll es ist, von der winterlichen Kälte in ein mollig warmes Haus zu treten, in dem es geradezu berauschend nach Braten und Kuchen duftet. Er hatte noch nie an einem Tisch mit selbstgemachten Bienenwachskerzen ein Dankgebet gesprochen oder mit Verwandten gescherzt, die alle mithalfen, um das Essen noch heiß auf den Tisch zu bringen. Ihn in diese familiäre Umarmung aufzunehmen zählte für Michael zu meinen größten Geschenken an ihn.

Aber Michael war nicht der Einzige, der unseren sonntäglichen Ausflug genoss. So wählerisch Jake mit Essen auch war, ein Stück von Großmutters Apfelkuchen verschlang er im Nu – und auch noch ein zweites, wenn wir es ihm erlaubten. Er ging ganz darin auf, mit dem schönen Holzspielzeug zu spielen, das Großpapa John für uns Enkelkinder gemacht hatte, als wir klein waren. Die Murmelbahn war Jakes liebstes Spielzeug, wie es auch mein liebstes gewesen war. Und ich sah ihn schon jetzt neben Großpapa John an der Werkbank stehen, beide über eine von dessen Skizzen gebeugt.

Eines Sonntagabends, als Michael arbeiten musste, fuhren Jake und ich allein zum Haus meiner Großeltern. Normalerweise begrüßte Großvater John uns an der Haustür, nicht jedoch an diesem Abend. Ich nahm an, er sei noch in der Werkstatt beschäftigt oder würde sich waschen. Meine Großmutter duldete ihn nämlich nicht bei Tisch, bevor er nicht mit grobkörniger schwarzer Seife das Schmieröl und die Holzspäne von seinen Händen geschrubbt und sich eines der weichen Flanellhemden übergezogen hatte, die sie immer gebügelt und fein säuberlich gestapelt für ihn bereitlegte. Doch als er schließlich am Kopf des Tisches auftauchte, um den Braten aufzuschneiden, sah ich bestürzt, dass er im Rollstuhl saß.

Im vergangenen Jahr hatte er ein paar kleinere Schlaganfälle erlitten und war immer gebrechlicher geworden. Dennoch war ich schockiert, dass er nun nicht einmal mehr die Kraft hatte, sich auf den Beinen zu halten. Mein Hals schnürte sich zu. Als ich aber sah, wie stolz er meinem Bruder Ben die Technik seines Rollstuhls vorführte, erkannte ich, dass er noch immer der Alte war.

Es kam an diesem Abend zu einem lustigen Austausch. Mein Großvater hatte von seinem Ergotherapeuten eine weiche Knetmasse bekommen, damit er seine vom Schlaganfall beeinträchtigte Hand trainieren konnte. Als er sie herausholte, weiteten sich Jakes Augen, und er begann plötzlich eine kleine Melodie vor sich hin zu summen. »Was ist das für ein Lied, das er da singt?«, fragte mich meine Großmutter verwundert. Es waren die einzigen Laute, die wir von Jake an diesem Abend hörten. Ich lächelte und stimmte in die Melodie mit ein: »Mach eine Schlange, mach eine Schlange …« – es war das Lied, das Mike und ich immer sangen, um Jake zu animieren, die gleiche Knetmasse auszurollen, so wie es ihm sein Ergotherapeut beigebracht hatte.

Die Heiterkeit hielt jedoch nicht lange an. Später an diesem Abend, als ich Jake in seinen Kindersitz im Auto half, gab mir meine Mutter einen Zeitungsartikel, in dem die Symptome frühkindlichen Autismus beschrieben wurden. Als ich den Artikel las, zog sich mein Magen zusammen: Viele der aufgezählten Verhaltensweisen waren mir nur allzu vertraut. Auf der Heimfahrt musste ich zwischendurch anhalten, weil ich vor lauter Tränen die Straße nicht mehr sah.

Inselbegabung

Bestimmt ging Ihnen das auch schon so: Sie sind mit Ihrem Kind in der Bekleidungsabteilung eines Kaufhauses und lassen sich nur einen Augenblick ablenken: »Oh, schickes Kleid! Ob sie das wohl auch in meiner Größe haben?« Und wenn Sie sich wieder umdrehen, ist Ihr Kind verschwunden. Panische Angst steigt in Ihnen auf und schnürt Ihnen die Kehle zu, während Sie verzweifelt den Namen Ihres Kindes rufen.

Dieselbe Angst empfinden Sie, wenn Sie Ihr Kind im dunklen Tunnel des Autismus verschwinden sehen. Doch statt der wenigen lähmenden Schrecksekunden, die vergehen, bevor der kleine Ausreißer hinter einem Ständer Jogginghosen wieder auftaucht, kann das Gefühl der Machtlosigkeit und Verzweiflung im anderen Fall Jahre oder sogar ein Leben lang andauern.

Michael empfand nichts dergleichen. Er drängte den bösen Schatten, der sich auf uns legte, noch immer zurück und klammerte sich mit aller Kraft an unser perfektes Bilderbuchleben. Schließlich ging es um seinen Jake, seinen kleinen Jungen. Als eine von Jakes Therapeutinnen zum ersten Mal das Wort »Autismus« in den Mund nahm, wurde sie von Michael auf der Stelle gefeuert. Natürlich ist er darauf heute nicht stolz, doch wie wir jetzt wissen, ist das eine durchaus übliche Reaktion.

Im Laufe der folgenden Wochen wurde jedoch auch Mike irgendwann klar, dass wir dabei waren, Jake zu verlieren. Im Oktober 2000 sollte First Steps ein offizielles Gutachten über Jake erstellen.

In der Nacht zuvor war ich nervlich so am Ende, dass Michael meinen Bruder Ben bat zu kommen, um mir moralischen Beistand zu leisten. Ben heckt ständig irgendwelche verrückten Pläne aus: Einmal verwandelte er sein Gästezimmer in ein Yogastudio, ein anderes Mal drapierte er auf sämtliche Oberflächen seiner Wohnung Fleischscheiben, um hausgemachtes Trockenfleisch herzustellen. Doch selbst der sonst so ausgelassene Scherzkeks Ben war an diesem Abend ausgesprochen ernst, auch er konnte mich nicht aufheitern.

Als wir die Therapeutin Stephanie Westcott begrüßten, die die Tests für das Gutachten durchführen sollte, wusste ich, dass alles in unserem Leben von den nächsten paar Stunden abhing. Das Urteil dieser Frau würde uns entweder Hoffnung schenken oder uns noch weiter in die Wüste hinaustreiben – und wir wussten mittlerweile, wie trostlos die Landschaft dort sein konnte. Meine Hände zitterten so heftig, dass Michael sie festhalten musste, um sie ruhig zu bekommen.

Bis zum Mittag fühlte ich mich regelrecht krank. Wir brauchten keine besondere Ausbildung, um zu erkennen, dass die Tests alles andere als gut verliefen. Meist reagierte Jake überhaupt nicht, wenn Stephanie ihm Aufgaben stellte. Er sah sie nicht an, zeigte nicht auf den Kreis, steckte die Sternform nicht in die passende Öffnung und die Ringe nicht auf den Stapelturm. Er sortierte auch keine Gegenstände nach Form oder Größe, obwohl er so etwas häufig und gerne tat, wenn er allein war. Er stimmte weder mit ein, als Stephanie »Imse, Wimse, Spinne« sang, noch zeigte er ihr mit den Fingern, wie die Spinne raufklettert.

Als er schließlich das Alphabet aufsagte, wurde mir leichter ums Herz. Doch Stephanie schien nicht so beeindruckt, wie ich gehofft hatte, sogar dann nicht, als er es rückwärts aufsagte. Als sie Jake zu einer neuen Übung animieren wollte, nachdem sie auf dem Boden mit Buntstiften gespielt hatten, fing er an zu schreien und machte sich stocksteif. Bis sie ihn endlich überzeugt hatte, zur nächsten Aufgabe überzugehen, war ich schweißgebadet.

Als Nächstes sollte Jake ein Holzpuzzle machen. Ich atmete auf und wechselte einen hoffnungsvollen Blick mit Michael. Jake liebte Puzzles, seit seine dicken Babyhändchen die Puzzleteile halten konnten. Das Puzzle, das Stephanie ihm vorlegte, war für Jake ein Kinderspiel. Es ähnelte seinen eigenen und war sogar noch etwas einfacher. Zumindest hier würde Jake punkten, da waren wir uns sicher.

Doch ausgerechnet in diesem Augenblick fielen ihm seine Buchstabenmagnete ein. Jake war geradezu verrückt nach den bunten Plastikmagneten auf unserem Kühlschrank. Er hatte Dutzende davon und nahm sie überallhin mit. Um zu vermeiden, dass sie ihn während der Tests ablenkten, hatten wir die Magnete in einer Schachtel auf dem Bücherregal verschwinden lassen – nach dem Motto »aus den Augen aus dem Sinn«. Doch unsere Taktik ging nicht auf, denn plötzlich hatte Jake nur noch ein Ziel: die Magnete auf dem Bücherregal.

Er stand auf und steuerte geradewegs auf die Schachtel zu, und Stephanie führte ihn sanft, aber bestimmt zum Tisch zurück. So ging es minutenlang hin und her. Ich konnte gar nicht hinschauen und starrte stattdessen auf Michaels Hand, die die meine so fest umklammerte, dass seine Fingerknöchel ganz weiß wurden. Nach einer Weile blieb Jake zwar sitzen, reckte sich jedoch über die Stuhllehne hinweg weiterhin in Richtung Schachtel. Erst nach weiterem gutem Zureden machte er schließlich das Puzzle – allerdings ohne auf das Puzzle selbst oder Stephanie zu schauen, die ihm gegenübersaß. Er hing weiterhin über der Stuhllehne, die Augen auf die Schachtel fixiert.

Ich hatte das Gefühl, die Welt würde über mir zusammenbrechen. Das war doch etwas, das er konnte, etwas, worin er gut war. Ich hatte gehofft, dieses Puzzle würde ein Lichtblick in dieser bis dahin so kläglichen Vorstellung sein und sich positiv auf das Gesamtergebnis auswirken. Michael musste dasselbe gedacht haben.

»Bitte entschuldigen Sie, wenn ich Sie unterbreche«, sagte er zu der Therapeutin, »aber er ist zu abgelenkt. Er macht das Puzzle ja nur nach Gefühl und mit der linken Hand, obwohl er Rechtshänder ist! Bitte geben Sie ihm noch eine Chance. Er kann das sonst viel schneller.«

Stephanie sah Michael ungläubig an und sagte: »Mr Barnett,

Kinder in Jakes Alter brauchen normalerweise zwei Minuten für ein Puzzle mit diesem Schwierigkeitsgrad.« Jake hingegen habe dafür, so erklärte sie, nur vierzehn Sekunden gebraucht – und das, obwohl er es mit seiner nichtdominanten Hand gemacht und die ganze Zeit zu der Magneteschachtel geschaut hatte.

»Guter Junge!«, sagte Michael und schlug sich mit der Faust in die offene Hand, und auch mir fiel ein Stein vom Herzen. Zumindest eine Übung hatte er mit links geschafft! Nun waren wir auf dem richtigen Weg. Wenn Stephanie erst einmal sah, zu welchen Leistungen Jake fähig war, so dachte ich, würde das alle anderen Aufgaben ausgleichen, die er nicht erfüllen konnte oder wollte. Zum ersten Mal seit Wochen wagte ich, ein wenig Hoffnung zu schöpfen. Wir würden noch mehr Übungen machen und alle Ratschläge der Therapeuten befolgen, wenn sie mir nur sagten, meinem kleinen Engel würde es am Ende wieder gut gehen.

Nachdem der stundenlange Test endlich vorüber war, setzte sich Stephanie mit uns zusammen und sagte mit ernster Miene: »Jacob hat das Asperger-Syndrom.« Ich atmete erleichtert auf. Ich hatte Schlimmeres erwartet.

»Oh, das sind gute Nachrichten«, antwortete ich. »Wir hatten Angst, er sei autistisch.«

Daraufhin erklärte Stephanie, das Asperger-Syndrom sei eine Form von Autismus. Doch diese Differenzierung spielte letztlich keine Rolle, denn schon bald würde Jakes Diagnose in »stark ausgeprägter Autismus« geändert werden.

An jenem Tag erfuhren wir zum ersten Mal von dem Phänomen der Inselbegabung. Wie uns Stephanie erläuterte, besitzen autistische Kinder auf bestimmten Gebieten oft erstaunliche Fähigkeiten, während sie an anderer Stelle mit massiven Entwicklungsstörungen zu kämpfen haben. Zum Beispiel löste Jake mit zwei Jahren ein kompliziertes Labyrinthspiel schneller als ich, konnte jedoch keinen Blickkontakt aufnehmen, was Babys normalerweise schon mit zwei oder drei Monaten können – und wozu ja auch Jake die ersten 16 Monate seines Lebens in der Lage gewesen war. Von da an machte er in diesem Bereich Rückschritte. Weist ein Kind in seiner Entwicklung solche Höhen und Tiefen auf, spricht man von Inselbegabung. Die Fähigkeiten von Kindern im Autismusspektrum entwickeln sich nicht linear, sondern sind auf der gesamten Entwicklungslandkarte verstreut.

Ich schluckte. Plötzlich wurde mir klar, dass die Lichtblicke, auf die Michael und ich unsere Hoffnungen gesetzt hatten, Jakes Ergebnis bei der Evaluation nicht verbessert hatten – im Gegenteil: All die Dinge, auf die wir insgeheim so stolz gewesen waren – Jakes frühes Lesen, seine Schnelligkeit beim Puzzeln, seine Fähigkeit, sich lange Zeit intensiv auf etwas zu konzentrieren –, widerlegten die Autismus-Diagnose nicht, sondern bestätigten sie.

Jakes Fähigkeiten waren untrennbar mit all den schweren Defiziten verbunden, und zum ersten Mal wagte ich es, der hässlichen Realität ins Auge zu sehen und mir zu vergegenwärtigen, was diese Defizite für Jake und für das Leben, das wir uns für ihn erhofft hatten, bedeuteten. Wie dumm ich gewesen war. Was nutzte es, wenn er ein Puzzle schneller machen konnte als andere Kinder, wenn das gleichzeitig hieß, dass er nie in der Lage sein würde, sich mit einem Mädchen zu verabreden oder ein Vorstellungsgespräch zu bestreiten?

In Stephanie Westcotts Bericht ist unter anderem Folgendes zu lesen: »Interessiert an Schatten und hellem Licht. Er verrenkt sich. Begrenzte Reaktion auf leichten Schmerz.«

Völlig erschüttert gingen wir zu Bett. Michael hielt mich fest umarmt, doch ich machte in jener Nacht kein Auge zu. Neben den Sorgen um Jakes Zukunft quälte mich auch die Angst, ob unserem zweiten Kind – wieder ein Junge, wie wir seit kurzem wussten – dasselbe Schicksal bevorstehen würde.

Das Leben mit der Diagnose

Autismus ist ein Dieb: Er raubt Ihnen Ihr Kind, Ihre Hoffnung und Ihre Träume.

Ich habe mit Jake all die Dinge getan, die andere Mütter auch mit ihren Kindern tun. Ich war mit ihm im Streichelzoo und im Aquarium. Ich habe ihm hübsche Sachen angezogen und mich gefragt, welche Windelmarke die bessere ist, Pampers oder Huggies. Wir waren eine ganz normale Familie, und Jake war ein ganz normales Baby, mit einer ganz normalen Kindheit. Bis er irgendwann anfing, sich in seine eigene Welt zurückzuziehen, und jene erste Diagnose des Asperger-Syndroms jede Hoffnung auf Normalität auf einmal erstickte.

Mit zweieinhalb Jahren war Jake nur noch ein Schatten seiner selbst. Meist schien es, als sei er gar nicht anwesend. Er war inzwischen vollkommen verstummt. Er schaute uns nicht mehr in die Augen, reagierte nicht, wenn wir ihn ansprachen, und stieß uns weg, wenn wir ihn umarmen wollten. Im besten Fall hielt er ein paar Sekunden still, wenn er wie gebannt auf die Schatten an der Wand starrte. Er bat nie um Essen oder Trinken und aß nur selten. Auch durften es nur einfache Gerichte sein, die auf bestimmte Weise zubereitet und serviert werden mussten. Damit er nicht dehydrierte, musste ich ständig darauf achten, dass er genügend trank.

Oft drehte er sich im Kreis, bis ihm schwindelig wurde, oder drehte Gegenstände in den Händen oder auf glatten Oberflächen und konzentrierte sich so sehr darauf, dass er am ganzen Körper zitterte. Solche stereotypen Drehbewegungen sind typische Verhaltensmuster von Autisten und werden als Selbststimulation bezeichnet. Jake liebte jede Art von Lernkarten, insbesondere Buchstabenkarten, und trug sie immer und überall bei sich. Auch zylindrische Formen faszinierten ihn. Er konnte Stunden damit verbringen, kleinere Gegenstände in eine leere Blumenvase zu stecken. Schatten, Spiegel oder Licht fesselten seine Aufmerksamkeit so sehr, dass für ihn nichts anderes mehr zu existieren schien. Er konnte einen ganzen Vormittag lang neben den Küchenstühlen auf und ab gehen und mit gesenktem Kopf beobachten, wie sich deren Schatten durch seine Bewegungen veränderten.

Und er legte noch mehr rätselhafte Verhaltensweisen an den Tag. Schon als Baby hatte Jake jede Cornflakespackung ausgelehrt, die er in die Finger bekam. Und auch jetzt noch war keine dieser Schachteln vor ihm sicher: Egal wie gut ich sie versteckte, er fand sie, öffnete sie und kippte den Inhalt auf den Boden. Kaum drehte ich ihm den Rücken zu, stapfte schon wieder ein Tageskind vergnügt auf einem Häufchen Flakes herum. So gründlich wir auch sauber machten, wir fanden Zerealien an den unmöglichsten Orten: in unseren Winterstiefeln, in der Handschuhschublade oder der Badewanne.

Einen großen Teil der Zeit zog sich Jake jedoch einfach nur in seine eigene stumme Welt zurück. Wenn er seine weiche Babydecke mit sich herumtrug – eine grobmaschige, gelbe Häkeldecke – tat er das nicht, um sich geborgener zu fühlen, wie das bei anderen Kinder wahrscheinlich der Fall gewesen wäre. Stattdessen, so glaube ich heute, ging es ihm um das geometrische Muster der Decke, das er fixierte. Seine Reaktion auf geometrische Muster war beinahe schon unheimlich. Ich war Kleinkinder gewohnt, die so quirlig und aktiv waren, dass man ihnen kaum die Schuhe anziehen konnte, weil sie nicht stillhielten. Jake dagegen konnte stundenlang völlig bewegungslos dasitzen und auf ein Schattenmuster an der Wand oder auf dem Boden starren, ohne auch nur einen Laut von sich zu geben.

Wie viele autistische Kinder hielt er sich am liebsten in kleinen, überschaubaren Räumen auf. Je kleiner der Raum, desto besser:

Seine Spielzeugautos reihte er gerne auf dem Boden seines Kleiderschranks aneinander, oder er zwängte sich in die untere Ablage unseres Wohnzimmerschranks oder in eine der Plastikboxen, in denen wir Spielzeug aufbewahrten.

An einem Nachmittag suchte ich ganze fünfundvierzig Minuten panisch nach ihm. Ich wollte gerade schon die Polizei rufen, als ich ihn schließlich im Wäschekorb fand, wo er es sich auf einem Stoß frisch zusammengelegter Handtücher gemütlich gemacht hatte. In meiner Sorge hatte ich mir immer wieder einzureden versucht, dass in unserem kindersicheren Haus, in dem Jake praktisch nie unbeaufsichtigt war, nichts passieren könne, doch in diesen schrecklichen Minuten war der Junge, der uns von Tag zu Tag mehr zu entgleiten schien, plötzlich komplett verschwunden. Das war fast mehr, als ich ertragen konnte.

Noch im selben Jahr wurde Jakes Diagnose nach einer weiteren offiziellen Beurteilung durch eine andere Therapeutin revidiert. Dass bei Jake zunächst nicht Autismus, sondern das Asperger-Syndrom (eine leichte, noch sehr funktionsfähige Form des Autismus) diagnostiziert worden war, führte die Therapeutin auf seinen hohen Intelligenzquotienten zurück: Auf der Wechsler-Intelligenzskala für Kinder erreichte Jake den unglaublichen Wert von 189. Michael und ich hatten diese Zahl zwar gesehen, als wir die Ergebnisse des ersten Tests durchgegangen waren, doch wir hatten sie nicht weiter beachtet. Zum einen waren wir durch den Rest des Berichts abgelenkt, zum anderen hätten wir nicht geglaubt, dass die IQ-Skala überhaupt so hoch reichte. Wir hatten sie schlicht für einen Tippfehler gehalten.

Es war kein Fehler. Doch was änderte das? Auch ein astronomischer IQ verhinderte nicht, dass sich Jake immer mehr von der Welt isolierte. Im zweiten Gutachten kurz vor seinem dritten Geburtstag lautete die Diagnose eindeutig »mittlerer bis schwerer Autismus«. Trotz seines außergewöhnlich hohen IQs wurde er wegen seiner mangelnden praktischen Fähigkeiten als »retardiert« eingestuft.

Als mein Bruder Ben von der neuen Diagnose erfuhr, sagte er:

»Du musst jetzt stark sein, Kris. Das hier wird der Kampf deines Lebens.« Obwohl ich immer der unbekümmerte Friedensstifter der Familie gewesen war, wusste er – vielleicht besser als ich –, dass ich für Jake kämpfen würde. Doch keiner von uns konnte zu dem Zeitpunkt ahnen, wie schwer dieser Kampf werden würde.

Eine Autismus-Diagnose ist für jeden in der Familie ein harter Schlag. Was Sie auch tun, ob Sie essen, atmen oder schlafen, der Gedanke an Autismus verlässt Sie nie. In jedem wachen Moment kämpfen Sie gegen den Autismus an und gehen dennoch mit dem Gefühl ins Bett, dass Sie mehr hätten tun können – und auch sollen. Den Forschungsergebnissen zufolge hängt der Entwicklungsfortschritt eines autistischen Kindes entscheidend davon ab, in welchem Umfang es vor dem fünften Lebensjahr therapiert wurde. Das Leben mit so einem Kind ist daher ein ständiger Wettlauf gegen die Zeit.

In seinem dritten Lebensjahr bekam Jake täglich eine Stunde staatlich finanzierten Logopädieunterricht. Außerdem hatte er einen Ergotherapeuten, einen Physiotherapeuten sowie einen Entwicklungstherapeuten, die allesamt einmal pro Woche zu uns nach Hause kamen und jeweils eine Stunde und länger mit Jake arbeiteten. Parallel zur Therapie durch First Steps begannen wir mit einem weiteren Behandlungskonzept, der sogenannten Angewandten Verhaltensanalyse, die allein schon vierzig Wochenstunden und mehr beanspruchte – also die durchschnittliche Wochenarbeitszeit eines normalen Arbeitnehmers. Auf Empfehlung von Marilyn Neff, einer hervorragenden Therapeutin, die mit Jake gearbeitet hatte, versuchten wir es später auch noch mit der Floortime-Therapie, die spielerischer gestaltet und stärker auf die Bedürfnisse von Kindern zugeschnitten ist. Diese Therapieform war zwar weniger anstrengend, jedoch ebenfalls sehr zeitaufwändig.

Bei den vielen anderen Terminen für Therapien und Behandlungen waren diese zusätzlichen Floortime-Stunden kaum noch unterzubringen. Der Wandkalender in der Küche war so übervoll, dass ich selbst kaum meine winzige Schrift entziffern konnte, mit der ich die Termine eintrug. Eine Freundin, die als Sekretärin eines vielbeschäftigten Managers arbeitete, sagte nach einem Blick auf Jakes Kalender, der schlimmste Tag ihres Chefs sei verglichen mit dem lockersten Tag meines Jungen ein Spaziergang im Park.

Zusätzlich zu all den Therapiestunden lernte die ganze Familie, inklusive Ruby, meiner jungen Mitarbeiterin in der Tagespflege, die Gebärdensprache in der Hoffnung, dass Jake irgendwann einmal in der Lage sein würde, auf diese Weise mit uns zu kommunizieren. An jeder Wand in unserem Haus klebten Lernblätter für Gebärdensprache. Während mein Bauch von Tag zu Tag runder wurde, kümmerte ich mich weiterhin um meine Tageskinder, und Michael arbeitete Vollzeit. Wir waren am Ende unserer Kräfte.

Verschnaufpausen waren bei unserem strengen Zeitplan Mangelware. Kaum hatten wir gefrühstückt, stand schon der erste Therapeut vor der Tür, und Jakes vierstündiger Unterricht an dem kleinen Tisch in der Küche begann. Der Therapeut würde ihn auffordern, ihm in die Augen zu schauen oder zu benennen, was er gerade sah oder tat.

Jake war anzusehen, wie sehr ihn das alles frustrierte. Ich wusste, dass viele autistische Kinder während der Therapie Wutanfälle bekommen, mit Spielzeug um sich werfen oder zu schreien anfangen. Jake tat nichts dergleichen. Er reagierte einfach gar nicht, sondern vertiefte sich stattdessen in die Schatten an der Wand. Ab und zu wurde er ärgerlich, wenn der Therapeut etwas anders machte als gewohnt. Zu einem der wenigen Ausraster, an die ich mich erinnern kann, kam es, als seine Entwicklungstherapeutin Melanie Laws ihn bat, eines seiner Lieblingspuzzles auf dem Kopf zu machen.

Die meiste Zeit aber saß er einfach nur da, als sei ihm eine Laus über die Leber gelaufen. Kein Wunder, denke ich heute. Denn es ging bei den Übungen immer nur um Dinge, die Jake *nicht* konnte, wie etwa einen Bleistift richtig halten, eine Treppe hinaufsteigen, indem er einen Fuß vor den anderen setzte, klatschen oder Gesichtsausdrücke und Geräusche nachahmen, die ihm die Therapeuten vormachten. Sosehr sich seine Lehrer auch bemühten, ihre Geduld und ihr Engagement waren umsonst: Jake saß mit ihnen an dem kleinen Tisch in unserer Küche und sah einfach durch sie hindurch, als seien sie gar nicht da.

Unsere Tage waren lang. Wenn Jake im Bett war, studierten Michael und ich noch stundenlang Fachbücher oder recherchierten im Internet nach neuen Forschungsergebnissen, Therapien oder Selbsthilfegruppen betroffener Eltern. Doch die Informationen, auf die wir stießen, waren noch trostloser, als wir es ohnehin schon erwartet hatten. Einem Forum gab Michael sogar den vielsagenden Spitznamen »ElternOhneHoffnung.com«.

Es war ein Leben unter dem Damoklesschwert der Diagnose. Wie aus zahlreichen Erhebungen hervorgeht, zahlen Familien mit einem autistischen Kind oft einen hohen Preis. So kommt es in diesen Familien zum Beispiel viel häufiger zu Scheidungen als in anderen. Zum Glück war das bei Michael und mir nicht der Fall. Im Gegenteil, Jakes Diagnose schien uns noch enger zusammenzuschweißen. Wir waren nicht immer derselben Meinung, doch wir blieben des anderen Hafen im Sturm. Während ich ganz auf Jake fokussiert war und alles für ihn tat, was in meiner Macht stand, kümmerte sich Michael trotz all seiner Sorgen rührend um mich. Manchmal brachte er abends etwas zu essen mit, und wenn Jake schlief, breiteten wir auf dem Wohnzimmerboden eine Decke aus und machten ein romantisches Picknick. Auch meinen wöchentlichen Strauß Blumen vergaß er nie.

Uns erwartete jedoch noch mehr Kummer. Mit inzwischen knapp über achtzig Jahren verlor mein Großvater allmählich den Kampf gegen die Schlaganfälle, die ihm im vergangenen Jahr so schwer zugesetzt hatten. Er zog in ein Hospiz, wo ich ihn besuchte, wann immer ich konnte. Oft machte ich mich sofort auf den Weg zu ihm, nachdem das letzte Tageskind abgeholt worden war. Manchmal saß ich an seinem Bett, während er schlief.

Wenn er sprach, war er noch ganz der Alte. Sein Sinn für Humor war ungebrochen, und er neckte mich wegen meiner Leibesfülle. (Obwohl ich von Natur aus eher schlank bin, nahm ich während dieser Schwangerschaft ganze 90 Pfund zu!)

Dass Großvater im Sterben lag, war mir unbegreiflich. Dieser vor Kraft und gesundem Menschenverstand strotzende Fels – das Bollwerk meiner Kindheit – war nun gebrechlich und schwach. Eines Nachmittags fuhr ich zu seiner Kirche hinaus, um meiner Mutter, die in dieser Woche das Gemeindemittagessen kochte, etwas Gebäck zu bringen. Als ich aus dem Auto stieg, hörte ich den Traktor, mit dem der Rasen des Grundstücks gemäht wurde.

Mein Großvater hatte für die Pflege des Anwesens nie einen Gärtner kommen lassen, sondern sich voll Stolz immer selbst darum gekümmert. So akkurat und pflichtbewusst er auch war, ließ er es sich beim Mähen nicht nehmen, das Enkelkind auf seinen Knien zum Lachen zu bringen, indem er Achten und Zickzackmuster ins Gras mähte.

Mein Herz reagierte schneller als mein Verstand, und ich drehte mich in der freudigen Erwartung um, ihn auf dem Traktor, den er schon tausendmal repariert hatte, auf mich zutuckern zu sehen. Doch auf dem Traktor saß ein anderer, der nüchtern den Rasen der Kirche umrandete. Der Anblick brach mir das Herz.

Am Beispiel meines Großvaters habe ich gelernt, die Qualität lebenslanger Neugier, das Vergnügen harter Arbeit und die Bedeutung von Familie wertzuschätzen. Ich habe erlebt, wie engagiert er sein Leben Idealen widmete, die größer waren als er selbst, und wie viel Zufriedenheit ihm das bescherte. So traurig mich sein schlechter Gesundheitszustand machte, war ich dennoch unendlich dankbar dafür, dass ich ihm hatte sagen können, wie viel er mir bedeutete.

Als ich an einem Spätnachmittag den Blumen in seinem Zimmer gerade frisches Wasser gab, fragte er mich: »Was hat es mit diesem ›Autismus‹ auf sich?« Die Frage überraschte mich, denn ich hatte ihm von Jakes offizieller Diagnose nichts erzählt, um ihn nicht zu beunruhigen. Offenbar hatte er es von jemand anderem aus der Familie erfahren. Ich überlegte, wie ich es ihm am besten erklären konnte.

»Jake kann momentan nicht mit uns sprechen, und die Fachleute glauben, dass er es vielleicht nie können wird«, sagte ich.

Er nickte und schwieg eine Weile. Dann legte er seine magere

Hand auf meine, schaute mir fest in die Augen und sagte: »Das kommt wieder in Ordnung, Kristine. Jake wird es gut gehen.«

Für mich sind diese Worte sein letztes Geschenk an mich. Von jedem anderen hätte sich diese Äußerung wie eine leere Floskel angefühlt, wie eine dieser bedeutungslosen Bemerkungen, die die Menschen machen, wenn sie nicht wissen, was sie sagen sollen. Mein Großvater jedoch schien so überzeugt von dem, was er sagte, dass ich ihm glaubte. Für einen Augenblick war ich in jenem Krankenhauszimmer wieder ein kleines Mädchen und er der scheinbar allmächtige Handwerker, der an seiner großen Werkbank in der Garage alles wieder reparieren konnte. Ich gab mich dem tröstlichen Gedanken hin, dass mein starker, fabelhafter Großvater etwas von meinem Sohn wusste, was für mich unsichtbar war.

Ein Leben endet, und ein neues beginnt

Mein Großvater hatte eine wunderschöne Beerdigung. Er war in der Gemeinde sehr beliebt gewesen und hatte ein Leben gelebt, das es wert war, gefeiert zu werden.

Ich trauerte sehr um ihn. Obwohl ich ihm noch alles hatte sagen können, was ich ihm sagen wollte, hinterließ sein Tod eine große Lücke in meinem Leben. Ich vermisste ihn so, und ich war am Boden zerstört, dass er das Baby, das ich unter dem Herzen trug, nicht mehr kennengelernt hatte.

Nach der Beerdigung sollte mich meine Schwester Stephanie zur Trauerfeier im Haus unserer Großeltern fahren. Doch als sie das Friedhofsgelände verließ und rechts abbiegen wollte, legte ich meine Hand auf ihren Arm und bat: »Fahr in die andere Richtung.« Sie sah mich verwirrt an.

»Wir müssen in die Klinik«, sagte ich. »Das Baby kommt.«

Es war noch ein Monat bis zum Geburtstermin, doch bereits als der Sarg meines Großvaters in die Erde gelassen wurde, hatte ich erste Wehen gespürt.

Am Tag darauf kam John Wesley zur Welt. Michael und ich beschlossen, ihn nach Großvater John zu nennen.

Nie werde ich jene ersten Tage mit dem kleinen Wes vergessen. Die Freude über unser wundervolles kleines Baby überstrahlte selbst die tiefe Trauer um meinen Großvater. Michael und ich konnten gar nicht genug bekommen von Wesleys herrlichem Babyduft. Wir bestaunten seine winzigen Füße und die vielen lustigen Gesichtsausdrücke, die über sein kleines Gesicht huschten. Mein tiefgläubiger Großpapa John hätte an dieser Symmetrie Gefallen gefunden: Ein Leben geht zu Ende, und ein neues beginnt.

Wie nach Jakes Geburt nahm ich meine Arbeit als Tagesmutter bereits ein paar Tage nach Wesleys Ankunft wieder auf. Und so hatten die Kinder wieder ein Baby, mit dem sie spielen konnten. Wie sich bald herausstellte, war Wesley ein echter Junge: Ob Flugzeuge, Züge oder Autos – er liebte alles, was Räder hatte. Wenn Michael und ich ihn behutsam auf einem von Jakes großen Spielzeuglastern durchs Zimmer schoben, juchzte er vor Glück – und das umso lauter, je schneller wir fuhren. Wenn unser Beaglewelpe (so liebenswert und so nutzlos als Wachhund, dass Michael ihn ironisch Cujo nannte) in den Raum kam, strampelte und kreischte Wesley so sehr vor Vergnügen, dass er unweigerlich auch uns mit seiner Freude ansteckte.

Dass sich Jake von Wesleys Ankunft völlig unbeeindruckt zeigte, beunruhigte mich natürlich, und ich wünschte mir zum ersten (und keineswegs letzten) Mal, zwischen den beiden entstünde eine gesunde Geschwisterrivalität. Doch nach all den anstrengenden und sorgenvollen Monaten genossen Michael und ich dennoch dankbar die wertvollen Momente mit unserem neuen Baby.

Dann fiel uns auf, dass sich Wesley außergewöhnlich oft verschluckte und würgte, wenn wir ihm das Fläschchen gaben. Ich wurde übervorsichtig und hatte ihn in einem Tragetuch immer bei mir. Er war ungefähr zweieinhalb Monate alt, als er beim Trinken plötzlich blau anlief und sich nicht mehr bewegte. Er wirkte völlig leblos.

Ich überließ die Tageskinder meiner entsetzten Mitarbeiterin Ruby und raste über vereiste Straßen zur Notaufnahme des St. Vincent Carmel Hospitals, wo kurz darauf Michael zu uns stieß. Nach allem, was wir schon durchgemacht hatten, waren wir nicht leicht aus der Ruhe zu bringen, doch was mit Wesley passierte, war mehr als beängstigend. Weil unser Kinderarzt nicht da war, kümmerte sich ein Team von Assistenzärzten um Wesley. Sie führten eine Untersuchung nach der anderen durch, doch niemand konnte uns sagen, was mit Wesley los war. Schließlich hieß es, unser Kinderarzt werde seinen Urlaub unterbrechen, um persönlich mit uns zu sprechen.

Unserem Arzt, der uns bereits durch so viele schwere Momente begleitet hatte, fiel es sichtlich schwer, uns noch mehr schlechte Nachrichten zu überbringen. Er erklärte uns, bei Wesley sei das sogenannte komplexe regionale Schmerzsyndrom (kurz CRPS für »Complex Regional Pain Syndrom«) festgestellt worden, eine neurologische Erkrankung, von der jedes Körpersystem betroffen sein kann. Obwohl nicht eindeutig geklärt ist, was dieses Leiden verursacht, gehe man davon aus – so erklärte uns der Arzt –, dass es auf eine Fehlfunktion des Nervensystems zurückzuführen sei.

Dann schaute mir der Arzt fest in die Augen und fügte hinzu, dass CRPS bei Säuglingen äußerst selten vorkomme und oft fatale Folgen habe, weil das vegetative Nervensystem in Mitleidenschaft gezogen werden kann – und damit sämtliche lebensnotwendigen Vorgänge, die in unserem Körper ablaufen, ohne dass wir darüber nachdenken, wie etwa das Bewahren einer normalen Körpertemperatur, einer regelmäßigen Herzfrequenz oder einer gleichmäßigen Atmung.

Unser Arzt wusste, dass Michael und ich Kämpfernaturen waren, doch er erklärte uns behutsam, dass er in seinem langen Berufsleben bei Säuglingen erst zwei Fälle von CRPS erlebt habe und beide Babys noch vor Vollendung des ersten Lebensjahrs gestorben seien. Wie wir es aus seiner Praxis nach Hause geschafft haben, weiß ich nicht mehr. Wir erlaubten uns nur kurz, unseren Gefühlen nachzugeben, und rafften dann all unsere Kraft zusammen, um weiterzukämpfen und unserem Baby zu helfen, die Krankheit entgegen aller Wahrscheinlichkeit zu besiegen.

Wesley begann, Krampfanfälle zu bekommen, manchmal bis zu acht oder neun an einem Tag. Sein zierlicher kleiner Körper war verkrampft und steif, und es schien, als habe er mehr oder weniger ununterbrochen Schmerzen. Er hatte nun seine eigene kleine Schar an Therapeuten, die ihn einer neurologischen Entwicklungstherapie unterzogen. Diese bestand hauptsächlich in Dehnübungen, die seine Beweglichkeit verbessern und seine Muskeln stärken sollten.

Ich wusste, dass die Behandlung notwendig war, doch es war

die reinste Folter für mich, Wesley derart schreien zu hören. Mit geballten Fäusten und rasendem Puls ging ich in der Küche auf und ab und redete mir ein, dass unser Sohn diese Therapie brauche, so schrecklich sie auch sei.

Eines Tages kam Michael überraschend früh von der Arbeit nach Hause. Wir waren mitten in einer von Wesleys Therapiestunden, und ich stand wie immer völlig aufgelöst und mit Tränen in den Augen in der Küche. Natürlich hatte ich Michael erzählt, wie schrecklich die Therapie war, doch es selbst mitzuerleben, war etwas völlig anderes.

Er sah mich an und sagte: »Entwicklungstherapie? Das hier ist eher Schreitherapie.« Dann griff er zum Telefon und rief seinen Chef an, um seine Arbeitszeiten so zu ändern, dass er während Wesleys Therapie zu Hause war. Das bedeutete zwar, dass er auch samstags arbeiten musste, doch er konnte sich um Wes kümmern, und ich war bei den Tageskindern außer Hörweite.

Es war eine schreckliche Zeit. Über Monate hinweg waren wir mehrmals in der Woche in der Notaufnahme. Weil Wes keine Flüssigkeiten zu sich nehmen konnte, mussten wir seine Milchnahrung mit Reisflocken andicken. An Schlaf war kaum zu denken. Ich lebte in der ständigen Angst, Wesley würde aufhören zu atmen, wenn ich nicht aufpasste, also wachte ich jede Nacht an seinem Bettchen. Ich konnte ihn niemand anderem anvertrauen, denn ich wusste, ich würde es weder dem anderen noch mir selbst je verzeihen, wenn Wesley etwas zustoßen würde. Das alles geschah zeitgleich mit all den Problemen, die wir mit Jake hatten. Und auch meine Arbeit mit den Tageskindern ging weiter, wobei ich Wesley den ganzen Tag über im Tragetuch bei mir hatte.

Regenbogen

Wesleys akute Gesundheitsprobleme und Therapien änderten natürlich nichts an Jakes Bedürfnissen, weshalb wir darauf achteten, auch sein tägliches Programm einzuhalten. Wir verbrachten immer noch etliche Stunden an dem kleinen Tisch in der Küche, ohne allerdings Fortschritte zu sehen, die unseren Bemühungen auch nur annähernd entsprochen hätten. Durch die Tagespflege, in der ich von lauter gesunden Kindern umgeben war, fiel es mir damals doppelt schwer, das alles zu ertragen. Ich erinnere mich zum Beispiel, wie ein Kind, das viel jünger war als Jake, an dessen Therapieecke vorüberkam und praktisch im Vorbeigehen eine Geschicklichkeitsübung machte, an der Jakes Therapeuten seit sechs Monaten erfolglos mit ihm arbeiteten. Auch musste ich damit klarkommen, dass mich ein kleines Mädchen, das mich erst seit einer Woche kannte, innig umarmte, wenn sie sich abends von mir verabschiedete, während mein eigenes Kind mich nicht einmal wahrzunehmen schien. Das war bitter.

Doch wenn die Therapeuten gegangen waren und Jake sich allein beschäftigte, hatte ich den Eindruck, er konzentriere sich sehr auf das, was er tat. Auf andere wird er vielleicht einfach nur geistesabwesend gewirkt haben, doch für mich hatte seine Versunkenheit nichts von geistiger Leere. Wenn er einen Ball in der Hand drehte, hundertfach geometrische Formen aufmalte oder Cornflakespackungen ausleerte, schien er davon komplett gefesselt zu sein. Seine Aufmerksamkeit wirkte nicht beliebig oder gedankenlos, vielmehr sah er aus wie jemand, der sich mit etwas sehr Wichtigem beschäftigte. Nur konnte er uns leider nicht sagen, was es war.

Ab und zu jedoch drang ein Lichtstrahl zu uns durch, und das war jedes Mal ganz erstaunlich.

In der Tagespflege gab es große Blechdosen voller bunter Wachsmalstifte. Jake liebte es, sie auf dem Boden auszuschütten, um sie dann nebeneinander anzuordnen, genau wie er es mit seinen Spielzeugautos tat. Als ich eines Abends noch spät das Wohnzimmer aufräumte, hielt ich einen Augenblick verblüfft inne, um das akkukrat gelegte, harmonische Kunstwerk zu betrachten, das Jake auf dem Teppich hinterlassen hatte: Er hatte hunderte gewöhnliche Wachsmalstifte zu einem wunderschönen Regenbogen angeordnet.

Als ich mich mit einer Blechdose in der Hand hinkniete, um die Stifte einzusammeln, überkam mich plötzlich eine vage Erinnerung an meinen Naturkundeunterricht auf der Highschool: die Eselsbrücke Roy G. Biv für die Abfolge der sieben Spektralfarben eines Regenbogens: Rot (red), Orange (orange), Gelb (yellow), Grün (green), Blau (blue), Indigo (indigo) und Violett (violet). Mir lief ein Schauer über den Rücken. Jakes Muster sah nicht nur aus wie ein Regenbogen – es *war* ein Regenbogen. Ziegelrot lag direkt neben gebrannte Umbra, Kadettblau neben Purpur. Jake hatte die Wachsmalstifte nicht nur sorgfältigst angeordnet, was für ein zweieinhalbjähriges Kind an sich schon erstaunlich genug gewesen wäre, er hatte dabei auch die exakte Reihenfolge des Farbspektrums eingehalten.

Wir saßen mit Jake am Frühstückstisch, als ich Michael am nächsten Morgen von dem Regenbogen aus Wachsmalfarben erzählte. Ehrlich gesagt war mir meine Entdeckung ein wenig unheimlich. »Woher kennt er bloß die Reihenfolge des Farbspektrums?«, fragte ich. »Ich selbst konnte mich kaum mehr an Roy G. Biv erinnern.« Wie zur Antwort griff Jake nach Michaels geschliffenem Wasserglas und drehte es so, dass es das morgendliche Sonnenlicht einfing, das durch die Schiebetür ins Zimmer fiel, und einen wunderschönen Regenbogen mit sämtlichen Spektralfarben auf den Küchenboden warf. Verblüfft starrten wir auf das bunte Farbenspiel.

»Damit wäre deine Frage wohl beantwortet«, sagte Michael.

Es war etwa um dieselbe Zeit herum, als ich mit Jake und Wesley in einem Spielzeugwarenladen war, um nach einem Geschenk zu suchen. Jake stand währenddessen vor einem Regal mit Spieldosen, die er auf- und zumachte, um sich die Lieder anzuhören. Als ich das Geschenk bezahlte, ging Jake zu einer aufrollbaren Keyboardmatte, die das Geschäft zu Demonstrationszwecken neben der Kasse ausgelegt hatte. Während die Dame an der Kasse mein Geschenk einpackte, neigte Jake den Kopf zur Seite und spielte – ohne auch nur ein einziges Mal danebenzugreifen – die Melodien nach, die er gerade gehört hatte. Die Verkäuferin kam aus dem Staunen nicht mehr heraus. Obwohl er die Lieder nur ein einziges Mal gehört hatte, konnte er jedes davon einwandfrei spielen. Das allein war schon erstaunlich genug, doch was die Verkäuferin nicht wusste: Jake hatte bis zu jenem Tag noch nie ein Keyboard angefasst.

Manchmal kam es mir so vor, als sei ich die Einzige, die diese besonderen Fähigkeiten wahrnahm. Die Berichte der Therapeuten wurden indessen immer besorgniserregender. Und auch von Michael und mir schien sich Jake immer mehr zu entfremden. Unser einst so anhänglicher Junge sprach nicht mit uns, umarmte uns nicht und sagte uns auch nicht, dass er uns liebhatte. Er schaute uns nicht einmal an, außer wir verstellten ihm zufällig den Blick auf einen Schatten, den er gerade fixierte.

Es gab immer weniger Dinge, an denen Jake Interesse zeigte. Dennoch hielt ich an bestimmten Gewohnheiten fest. Durch seinen Job im Einzelhandel musste Michael oft zu den unmöglichsten Zeiten arbeiten. In den Ferien konnte es zum Beispiel vorkommen, dass er von drei Uhr nachmittags bis drei Uhr morgens Dienst hatte. Wenn er wegen der Arbeit mal wieder wenig Zeit für uns gehabt hatte, weckten Jake und ich ihn für eine kurze morgendliche Umarmung und einen Kuss, bevor wir unseren Tag begannen. Es machte mich immer sehr glücklich zu sehen, wie sich Jakes Gesicht aufhellte, wenn ich die Tür zu unserem Schlafzimmer öffnete und er Michael sah. »Daddy!«, rief er dann erfreut, woraufhin Michael die Augen öffnete und ihm die Arme entgegenstreckte.

Das war natürlich längst Vergangenheit, trotzdem hielt ich an der Tradition fest, weil ich hoffte, Jake würde irgendwann wieder die Arme nach seinem Vater ausstrecken. Eines Morgens hatte ich die Hand bereits am Türgriff, als ich mich an Michaels müdes Gesicht vom Vortag erinnerte und mich fragte, ob es fair sei, ihn umsonst zu wecken. Schließlich öffnete ich die Tür aber doch. An alten Gewohnheiten festzuhalten, die unser Leben einst mit Liebe und Glück erfüllt hatten, war unsere Art, die Kerze am Brennen zu halten, die Jake den Weg zurück zu uns leuchten sollte.

Es war keine einfache Zeit. Wenn ich abends, nachdem ich die Tagespflege aufgeräumt und die Jungen ins Bett gebracht hatte, unter die Dusche ging, weinte ich bitterlich – vor Erschöpfung, vor Angst, vor Hoffnungslosigkeit und weil ich wusste, dass wieder ein Tag vergangen war, an dem ich nicht genug getan hatte, und wir am nächsten Tag wieder aufstehen mussten und alles von vorn beginnen würde. An manchen dieser Abende weinte ich so lange, bis ich das ganze warme Wasser verbraucht hatte.

Es gab Tage, an denen es besonders schwer war, den Mut nicht zu verlieren. Bei Joey, einem kleinen Jungen in Jakes Alter, der in die Tagespflege kam, seit er ein Säugling war, hatte man etwa zur selben Zeit wie bei Jake Autismus diagnostiziert. Wir fingen an, mit Joey und Jake gemeinsam zu arbeiten, und als wir von den positiven Berichten über gluten- und kaseinfreie Ernährung erfuhren, stellten wir den Speiseplan beider Kinder entsprechend um.

Während Jake auf die Diät überhaupt nicht reagierte, grenzte ihre Wirkung bei Joey an ein Wunder. Nach nur zwei Wochen begann er wieder zu sprechen. Alle Eltern eines autistischen Kindes träumen davon, die Stimme ihres Kindes zu hören, und als Joey zum ersten Mal wieder sprach, weinte ich vor Dankbarkeit. Später an jenem Abend weinte ich wieder – diesmal, weil mein eigener Sohn immer noch nicht sprechen konnte und ich langsam begann, allen Therapeuten und Fachleuten um mich herum zu glauben, dass er es niemals tun würde.

Der Durchbruch

Das staatlich finanzierte First-Steps-Programm endet nach Vollendung des dritten Lebensjahrs. Danach erhalten die Kinder keine Therapieleistungen mehr. Es ist möglich, eine Ausnahmeregelung zu beantragen, um zumindest einige der Therapien fortzusetzen, doch die Warteliste dafür ist lang. Ich habe von Kindern gehört, die erst mit zwölf oder dreizehn eine Bewilligung erhalten hatten.

Jake hat im Mai Geburtstag. Aufgrund seiner Autismus-Diagnose würde er im Herbst Anspruch auf ein Therapieprogramm in einem Förderkindergarten haben. Dazwischen aber lag ein therapiefreier Sommer, den ich auf keinen Fall ungenutzt verstreichen lassen wollte.

Sämtliche Forschungsergebnisse deuten darauf hin, dass die Wahrscheinlichkeit, an ein autistisches Kind heranzukommen, während der ersten fünf Lebensjahre am höchsten ist. Also zählte für uns jeder Tag. Wer kennt nicht die Geschichte von der Mutter, die, um ihr Kind zu retten, die Kraft aufbrachte, ein Auto hochzustemmen. Denselben Tatendrang spürte auch ich. Ich würde alles in meiner Macht Stehende tun, damit Jake uns nicht noch weiter entglitt.

Michael und ich hatten inzwischen genug gelernt, um das Basisprogramm allein fortführen zu können. Doch das reichte uns nicht. Wir löcherten daher einige von Jakes Therapeuten mit Fragen, unter anderem Melanie Laws, mit der wir inzwischen befreundet waren. Es gab immer noch sehr viel zu lernen. Bis spät in die Nacht hinein studierten wir sämtliche Bücher zum Thema Autismus, die wir bekommen konnten. Unser Schlafzimmer sah aus wie eine Studentenbude während der Prüfungszeit: Überall lagen aufgeschlagene Lehrbücher und Notizen herum.

Als wir in jenem Sommer begannen, selbst mit Jake zu arbeiten, war ich fest entschlossen, einen Weg zu finden, erneut mit ihm zu kommunizieren. Leider waren unsere Bemühungen, die Gebärdensprache zu lernen, vergeblich gewesen. Während der Therapiestunden wurde mir klar, dass Jake mit den Gesten der Gebärdensprache nicht das Geringste anfangen konnte, weshalb ich in einem Moment der Frustration sämtliche Lernblätter von den Wänden riss.

Über ein Nachrichtenforum im Internet erfuhr ich von einem Satz Lernkarten, der für Schlaganfallpatienten entwickelt worden war. Es handelte sich um eine Bildaustausch-Kommunikationsmethode namens PECS (nach dem englischen Begriff »Picture Exchange Communication System« benannt). Die Karten hatten bei autistischen Kindern erst selten Anwendung gefunden und waren sehr teuer. Doch der Gedanke an Jakes Vorliebe für Alphabetkarten und Bilder ließ mich hoffen, PECS könnte vielleicht das Richtige für ihn sein.

Und das waren sie auch. Nach ein paar Wochen zeigte er auf die richtige Karte, wenn wir das zum Bild passende Wort aussprachen. Das war für uns ein großer Durchbruch. Nach einem Jahr absoluter Funkstille reagierte Jake.

Ich beeilte mich, mit eigenen Karten die Lücken zu schließen. Noch gut kann ich mich an Michaels verdutztes Gesicht erinnern, als er einige Fotos durchblätterte, die er in der Drogerie abgeholt hatte. Neben Bildern von Wesley und Jake im Zoo und bei der Apfelernte auf einer Farm sowie einigen Aufnahmen, die Jake neben dem Sofatisch beim Aneinanderreihen seiner Spielzeugautos zeigten, war Mike auf ein paar Stillleben gestoßen, die ich auf extralangem Fotopapier hatte drucken lassen, wie es für Panoramaaufnahmen verwendet wird: Da waren zum Beispiel ein Korb voll Wachsmalstifte, eine Flasche Milch neben einer Schnabeltasse, eine Auflaufform voll mit überbackenen Makkaroni und ein paar CDs neben einem CD-Player. In jenem Augenblick hatte

Michael ein großes Portrait unserer Toilette in der Hand. Lachend erklärte ich ihm, ich hätte versucht, Jake seine eigenen, auf ihn zugeschnittenen PECS-Karten zu machen, mit denen er mit uns kommunizieren könne, was er tun wolle.

Melanie war von der Wirkung der Karten fasziniert und empfahl mir, damit weiterzumachen: »Lass uns versuchen, ihn in diesem Sommer an die Spitze des Spektrums zurückzubringen«, sagte sie. »Wir wollen verhindern, dass er noch mehr an Boden verliert.«

Zusammen erstellten wir für Jake ein sehr auf die Sinne ausgerichtetes Therapieprogramm. Weil Michael und ich allein es nicht bewältigen konnten, ließen wir uns von freiwilligen Helfern der Nationalen Ehrengesellschaft meiner alten Highschool unterstützen. Sie mussten ihre Ehrenamtsstunden zusammenbekommen, und wir brauchten ihre Hilfe.

Die Schüler gaben sich wirklich Mühe, doch besonders spaßig war die Arbeit nicht. Obwohl Jake kein Wort sagte, war ihm deutlich anzusehen, was er von den Übungen hielt, die wir mit ihm machten: Sie langweilten ihn. Manchmal mussten Melanie und ich bei seinem Anblick lachen, wenn er das Kinn schlaff auf seine kleine Brust sinken ließ und sich wie ein genervter Teenager auf seinem Stuhl zurücklehnte. Oft drehte er schon frustriert den Kopf zur Seite, wenn Melanie eine Übung hervorholte, als wolle er sagen: »Nicht das schon wieder!« Und wenn er die Übung machte, dann tat er es ganz offensichtlich nur, um uns zufriedenzustellen. »Komm schon, Jake, mach mit, Kumpel!«, versuchte Melanie ihn sanft zu überreden. Manchmal gähnte er ihr sogar ins Gesicht. Doch wenn er allein spielte, schien er nach wie vor hochkonzentriert.

Obwohl man sich bei autistischen Kindern mit Verallgemeinerungen eher zurückhalten sollte, ist die folgende, glaube ich, vertretbar: Autisten lieben Fäden. Jake ging oft an meinen Strickkorb und spielte stundenlang mit der Wolle. Und als ich eines Morgens die Küche betrat, um mir eine Tasse Kaffee zu holen, stockte mir vor Staunen der Atem.

Jake hatte in der ganzen Küche kreuz und quer verschiedenfarbiges Garn gespannt – durch den Kühlschrankgriff hindurch, um den Mülleimer, den Tisch und die Stuhlbeine herum, durch die Schubladengriffe und um die Drehknöpfe des Herds. Das Ergebnis war ein buntes Geflecht aus komplexen, ineinandergreifenden Netzen. Es war kein zufälliger Wirrwarr an Fäden, sondern ein raffiniertes und prachtvolles Meisterwerk, vor dem ich in Ehrfurcht erstarrte.

Fäden zu spannen wurde für Jake zu einer monatelangen Leidenschaft. Wenn es manchem auch verrückt vorkommen mochte, wir ließen ihn im Haus frei gewähren. An manchen Tagen konnten wir nicht einmal die Küche betreten. Doch seine raffinierten Kreationen waren die reinsten Kunstwerke. Wenn von draußen die Sonne darauf fiel, verwandelten sie den Raum in ein komplexes Wechselspiel aus Licht und Schatten, das sich im Tagesverlauf stetig veränderte. Für mich waren Jakes Kunstwerke der Beweis, dass mein kleiner Junge irgendwo da drinnen war und eifrig an etwas Großartigem bastelte. Sie ermöglichten mir einen flüchtigen Einblick in seine Welt und seinen außergewöhnlichen Geist.

Wenn er mit den Fäden arbeitete, verhielt sich Jake vollkommen anders als während der Therapie. Er war aufmerksam und konzentriert. Wenn es Schwierigkeiten gab, frustrierte ihn das nicht, und er ließ sich von nichts und niemandem von seiner Arbeit ablenken. Ich fand heraus, dass er später am Tag empfänglicher für seine Therapie war, wenn ich ihm morgens die Gelegenheit gab, seine Netze zu spannen.

Auch während der Therapie selbst setzte ich Jakes Wohlbefinden an erste Stelle. Wie viele autistische Kinder hatte auch Jake es gern, wenn er von etwas eng umschlungen war. Ich kannte zahlreiche Forschungsberichte, die zeigten, dass Autisten äußeren Druck als wohltuend empfinden. Auch hatte ich von der bemerkenswerten Aktivistin Dr. Temple Grandin gehört, die sich für die Rechte von Autisten und Tieren einsetzt und sich als Kind eine Pressmaschine gebaut hat. Also konstruierte ich für Jake einen speziellen Beutel, indem ich eine Hängematte der Länge nach zusammennähte und sie dann von der Decke hängte. Obwohl er komplett in dem Beutel steckte, konnte er durch die Maschen der Hängematte nach draußen schauen. Das war mir wichtig, denn so war er einerseits behaglich umschlossen, andererseits aber immer noch bei uns im Raum. Ich schaukelte ihn zunächst ein wenig, was er sichtlich genoss. Dann hielt ich zwei Karten vor ihm hoch, auf denen zwei unterschiedliche Motive abgebildet waren, benannte eines der beiden und bat ihn, auf die dazugehörige Karte zu deuten. Es zeigte sich bald, dass er sich viel besser auf dieses Erkennungsspiel konzentrierte, wenn er in der Hängematte hing.

Wo immer wir konnten, mogelten wir eine Therapieübung unter. Ich nahm den Holzkasten, in dem normalerweise die Spielzeugeisenbahn der Tageskinder aufgebaut war, legte ihn mit einer Samtdecke aus und füllte ihn mit getrockneten Bohnen, die ich im Großhandel gekauft hatte. Vor allem wenn ihn etwas in Aufregung versetzt hatte, wie zum Beispiel eine Abweichung von seinem üblichen Tagesablauf, suchte Jake die Geborgenheit des Bohnenkastens. Er kletterte hinein und vergrub sich mit einem Alphabetbuch tief in den Bohnen. Oft gesellten sich auch die Tageskinder zu ihm, schließlich war der Bohnenkasten wie ein Sandkasten, nur pflegeleichter. Dann bat ich Jake, sein Buch eine Weile beiseitezulegen, und reichte den Kindern Sandspielzeug. So versuchte ich, Jake aus seiner Isolation zu holen und ihn mit anderen in Kontakt zu bringen.

Und noch etwas führten wir in jenem Sommer ein. Etwas, von dem ich überzeugt bin, dass es entscheidend dazu beigetragen hat, dass Jake aus seinem Autismus auftauchen konnte.

Eines Nachmittags saß Jake mit einem der Highschool-Schüler an seinem kleinen Tisch im Wohnzimmer und arbeitete. Es war der erste wirklich heiße Tag des Sommers, weshalb wir für die Tageskinder den Rasensprenger angemacht hatten. Nach den langen Wintermonaten, in denen sie im Haus eingesperrt gewesen waren, stürmten sie fröhlich in den Garten hinaus, glitten mit ihren nackten Füßen über den feuchten Rasen und lachten und kreischten ausgelassen, während sie in dem kühlen Nass planschten. Es war ein herrlicher Augenblick, eines jener typischen Kindheitserlebnisse, wie Jake sie – so stellte ich in jenem Moment schockiert fest – seit seiner Diagnose nicht mehr erlebt hatte.

Der Anblick dieser euphorischen Kinder, die sich juchzend unter den kühlenden Wasserstrahlen austobten, brachte mich ins Grübeln. Seit nunmehr anderthalb Jahren war Jakes gesamter Tagesablauf von Autismus bestimmt: Für ihn hieß das Disziplin, Therapie und Wahrnehmungsförderung, um immer und immer wieder an den Dingen zu arbeiten, die er am wenigsten konnte. Bei alldem hatten wir etwas Wesentliches aus dem Auge verloren: seine Kindheit.

An einem heißen Sommertag unter dem kühlenden Nass eines Rasensprengers zu toben, bis die Fingerkuppen runzlig werden, ist eine Erfahrung, die alle Kinder machen sollten – nicht nur »normale«. Alle Familien sollten bestimmte Traditionen pflegen, durch die sie ausdrücken, wer sie sind und was ihnen wichtig ist. Aus meiner eigenen Kindheit wusste ich, dass solche Traditionen in ganz einfachen Dingen bestehen können und trotzdem von großer Bedeutung sind.

Man braucht nur ein paar Erdnussbutterbrote in eine Kühltasche zu packen, ans Meer zu fahren und einen Drachen steigen zu lassen, und schon hat man ein schönes Familienerlebnis, an das man sich gerne zurückerinnert. Doch mit Jake unternahmen wir nichts dergleichen. Plötzlich wurde mir klar, dass mein Kind keine Kindheit haben würde, wenn ich mich nicht dafür einsetzte.

Ich griff zum Telefon und rief Michael bei der Arbeit an. »Liebling, du musst heute Abend allein auf Wesley aufpassen. Ich habe eine Verabredung.« Michael war erstaunt. Aufgrund seiner schweren Krankheit hatte ich Wesley bis zu jenem Abend noch nie länger als zehn Minuten allein gelassen. Während Michael Wesley nach dem Abendessen bettfertig machte, packte ich Jake ins Auto, öffnete das Schiebedach, um den süßen Duft der Sommerluft hereinzulassen, und fuhr mit ihm aufs Land hinaus.

Schon wenige Minuten später hatten wir unsere vertraute Umgebung verlassen, und vor uns erstreckte sich eine schmale Landstraße, die durch ein Meer aus Kornfeldern und dunkelgrünen Sojaplantagen führte.

Als die asphaltierte Straße endete und in eine Schotterpiste überging, fuhren wir meilenweit, ohne einem einzigen Auto zu begegnen. Die einzigen Lichter, die wir sahen, kamen von weit entfernten Farmhäusern. Die Leute behaupten immer, sie würden der Ruhe wegen aufs Land fahren, in Wirklichkeit jedoch ist eine Nacht auf dem Land alles andere als ruhig. Die Luft war erfüllt vom Zirpen der Grillen und dem leisen Rascheln des Windes im Korn.

Ich fuhr zur Kirche meines Großvaters hinauf, zu der ausgedehnten Weidelandschaft rund um den See, in dem Großpapa John so gerne gefischt hatte. Im Sommer hatte er uns Enkelkinder oft hierhergebracht. Er hatte uns alle dreizehn in seinen Lieferwagen gepackt, zusammen mit einem Kasten Limonade und den Kaffeedosen voller Regenwürmer, die Stephanie und ich in unseren Regencapes zu sammeln pflegten.

Gemeinsam hatten wir viele glückliche Tage an diesem See verbracht, Schmetterlinge und Ochsenfrösche gejagt, und wenn die Sonne untergegangen war, Glühwürmchen gefangen und sie in Marmeladegläser gesteckt, um unser Lager zu beleuchten. Dieser Ort ist so eng mit meiner eigenen Kindheit verbunden, dass er mir der richtige zu sein schien, um Jakes Kindheit zu beginnen.

Ich machte die Nebelscheinwerfer an und drehte das Radio laut. Dann zog ich die Schuhe aus, half Jake aus seinem Kindersitz und nahm ihn auf den Arm. Als ich mit ihm in der warmen Abendluft zu Louis Armstrongs *Take Two to Tango* tanzte, wurde mir erst bewusst, wie lange es her war, dass wir einfach nur Zeit miteinander verbracht hatten, ohne an irgendetwas zu arbeiten.

Als meine Arme müde wurden, legten wir uns auf die Motorhaube des Autos und aßen das Wassereis, das ich in einer Kühltasche mitgebracht hatte. Das klebrige Eis lief uns den Hals herunter, während wir auf dem Rücken liegend den riesigen Nachthimmel bestaunten. Ich zeigte ihm die Sternbilder, die ich kannte, und als mein astronomisches Wissen erschöpft war, lagen wir schweigend nebeneinander und schauten noch eine Weile stumm zu den Sternen hinauf. Hier draußen auf dem Land, weitab von den störenden Lichtern von Indianapolis, waren die Sterne so hell, dass sie zum Greifen nah schienen.

Jake war ganz fasziniert von den Sternen. Seit dem Beginn seiner Therapie hatte ich ihn nicht mehr so entspannt und zufrieden erlebt. Und mir erging es ebenso. So erschöpft und besorgt ich auch war, endlich hatte ich das Gefühl, das Richtige zu tun.

Den ganzen Sommer über erholten wir uns abends ein paar Stunden mit ungezwungenem Kinderspaß von den anstrengenden Pflichten des Tages. Das war nicht leicht, denn nach der Therapie war vom Tag nicht mehr viel übrig, und ich wollte unsere Ausflüge nicht an die große Glocke hängen. Es herrschte die einhellige Meinung: Wenn mit einem Kind etwas nicht stimmt, ersetzt die Arbeit das Spiel. Die anderen Mütter autistischer Kinder, mit denen ich in Kontakt war, wären entsetzt gewesen, wenn sie von unseren nächtlichen Aktivitäten erfahren hätten – und die meisten Fachleute wohl ebenso. Ich konnte mir ihre Reaktionen lebhaft vorstellen: »Aber was ist mit den Übungen? Hat er die denn schon gemacht?«

Natürlich achtete ich darauf, dass wir Jakes Therapiestunden einhielten, doch ich spürte, dass er auch Zeit brauchte, in der er spielen, Dreck zwischen seinen Zehen fühlen und einfach nur Kind sein durfte. Ich wollte ihm beides geben. Oft wäre es einfacher gewesen, Jakes Kindheit zu ignorieren und einfach noch eine Stunde länger in der Turnhalle Ergotherapie zu machen oder am Therapietisch sitzen zu bleiben und ihm noch eine Übung vorzulegen. Doch wenn wir die Wahl hatten zwischen einer extra Übungsstunde und uns im Garten gegenseitig mit Pusteblumen vollzupusten, entschieden wir uns immer für die Pusteblumen. Ich bin fest davon überzeugt, dass diese Haltung ihren Teil dazu beigetragen hat, dass Jake in unsere Welt zurückgefunden hat. Und genau von dieser Haltung haben Michael und ich uns auch bei all den großen und kleinen Entscheidungen leiten lassen, die wir seitdem für Jake getroffen haben.

Viele Kinder verbrachten ihre Sommerferien am Strand. Für Jake kam das wegen der Therapie nicht infrage, dafür war das Meer zu weit weg. Doch Sandburgen konnten wir ja trotzdem bauen, im Sandkasten in unserem Garten – selbst wenn es bei Mondschein war. Wir hatten zwar keine richtige Feuerstelle im Garten, doch auch mit unserem kleinen Grill konnten wir Jake das Vergnügen bieten, geschmolzene Schokolade und Marshmallows von seinen Fingern zu lecken, während sich die Mücken über unsere Beine hermachten.

Auch fuhren wir weiterhin regelmäßig zum Grundstück meines Großvaters hinaus. Meine Erinnerung an Großpapa John war dort so lebendig, dass ich beinahe das Gefühl hatte, er sei bei uns. Wenn mich ein Gefühl von Angst oder Einsamkeit überkam, wie es in jenen Tagen oft der Fall war, beruhigte ich mich mit seinem Versprechen, dass mit Jake alles wieder in Ordnung kommen würde.

Jake liebte unsere Ausflüge. Aus heutiger Sicht glaube ich, dass er das Tanzen unter dem Nachthimmel deshalb zuließ, weil er dabei etwas tun konnte, was ihm wirklich Spaß machte: zu den Sternen hinaufschauen. Doch damals konnte er mir das nicht sagen, also versuchte ich einfach, so viel Spaß wie möglich in die wenigen freien Stunden zu packen, die wir hatten.

Jene Wiese dort draußen auf dem Land ist der Ort, an dem ich meinen Sohn zurückgewonnen habe. Er hat dort weder seine Sprache wiedergefunden noch mir in die Augen geschaut, doch am Ende des Sommers summte er manchmal mit, wenn ich das Radio einschaltete, und lachte, wenn ich mit ihm unter dem leuchtenden Sternenhimmel herumwirbelte. Und wenn wir auf der Motorhaube des Autos lagen und zu den Sternen hinaufschauten, griff er nach der Kühltasche mit dem Wassereis und reichte sie mir, damit ich sie öffnete. Das mag belanglos erscheinen, doch es war mehr Kommunikation, als wir in einem ganzen Jahr gehabt hatten. Und dann erlebten wir, kurz bevor der Förderkindergarten begann, einen weiteren Durchbruch.

Viele Eltern klagen über Schwierigkeiten, ihre Kinder abends ins Bett zu bringen. Wir hatten dazu keinen Grund. Wenn wir nicht gerade auf einem unserer nächtlichen Ausflüge waren, ging Jake jeden Abend pünktlich um acht Uhr ins Bett.

Um ehrlich zu sein, war das ein wenig schade. Im Sommer sind die Tage in Indiana sehr lang, und die Kinder rennen am Wochenende oft bis neun oder zehn Uhr auf der Straße herum und stibitzen sich noch ein Eis aus der Kühlbox, während sich die Erwachsenen beim Barbecue mit den Nachbarn unterhalten. Bei Jake war das anders. Wenn wir bei Freunden zu Besuch waren, legte er sich einfach dort schlafen, entweder auf einem Teppich oder – wie an einem unvergesslichen Halloween-Abend – im leeren Bett von Allison, der Tochter unseres Freundes Dale.

Wie präzise sein Zeitgefühl war, wurde uns erst bewusst, als ich ihn eines Abends ausnahmsweise etwas früher ins Bett brachte, weil wir am nächsten Tag zu einer Hochzeit eingeladen waren und eine lange Fahrt vor uns hatten. Als ich Jake in sein VW-Käfer-Bett legen wollte, weigerte er sich strikt. Ratlos rief ich Michael zu Hilfe, doch auch dessen Versuche, ihn zum Hinlegen zu überreden, scheiterten. Wie üblich ignorierte uns Jake und starrte stattdessen wie gebannt auf die Schatten an der Wand. Und obwohl es in Jakes Zimmer weit und breit keine Uhr gab, legte er sich um Punkt acht Uhr in sein Bett und deckte sich zu.

»Oh mein Gott!«, sagte ich zu Michael. »Die Schatten an der Wand – das ist seine Uhr!«

In den folgenden Nächten testeten wir meine Theorie, indem wir sämtliche Uhren im Haus mit Handtüchern abdeckten und den Wecker im Schlafzimmer mit dem Ziffernblatt zur Wand drehten. Trotzdem ging Jake jeden Abend um exakt acht Uhr ins Bett – nicht um 19:57 Uhr oder um 20:03 Uhr, sondern um Punkt acht.

Wir hatten ein festes Gute-Nacht-Ritual. Wie viele autistische Kinder brauchte Jake einen klar strukturierten, vorhersehbaren Tagesablauf. Deshalb tat und sagte ich auch immer genau dieselben Dinge, wenn ich ihn ins Bett brachte. Ich beugte mich zu ihm hinab, küsste ihn auf die Stirn und sagte: »Gute Nacht, mein kleiner Engel. Du bist mein kleiner Engel, und ich hab dich lieb.«

Als er klein war, hatte Jake meine Umarmung erwidert, doch mit der Zeit reagierte er immer weniger und schließlich gar nicht mehr darauf. Wenn ich gefragt werde, was das Schlimmste daran sei, ein autistisches Kind zu haben, muss ich für die Antwort nicht lange überlegen. Welche Mutter wünscht sich nicht, dass ihr Kind sie umarmt und ihr sagt, dass es sie liebhat? Und eines Abends, ungefähr sechs Monate, nachdem wir mit unseren Ausflügen aufs Land begonnen hatten, ging mein Wunsch in Erfüllung. Als ich Jake ins Bett brachte und mich zu ihm hinabbeugte, um ihm seinen Gute-Nacht-Kuss zu geben, streckte er plötzlich die Arme nach mir aus und umarmte mich.

Ich werde diesen Moment mein Leben lang nicht vergessen. Es war das erste Zeichen der Zuneigung – ja sogar das erste Anzeichen von Interesse –, das ich von Jake seit über einem Jahr erhalten hatte. Wie unter Schock unterdrückte ich angestrengt mein Schluchzen und wagte es nicht, mich zu rühren, aus Angst, er würde mich loslassen. Ich hätte ewig so verharren können, mit Freudentränen in den Augen und seinen kleinen Armen um den Hals.

Und dann brach mein Sohn nach achtzehn Monaten sein Schweigen und sagte mir mit seiner süßen, zarten Kinderstimme ins Ohr: »Gut Nacht, klein Bengel.«

Ich lachte durch meine Tränen hindurch und konnte vor Glück gar nicht mehr aufhören zu lachen.

Rückschritte

Die Fortschritte, die wir über den Sommer hinweg gemacht hatten, waren unglaublich vielversprechend. Und dabei hatten wir sogar ein wenig Spaß gehabt. Doch der Sommer ging zu Ende, und der Förderkindergarten begann.

Gleich zu Beginn machte der Lebenshilfeunterricht einen schlechten Eindruck auf mich. In einem normalen Kindergarten bemüht man sich üblicherweise während der ersten Tage darum, den Kindern die Trennung von den Eltern so leicht wie möglich zu machen. In der Sonderförderung betrieb man einen solchen Aufwand nicht. Stattdessen tauchte am ersten Tag der kleine gelbe Schulbus vor unserer Haustür auf, lud Jake ein und lieferte ihn ein paar Stunden später wieder zu Hause ab. Was in den Stunden dazwischen passierte, blieb mir weitgehend verborgen.

Fairerweise muss ich zugeben, dass meine eigenen Trennungsängste vermutlich größer waren als die von Jake. Von jener einmaligen, herzerweichenden Gute-Nacht-Umarmung einmal abgesehen schien er mich immer noch kaum wahrzunehmen, wenn ich im Raum war – geschweige denn, wenn ich ihn verließ. Trotzdem war es für mich entsetzlich, ihn in diesen Bus einsteigen zu lassen. Mit dreieinhalb Jahren war er noch so klein. Und obwohl er nun ab und zu ein Wort sagte, war eine Unterhaltung mit ihm immer noch unvorstellbar. Jake konnte mir nicht erzählen, was er im Kindergarten erlebt hatte und wie er sich dort fühlte. Wenn er irgendwelche Ängste, Sorgen oder Wünsche mit sich herumtrug, konnte er diese nicht mit mir teilen. Ich wusste nicht einmal, ob ihm sein Mittagessen geschmeckt hatte. Mir blieb also nichts anderes übrig, als mich auf das System zu verlassen.

Leider fiel mir das mit der Zeit immer schwerer. Alles, wonach ich gehen konnte, war Jakes Verhalten, wenn er nach Hause kam, und was ich da sah, ließ Zweifel in mir aufkommen. Er machte keinerlei Fortschritte – im Gegenteil. Ich hatte den Eindruck, dass unsere Errungenschaften der vergangenen Monate allmählich wieder verlorengingen. Nach jenem Sommer hatte ich zum ersten Mal die Hoffnung gehabt, an einem Wendepunkt angelangt zu sein. Ich betete dafür, dass den wenigen Worten, die wir ihm entlocken konnten, weitere folgen würden, und war sogar so optimistisch gewesen zu hoffen, dass er eines Tages wieder richtig mit uns kommunizieren würde. Doch seit er in die Sonderförderung ging, schienen diese Hoffnungen von Woche zu Woche unrealistischer.

Auch fielen mir zahlreiche neue Verhaltensweisen an ihm auf, die mich sehr beunruhigten. Als ich ihn zum Beispiel aufforderte, zum Abendessen am Tisch Platz zu nehmen, legte sich Jake auf den Boden und rührte sich nicht vom Fleck. Und als ich zu ihm ging, um ihn aufzuheben, machte er sich völlig schlaff, sodass ich ihn kaum tragen konnte. Dabei weinte er weder, noch schien er verärgert, er ließ sich einfach nur hängen. Mit der Zeit legte er dieses Verhalten immer häufiger an den Tag, und zwar immer dann, wenn etwas von ihm verlangt wurde, was er nicht besonders gerne tat.

Einmal im Monat besuchte uns seine Erzieherin für ein staatlich vorgeschriebenes Elterngespräch. Als ich bei einem dieser Gespräche sein neues Verhalten ansprach, lachte sie und sagte: »Oh, das muss er von Austin übernommen haben, einem anderen Jungen aus seiner Gruppe. Austin hat zerebrale Kinderlähmung, und wenn er keine Lust hat mitzuarbeiten, macht er sich einfach schlaff.« Auf einer Ebene verstand ich zwar, was daran witzig war, doch auf einer anderen war ich sehr besorgt. Wie viel fachkundige Betreuung konnte den einzelnen Kindern zukommen, wenn sie unabhängig von ihren individuellen Bedürfnissen alle im selben Raum untergebracht waren? Allein die Tatsache, dass sich Jake auf diese Weise auszuklinken versuchte, beunruhigte mich. Es war ja schließlich nicht das Ziel, dass er noch unzugänglicher wurde.

Michael hatte Verständnis für meine Bedenken – bis zu einem gewissen Grad jedenfalls. Er hörte mir immer wieder geduldig zu, wenn ich meine Zweifel an Jakes Fortschritten im Förderkindergarten äußerte, und besänftigte mich dann stets mit genau den Sätzen, die ich auch mir selbst immer wieder sagte, wenn er gerade nicht da war: »Sie sind die Fachleute, Kris. Die Arbeit eines Kardiologen oder Onkologen würden wir auch nicht anzweifeln. Wir sollten darauf vertrauen, dass sie wissen, was für unseren Sohn das Beste ist.«

Monatelang war ich hin- und hergerissen. Wenn die Zweifel wieder in mir hochkochten, beruhigte mich Michael und forderte mich behutsam auf, an unserem bisherigen Kurs festzuhalten. Als mich jedoch Jakes Sonderpädagogin ein paar Monate später höflich, aber bestimmt aufforderte, Jake keine Buchstabenkarten mehr in die Frühförderung mitzugeben, gewannen meine Bedenken schließlich die Oberhand.

Michael und ich schickten Jake in den Förderkindergarten, damit er lernte. Und nun sagte mir seine Erzieherin, die eigentlich für seine Ausbildung zuständig war, er sei nicht lernfähig. So höflich sie es auch formuliert hatte, die Botschaft war eindeutig: Sie hatte meinen Sohn aufgegeben.

Als ich später an jenem Abend ein Hähnchen aus dem Schmortopf nahm, versuchte ich, die Angelegenheit mit Michael zu besprechen. »Wie können sie sich so sicher sein, dass er niemals schreiben lernt? Warum sollten wir es nicht wenigstens versuchen? Dieses Kind ist verrückt nach Buchstaben, und das, obwohl ihn nie jemand dazu ermutigt hat. Warum sollten wir ihm etwas vorenthalten, wofür er sich von sich aus interessiert?«

Michael war ein wenig verärgert über mich. »Kris! Das sind Fachleute, die viel mehr Erfahrung haben als wir. Wir sollten sie einfach ihren Job machen lassen.«

»Und was ist, wenn Jake ständig diese Alphabetkarten mit sich herumträgt, weil er uns damit sagen will, dass er gerne lesen lernen möchte? Vielleicht irre ich mich auch, aber was ist, wenn nicht? Wollen wir ihn wirklich bei Leuten lassen, die nicht einmal versuchen, ihn zu fördern, nur weil das nicht zum Programm der Lebenshilfe gehört? Warum sagen sie nein zu jemandem, der lernen möchte?«

Mir wurde plötzlich klar, dass all die Zweifel, die in mir aufgekommen waren, seit Jake in den Förderkindergarten ging – und sogar schon davor –, auf eine zentrale Frage hinausliefen: Warum geht es immer nur darum, was diese Kinder *nicht* können? Warum schaut keiner darauf, was sie *können*?«

Bisher hatte Michael mich immer wieder davon überzeugen können, die Dinge so zu belassen, wie sie waren, doch an jenem Abend gelang ihm das nicht. Ich wusste plötzlich genau, was zu tun war. Wie jede Mutter ihr Baby instinktiv vom Rand eines Lagerfeuers zurückreißen würde, so wusste ich, dass ich mein Kind aus dem Förderkindergarten nehmen musste.

Michael spürte meinen Sinneswandel und war besorgt. »Kris, Liebling, ich verstehe ja deine Enttäuschung und deine Wut, aber du musst vernünftig sein«, sagte er. Er überließ mir oft das Ruder, doch diesmal sah er mich auf Gewässer zusteuern, in die er sich nicht wagen wollte. Dafür stand zu viel auf dem Spiel. Ich konnte ihn bestens verstehen. Schließlich hatte ich vierundzwanzig Stunden zuvor noch dieselbe Haltung vertreten. Doch nun war ich der festen Überzeugung, dass das, was er für den vorsichtigeren und vernünftigeren Weg hielt, unserem Sohn schaden würde.

Von außen betrachtet hätte man sicherlich Michael für den Rebellen von uns beiden gehalten. Er war derjenige, der zu schnell Auto fuhr, sich Streiche ausdachte und zerrissene Jeans und Lederjacken trug. Doch die Rollen in unserer Beziehung waren nicht immer so verteilt, wie es der Anschein vermuten ließ. In Wirklichkeit war Michael derjenige von uns, der sich eher an Vorschriften hielt und die Sicherheit eines eng gesteckten Regelwerks suchte. Ich hingegen wagte mich auch schon mal auf unbekanntes Terrain, wenn es nötig war.

Wir diskutierten noch bis spät in die Nacht hinein, obwohl

Michael schon früh begriffen hatte, dass mein Entschluss bereits feststand. In den folgenden Jahren mit Jake würde ich immer wieder erleben, dass sich andere Türen öffnen, wenn eine sich schließt. Doch das ahnte ich damals noch nicht, und so wälzte ich mich in jener Nacht schlaflos im Bett hin und her, die Stimme der Lehrerin im Ohr. Die Entscheidung, Jake aus dem Förderkindergarten zu nehmen, war deshalb das Beängstigendste, was ich in meinem Leben je getan habe und wofür ich all meinen Mut zusammennehmen musste.

Ohne Michael zu wecken, schlich ich aus dem Bett und ging den Gang entlang zu Jakes kleinem grünem Zimmer, an dessen Wände ein Obstgarten gemalt war, passend zu dem draußen. Auf seiner Bettdecke waren schwarze Labradorwelpen abgedruckt, die in roten Pick-ups zwischen Apfelbäumen hindurchfuhren. Und wie immer lagen unzählige Alphabetkarten auf der Decke verstreut.

Ich legte die Hand auf Jakes Rücken und spürte ihn atmen. Er war so besonders, so einzigartig. Doch er war auch autistisch, und genau danach beurteilten ihn seine Betreuer und hatten voreilig entschieden, was er konnte und was nicht. Er brauchte mich als seinen Anwalt, seinen Verteidiger. Ich musste ihm eine Stimme geben.

Am nächsten Tag setzte ich Jake nicht in den kleinen gelben Schulbus, sondern behielt ihn zu Hause.

Michael war außer sich.

»Was soll das heißen, ›er geht nicht mehr in den Kindergarten‹? Bist du denn vollkommen übergeschnappt, Kris?«

»Michael, wir verlieren ihn, wenn wir weitermachen wie bisher.«

»Das hier ist kein Spiel, Kris. Im Förderkindergarten bekommt Jake seine Therapie. Wir können uns keine Armee von Therapeuten leisten, die zu uns nach Hause kommt. Wir können uns ja nicht einmal einen einzigen Therapeuten leisten! Woher soll Jake die Hilfe bekommen, die er braucht?«

»Ich werde mich selbst um ihn kümmern.«

»Und was ist mit der Tagespflege? Und mit Wes?«

»Wenn ich ihm nicht helfe, hilft ihm keiner, Michael. Seine Betreuer dort haben ihn aufgegeben, und ich will keine Zeit verschwenden, indem ich versuche, sie umzustimmen.«

Michael schwieg zähneknirschend und verschränkte die Arme.

Ich unternahm einen letzten Versuch. »Ich schaffe das, Michael. Ich muss es schaffen.«

Er wandte mir verärgert den Rücken zu. Sein Zorn war verständlich. Ich war für die Art von Therapie, die Jake brauchte, nicht ausgebildet. Allerdings hatte ich wie jede Mutter eines autistischen Kindes Jakes Therapeuten vom ersten Tag an bei ihrer Arbeit aktiv begleitet und viel dabei gelernt. Außerdem kannte ich mein Kind besser als jeder Experte. Und ich sah einen Funken in Jake. Zugegeben, an manchen Tagen war es nur ein blasser Schimmer. Doch auch wenn ich nicht behaupten konnte, Jakes Leidenschaften völlig zu verstehen, konnte ich ebenso wenig zulassen, dass man ihn in seinen Interessen entmutigte, und das nur, weil der Rest von uns sie nicht begriff oder weil sie nicht in die Schablone einer sogenannten normalen kindlichen Entwicklung passten. Wenn wir Jake helfen wollten, mussten wir aufhören, nur darauf zu schauen, was er *nicht* konnte.

Nach einigen Minuten angespannten Schweigens wandte sich Michael mir wieder zu und gab – mehr resigniert als überzeugt – sein Einverständnis. Allerdings unter der Bedingung, die Entscheidung in ein paar Monaten erneut zu überdenken. Ich vermute, dass das Ergebnis ein anderes gewesen wäre, wenn es um den Kindergarten und nicht um die Frühförderung gegangen wäre.

»Du wirst sehen, Michael, bis er in den Kindergarten kommt, wird Jake bereit sein – und zwar nicht für die Sonderförderung, sondern für den regulären öffentlichen Kindergarten. Dafür werde ich sorgen.«

Der neue Normalzustand

Das Schweigen am anderen Ende der Leitung war ungewohnt. Schließlich fragte Jakes Entwicklungstherapeutin Melanie Laws: »Bist du dir sicher?«

Bevor ich Melanie an jenem Tag anrief, hatte ich eine ganze Weile vor dem Telefon gesessen und tief Luft geholt. Das enorme Ausmaß dessen, was ich mir aufgeladen hatte, lastete schwer auf mir. Ich hatte mich gegen Michael durchgesetzt – doch was nun? In unserem Bücherregal stand kein Ratgeber, der mir sagte, wie ich mein schwer autistisches Kind auf den Kindergarten vorbereiten konnte, und ich hatte nicht die leiseste Ahnung, wie ich es anpacken sollte.

Also fragte ich eine Person um Rat, von der ich sicher war, dass sie mir helfen konnte: Melanie Laws. Doch um sie an Bord zu holen, musste ich sie zunächst davon überzeugen, dass ich nicht vollkommen übergeschnappt war.

Melanie hatte Jake von Beginn an mit mütterlicher Wärme unterrichtet, und wir hatten uns sofort gut verstanden. Sie strahlte jene natürliche Souveränität aus, die man nur durch Erfahrung erlangt – in ihrem Fall durch die langjährige Arbeit mit hunderten von Kindern sowie durch das Großziehen von sieben eigenen. Ich appellierte an ihre Arbeitsmoral. Melanie war jemand, der immer noch einen Schritt weiter ging. Das war eine Eigenschaft, zu der mich auch mein Großvater angehalten hatte und die ich durch ihn an anderen Menschen zu schätzen gelernt habe. Melanie hatte zudem einen ausgeprägten Sinn für Humor: So stur Jake auch manchmal war, Melanie nahm es mit einem Lachen. »Mit dem Burschen da geht mir die Arbeit nicht aus«, bemerkte sie einmal kopfschüttelnd, als Jake, ohne sie anzusehen, seinen Zeigefinger ausstreckte und die Übung vom Tisch schob, die sie ihm soeben vorgelegt hatte. Und was das Wichtigste war: Melanie behandelte die Kinder, mit denen sie arbeitete, wie Menschen und nicht wie bedauernswerte Subjekte oder Probleme, die gelöst werden mussten.

Es gab noch einen weiteren Grund, weshalb Melanie die perfekte Ansprechpartnerin für mich war: Vor ihrer Tätigkeit als Therapeutin hatte sie als Lehrerin gearbeitet. Sie würde also genau wissen, was ich tun musste, um Jake für den regulären Kindergarten fit zu machen. Umso mehr beunruhigte mich ihr Schweigen, nachdem ich ihr erzählt hatte, dass ich Jake aus dem Förderkindergarten genommen hatte. Ihre Bedenken waren fast dieselben, die bereits Michael vorgebracht hatte.

»Weißt du eigentlich, was du da auf dich nimmst?«, fragte sie. »Jake braucht viel Hilfe – wirklich extrem viel Hilfe, Kris. Und ehrlich gesagt sollte er diese Hilfe am besten von jemandem bekommen, der für die Arbeit mit autistischen Kindern ausgebildet ist und Erfahrung darin hat. Außerdem hast du mit deinem kranken Kleinen doch schon genug zu tun.«

Ich verteidigte mein Vorhaben. Denn so beklommen mir auch zumute gewesen war, als ich den Schulbus kommen und ohne Jake wieder davonfahren gesehen hatte, blieb ich dennoch fest davon überzeugt, für Jake das Richtige zu tun. Aber reichte das? Melanie war vom Fach, und wie Michael schien sie alles andere als überzeugt.

Wir diskutierten noch eine Weile hin und her, bis Melanie schließlich um etwas Bedenkzeit bat, um zu entscheiden, ob sie mir helfen wollte oder nicht.

Am nächsten Morgen hörte ich von draußen ein Hupen. In unserer Einfahrt stand Melanie und lud einen Karton nach dem anderen aus ihrem Kombi. Sie schaute mich an und sagte: »Willst du da Wurzeln schlagen, oder hilfst du mir beim Reintragen?«

Meine emotionalen Argumente hatten sie zwar nicht endgültig überzeugt, aber sie war trotzdem bereit, mir bei meinem Vorhaben zu helfen. Also setzten wir uns in der Tagespflege von spielenden Kindern umgeben auf den Boden, und Melanie erklärte mir die Spielzeuge, Hilfsmittel und Übungen, die sie in der Therapie benutzte. Sie erläuterte mir, was ihrer Ansicht nach hilfreich sein könnte, während ich mir eifrig Notizen machte. Sie hatte Bücher, Arbeitsblätter und Mitschriften ihrer eigenen Ausbildung mitgebracht, die ich mir kopieren konnte.

Später beschrieb sie mir detailliert einen typischen Tagesablauf im Kindergarten – von der Vorlesestunde über das Sich-zu-Wort-melden bis zur Bitte, zur Toilette gehen zu dürfen; vom Faulen Ei über das Verstauen des Vespers in einem Regalfach bis zum Abschiedslied. Zum Schluss listete sie mir noch auf, was ein Kind können musste, um einen regulären Kindergarten zu besuchen.

Als sie abends aufbrach, waren wir beide erschöpft. Doch sie lächelte wohlwollend, als sie mich nochmals fragte: »Willst du das wirklich durchziehen, Kris?«

Und ich antwortete mit einem klaren »Ja«.

Ich stellte für Jake einen neuen Tagesablauf zusammen. Anstatt ihn ständig gegen seinen Willen in eine bestimmte Richtung zu drängen und immer nur an seinen Schwächen zu arbeiten, ließ ich ihm jeden Tag viel Zeit für Dinge, die er gerne tat.

Zum Beispiel war Jake von einfachen Kleinkindpuzzles zu komplizierten Versionen mit tausend Teilen übergegangen, die er an einem einzigen Nachmittag meisterte. (An einem Samstagnachmittag, als wir gerade mit dem letzten, schwierigen Teil eines Hauses beschäftigt waren, holte Michael die große Schüssel, in der ich an unseren gemeinsamen Filmabenden Popcorn servierte, und mischte darin die Teile von fünf oder sechs verschiedenen Puzzles. »Das dürfte ihn eine Weile beschäftigen«, sagte er. Und das tat es auch – jedoch nur eine kurze Weile.)

Auch Tangram spielte er gern, ein chinesisches Legespiel aus sieben flachen geometrischen Plättchen, aus denen verschiedene Figuren gelegt werden können. Mir fiel es unglaublich schwer, diese ungleichen Plättchen so zu arrangieren, dass sie ein Tier oder ein Haus darstellten. Ich musste die Plättchen unzählige

Male hin und her schieben, bis ich die richtige Anordnung gefunden hatte. Jake hingegen konnte die einzelnen Bausteine offenbar im Geiste problemlos drehen und wenden, denn er ordnete die Plättchen so rasch und mit einer solchen Selbstverständlichkeit an, als sei dies die einzige Möglichkeit, sie zu legen. Bald kombinierten wir mehrere Tangram-Sets zu großen Mustern, die weit hübscher und komplizierter waren als die Vorschläge auf der Spielanleitung.

Wir verbrachten so viel Zeit mit Puzzles und Tangrams wie einst mit Therapie, und ganz allmählich beobachtete ich einen Wandel in Jake. Er wurde entspannter, aufmerksamer. Nach einem Monat hatte er schon wieder einiges von dem gutgemacht, was in der Frühförderung verloren gegangen war. Und was das Wichtigste war: Jake fing wieder an zu sprechen. Es war zwar keine echte Unterhaltung, bei der er auf eine Frage von mir geantwortet hätte, aber er sprach.

Meist sagte er Zahlenreihen auf. Zahlen hatten schon immer eine beruhigende Wirkung auf ihn gehabt. Wochenlang trug er einen alten Kassenbon aus dem Supermarkt mit sich herum und strich die Preisliste mit den Fingern glatt. Und war er erst einmal in Fahrt, konnte Jake sogar ziemlich gesprächig sein. So kamen wir an keinem numerischen Straßenschild und keiner Hausnummer vorbei, ohne dass Jake sie nicht laut vorlas. Wenn ich mit ihm zum Einkaufen fuhr, kam mir vom Rücksitz ein endloser Zahlenschwall entgegen.

Auf einer dieser Fahrten fand ich heraus, dass Jake bereits addieren konnte. Ich bemerkte, dass einige der Zahlen Telefonnummern waren, die er von den Werbeflächen der LKWs und Lieferwagen ablas, denen wir auf unserer Fahrt begegneten. Doch am Ende folgte immer noch eine höhere Zahl, und ich wäre fast von der Straße abgekommen, als ich begriff, dass es sich dabei um die Summe der zehn Ziffern einer Telefonnummer handelte.

Auf der Heimfahrt von einem Arzttermin mit Wesley schnappte ich bruchstückhaft auf, was Jake auf dem Rücksitz vor sich hin plapperte. Diesmal waren es nicht nur Zahlen, sondern die Kfz-

Kennzeichen der vorbeifahrenden Autos. Später kamen Namen von Geschäften hinzu: »Marsh!«, »Marriott!«, »Ritter's!«. Mit drei Jahren, nur wenige Monate, nachdem uns seine Erzieherin gesagt hatte, unser Junge würde das Alphabet nie brauchen, konnte Jake lesen. Ich hatte keine Ahnung, wie und wann er es gelernt hatte. Vielleicht war es tatsächlich diese *Der Kater mit Hut*-CD-ROM gewesen. Ich wusste nur, dass ich mit ihm nie Leseübungen gemacht hatte, wie ich es mit vielen meiner Tageskinder tat, um ihnen das Alphabet und die verschiedenen Aussprachemöglichkeiten der einzelnen Buchstaben beizubringen. Ich hatte mit Jake noch nie auch nur ein einziges Wort buchstabiert. Und nun, da er etwas mehr sprach, stellte ich fest, dass das auch nicht notwendig sein würde.

Die nächste Überraschung war sein Gedächtnis. Jake war besessen von Autokennzeichen, seit er laufen konnte. Unsere Nachbarn waren schon daran gewöhnt, ihn bei sich in der Einfahrt zu sehen, wo er mit den Fingern über die Zahlen ihres Kfz-Kennzeichens strich. Bei einem unserer abendlichen Ausflüge stellte ich dann schockiert fest, dass die Nummern und Buchstaben, die Jake leise vor sich hin sagte, die Kennzeichen der Autos waren, an denen wir vorüberfuhren, wobei viele von ihnen bereits in der Garage standen. Jake hatte offenbar jedes einzelne Nummernschild der Nachbarschaft auswendig gelernt.

Das war eine beeindruckende Leistung, doch es bahnte sich damals noch etwas weitaus Spannenderes an. Ein Supermarkteinkauf mit Jake dauerte eine halbe Ewigkeit. Bevor ich etwas in den Einkaufswagen legen konnte, musste ich ihm sagen, was es kostete, woraufhin er die Zahl wiederholte. Das trieb mich fast zur Verzweiflung, denn für den unruhigen Wes, den ich im Tragetuch vor der Brust hatte, dauerte das Einkaufen ohnehin schon viel zu lange. Als ich eines Tages – ungefähr sechs Monate nachdem wir Jake aus dem Förderkindergarten genommen hatten, – meine Kreditkarte an der Supermarktkasse einlesen ließ, fing er plötzlich an, wie verrückt zu rufen: »Einssiebenundzwanzig! Einssiebenundzwanzig!« Ich beeilte mich, mein schreiendes Kind aus dem Laden zu bringen, doch als ich draußen den Kassenbon kontrollierte, sah ich, dass er meine Einkäufe addiert haben musste, während ich sie in den Wagen legte. Und die Dame an der Kasse hatte versehentlich ein Bündel Bananen für $1,27 zweimal eingetippt. Von diesem Tag an nannte er mir die Gesamtsumme des Einkaufs schon, wenn wir uns an der Kasse anstellten.

Die Mathematiker in unserem Bekanntenkreis waren von Jake fasziniert. Eines Tages saß ich mit meiner Tante, einer Geometrielehrerin an der Highschool, bei einer Tasse Kaffee zusammen. Jake spielte zu unseren Füßen mit einer Cornflakespackung und einigen Styroporkugeln, die ich in einem Bastelladen für die Tageskinder gekauft hatte, um Schneemänner mit ihnen zu bauen. Er füllte die Kugeln in die Schachtel, um sie gleich darauf wieder herauszuholen. Das Ganze wiederholte er mehrmals, wobei er den Eindruck machte, als zähle er.

Als meine Tante sich schließlich laut fragte, was er da wohl tue, sagte Jake, ohne aufzuschauen: »Neunzehn Sphären ergeben ein Parallelepiped.«

Ich hatte keine Ahnung, was ein Parallelepiped sein sollte. Für mich hörte es sich an, als hätte er das Wort frei erfunden. Tatsächlich aber handelt es sich dabei um einen dreidimensionalen, von sechs Parallelogrammen begrenzten geometrischen Körper. Jake hatte den Begriff einem Bildlexikon entnommen, das er im Regal gefunden hatte. Und ja, aus einer Cornflakespackung kann man tatsächlich ein Parallelepiped machen. Meine Tante war schockiert, weniger des komplizierten Wortes wegen, sondern vielmehr aufgrund des komplexen mathematischen Konzepts, das dahintersteckte.

»Das ist eine Gleichung, Kristine«, sagte sie. »Er hat uns gesagt, dass es neunzehn solcher Kugeln bedarf, um die Müslischachtel zu füllen.« Was für eine Leistung Jake gerade vollbracht hatte, wurde mir jedoch erst dann richtig klar, als sie mir sagte, dass ihre Schüler mit solchen Gleichungen noch in der zehnten Klasse ihre liebe Not hätten.

Es erstaunte uns immer wieder, wie leicht Jake bestimmte Dinge lernte. Als wir sein Interesse an Schach entdeckten, brachten wir ihm die Regeln bei, und schon bald gewann er gegen erfahrene Schachspieler in unserer Familie.

Wir kauften ihm einen Satz Alphabetspielsteine aus Plastik. Es war die Art von Spielzeug, die er immer schon geliebt hatte, und wie zu erwarten war, nahm er sie mit ins Bett. Beim Frühstück am nächsten Morgen beobachtete ich, wie er mit seinen Cheerios Muster legte. Doch erst als ich ihn für seinen Mittagsschlaf ins Bett brachte, begriff ich, was dahintersteckte: Die neuen Spielsteine wiesen auf der Rückseite kleine Punktmuster auf. Jake hatte sich die Brailleschrift beigebracht.

Auch Landkarten gehörten damals zu Jakes großen Leidenschaften. Wenn in der Zeichentrickserie über die kleine Entdeckerin Dora das Lied von Doras Freundin der Landkarte ertönte, war Jake ganz aus dem Häuschen. Er liebte nichts so sehr, wie mit dem Finger das Straßen- und Zugliniennetz einer großen Landkarte nachzufahren – eine Leidenschaft, die sich als durchaus nützlich erwies. Mit vier Jahren hatte Jake den gesamten Straßenatlas der USA auswendig gelernt. Fragte man ihn zum Beispiel, wie man von Indianapolis nach Chicago kam, bekam man den genauen Weg über die Interstate 65 North bis zur Interstate 90 West erklärt, inklusive sämtlicher Zubringerstraßen und Verkehrsknotenpunkte, die zur Strecke gehörten.

In der Großstadt waren seine Fähigkeiten unbezahlbar. Wir fuhren oft nach Chicago, weil Mikes Familie von dort stammt. Ich gebe offen zu, dass ich mich praktisch blind auf Jake verließ, der sämtliche Gebäude und Abkürzungen der Stadt auswendig wusste und uns zielsicher durch das Labyrinth von Downtown Chicago navigierte. Welcher Vierjährige ist dazu schon imstande? Doch Jake liebte es, uns durch den Verkehr zu dirigieren, und hatte bald einen neuen Spitznamen: »JPS« für »Jake Positioning System«. Lange bevor GPS-Systeme in Autos zum Standard wurden, verfügte unser Auto über ein JPS.

Michael und ich staunten zwar über Jakes außergewöhnliche Fähigkeiten, aber in anderer Hinsicht hatten wir noch einen weiten Weg vor uns. Vor allem was echte Kommunikation anging, machten wir kaum Fortschritte. Jake hatte seine Sprache wiedergefunden, und dafür waren wir dankbar. Doch Zahlen und Geschäftsnamen abzuspulen und Wegauskunft zu geben hieß nicht, sich an einer Unterhaltung beteiligen zu können. Jake verstand Sprache immer noch nicht als ein Mittel, um mit anderen Menschen in Kontakt zu treten. So konnte er mir zwar sagen, wie viele dunkelblaue Autos uns auf dem Weg zu Starbucks begegnet waren, nicht aber, wie sein Tag gewesen war. Ich war daher ständig auf der Suche nach einem Thema, das ihn interessieren könnte.

Auch halfen uns Jakes besondere Begabungen nicht dabei, ihn für den staatlichen Kindergarten fit zu machen. Im Kindergarten kommt es schlicht gesagt nicht auf wissenschaftliche Kompetenzen an, sondern auf soziale. Die Kinder haben dort viel Zeit zum Spielen. Dafür müssen sie mit anderen Kindern umgehen können, einfache Anweisungen befolgen und Dinge mit anderen teilen. Wenn Jake den ganzen Tag allein in einer Ecke saß, würden sie ihn auf direktem Wege zurück in die Sonderförderung schicken – selbst wenn er in dieser Ecke das Periodensystem auswendig lernte.

Jake musste lernen, sich in eine Gruppe zu integrieren. Natürlich war er jeden Tag mit den Tageskindern zusammen, doch Melanie glaubte, er würde sich womöglich weniger schwertun, wenn in der Gruppe noch andere autistische Kinder wären. Mit ihrer Hilfe schickte ich eine E-Mail an die Eltern unserer Gemeinde in der Hoffnung, dass einige von ihnen mitmachen würden.

Durch meinen Aufruf erfuhr ich, dass Autismus sehr viel weiter verbreitet ist, als ich gedacht hatte. Ich hatte mit fünf oder sechs Antworten gerechnet, stattdessen schrieben mir hunderte Eltern von Kindern jeden Alters. Ich war sprachlos über die große Verzweiflung, die aus diesen E-Mails sprach. All diesen Menschen ging es genau wie mir: Sie wussten nicht, wie sie ihren Kindern helfen sollten. Vielen waren innerhalb des offiziellen Systems die Optionen ausgegangen. Sie hatten bereits alle Möglichkeiten durchprobiert, doch kein Ort war für ihr Kind der richtige gewesen. Für die meisten von ihnen war ich die letzte Anlaufstelle. »Bitte, helfen Sie uns«, schrieb eine Mutter. »Sie sind unsere letzte Hoffnung.«

Diese Erfahrung war für mich ein bedeutender Wendepunkt. Ich schaute in meinen überfüllten Posteingang und dachte: Ich werde keinen von euch abweisen. Ihr seid alle willkommen. Jake würde lernen, in einem normalen Kindergarten zurechtzukommen, und wir würden so viele Kinder wie möglich auf diesen Weg mitnehmen. Auch ältere Kinder und Kinder mit niedrigfunktionalem Autismus würden bei uns willkommen sein. Wir werden eine Gemeinschaft gründen, überlegte ich. Wir werden an unsere Kinder und die Kinder der anderen glauben und das gemeinsam durchziehen.

Das Licht zum Leuchten bringen

»Kristine, da steht ein Lama in unserem Wohnzimmer«, informierte mich Michael schicksalsergeben. Zwei Jahre nachdem wir Jake aus der Lebenshilfe genommen hatten, war mein Mann an die Ausmaße meiner Projekte gewöhnt. Trotzdem dürfte ihn dieser Anblick schon ein wenig überrascht haben. Natürlich sollte das Lama nicht in unserem Wohnzimmer stehen, sondern in der frisch umgebauten Garage. Dort hatte ich neuerdings nicht nur die Tagespflege untergebracht, sondern veranstaltete nebenbei noch zweimal pro Woche ein höchst unkonventionelles Kindergarten-Ausbildungscamp für autistische Kinder. Was auch immer sich Michael vorgestellt hatte, als ich ihm sagte, ich wolle Jake für den Kindergarten fit machen – das sicher nicht.

Die unzähligen Hilferufe verzweifelter Eltern waren für mich der Anlass gewesen, zusätzlich zu meiner Tätigkeit als Tagesmutter noch etwas Neues zu beginnen: Abendkurse für autistische Kinder und deren Familien, die das Ziel hatten, die Kinder auf den regulären Kindergarten vorzubereiten. Auch diesmal half Melanie Laws mit. Von ihr kam auch der Vorschlag, das Projekt als Wohltätigkeitsverein anzumelden, denn ich wollte für die Kurse keine Gebühren verlangen. Ich hätte den Gedanken nicht ertragen, dass eine Familie es sich nicht leisten konnte zu kommen oder dafür auf eine andere Therapie verzichten musste.

Ich öffnete die Tagespflege jeden Morgen wie gewohnt und arbeitete dort einen vollen Neun-Stunden-Tag. Anschließend verwandelte ich an zwei Abenden in der Woche den Raum in einen Scheinkindergarten für autistische Kinder. Ich nannte das Projekt *Little Light*.

Es sollte ein Projekt sein, bei dem mit Autismus anders umgegangen wurde als bislang üblich. Die herkömmliche Therapie konzentrierte sich darauf, die größten Schwächen der Kinder zu behandeln. Die meisten Eltern, die zu Little Light kamen, hatten über Jahre hinweg vergeblich versucht, ihren Kindern bestimmte Fähigkeiten anzutrainieren. Auch ich kannte diese Sitzungen ja nur allzu gut, in denen die Therapeuten ein Kind oft stundenlang dazu animieren, drei Ringe auf einen Stapelturm zu stecken oder eine Puppe mit einem Keks zu füttern – und alles ohne Erfolg. Mein eigener Sohn war bei einer solchen Sitzung eingenickt, den Knetball der Therapieübung noch in der Hand. Anstatt auf all den Dingen herumzuhacken, die diese Kinder nicht beherrschten, wollte ich bei den Dingen ansetzen, die sie gerne taten.

Dieser Ansatz unterschied sich ganz wesentlich von der gängigen Praxis. Die meisten Therapeuten nahmen ein geliebtes Spielzeug oder Puzzle vom Tisch oder versteckten es sogar, damit sich das Kind auf *ihre* Therapieziele konzentrierte. Wir hatten bei Jakes Begutachtung genau dasselbe getan, indem wir seine Alphabetmagneten vor ihm versteckten. Dass eine solche Strategie alles andere als förderlich ist, erkannten wir erst, als Jake von den fehlenden Magneten so abgelenkt war, dass ein Großteil der Therapiezeit an jenem Tag ungenutzt verstrich, ohne dass er auch nur einen kleinen Schritt weitergekommen wäre.

Bei den Neigungen der Kinder anzusetzen war vielleicht unkonventionell, doch es war dieselbe Methode, die ich auch bei meinen Tageskindern seit jeher anwandte. Ich vermute, diese Herangehensweise hat viel mit der Art und Weise zu tun, wie Stephanie und ich aufgewachsen sind. Stephanie, die nur vierzehn Monate jünger ist als ich, war ein künstlerisch hochbegabtes Kind. Als Dreijährige schuf sie bereits Werke, die aussahen wie die eines Erwachsenen, und mit sechs verfügte sie über die Fertigkeiten eines echten Künstlers.

Stephanies Talent öffnete uns die Tür zu einer unglaublich kreativen Welt. Es machte riesigen Spaß, mit den Dingen zu spielen, die sie bastelte. Ihre Papierpuppen und die unzähligen raffinierten, bunten Kleider, die sie als Kindergartenkind für sie kreierte, waren besser als alles, was wir hätten kaufen können. Ich dachte mir spannende Geschichten aus, und Stephanie gestaltete detailreich die Kulissen dafür: Zauberschlösser, Bibliotheken, Dschungellandschaften. Wenn ich ein Puppenhaus wollte, sagte ich das nicht meiner Mutter, sondern Stephanie.

In der Schule allerdings half Stephanie ihr Talent nur wenig. Außer in Kunst schnitt sie in allen Fächern schlecht ab, und sie hatte wenige Freunde. Am liebsten verbrachte sie ihre Zeit allein oder mit mir.

Bemerkenswerterweise versuchte meine Mutter nie, an Stephanies schlechten Schulleistungen etwas zu ändern. Was nicht hieß, dass sie das Problem ignoriert hätte (Stephanie schaffte es nur mit Ach und Krach, versetzt zu werden, da gab es wenig zu ignorieren), doch sie blieb optimistisch. »Wenn du in Kunst schlecht bist, kümmert das keinen. Aber wenn du in Mathe schlecht bist, sind alle in Aufruhr«, sagte sie einmal zu mir. »Warum ist das so?« Mich überraschte ihre Bemerkung ein wenig, schließlich war sie selbst Steuerberaterin und liebte Zahlen. Doch sie kannte ihre Tochter eben.

In der dritten Klasse warf Stephanie einen Blick auf die Fragen eines Leseverständnistests, und als sie erkannte, dass sie keine Ahnung hatte, zeichnete sie ein kleines, finster dreinschauendes Gesicht auf die Vorderseite des Aufgabenblatts, genau an die Stelle, wo der Lehrer ihre Note hinschreiben würde. Dann drehte sie den Test um und verbrachte den Rest der Stunde damit, eine wunderschöne Landschaft auf dessen Rückseite zu schraffieren. Als meine Mutter davon erfuhr, lachte sie.

Ich war verblüfft. Wie konnte sie das so auf die leichte Schulter nehmen? »Weil dein Kopf so funktioniert«, antwortete sie und deutete auf die Leseverständnisfragen, »und Stephanies Kopf so.« Sie drehte den Test um und zeigte die Landschaftszeichnung. »Und weißt du was? Ihr werdet beide euren Weg machen.«

Natürlich begriff ich damals noch nicht, wie bemerkenswert die Reaktion meiner Mutter war. So war es eben und fertig. Doch ich glaube, durch sie gelernt zu haben, dass jeder von uns eine besondere Begabung hat, einen Beitrag, den er leisten kann, egal auf welch unerwartete Weise sich das manchmal äußern mag. Und ich kam zu der Erkenntnis, dass das Potenzial eines jeden, große Dinge zu vollbringen, davon abhängt, ob diese Begabungen im Kindesalter gefördert wurden.

Vielleicht wäre meine Mutter besorgter gewesen, wenn Stephanies Talent weniger ausgeprägt oder nicht so offensichtlich gewesen wäre. So aber betrachteten Erwachsene die Werke meiner Schwester mit Ehrfurcht und waren von deren Schönheit nicht selten zu Tränen gerührt. Anstatt sie wegen ihrer Schwächen unter Druck zu setzen, setzte meine Mutter auf Stephanies Fähigkeiten und tat alles, um ihre Leidenschaft zu fördern. Meine Großeltern waren zwar großzügig, jedoch in Maßen, weshalb unser Budget stets bescheiden war. Trotzdem hatte Stephanie nicht nur einen Pinsel, sondern zehn, in allen Formen und Stärken, sowie eine große Atelierbox mit teuren Farbstiften aus Europa.

Als Stephanie acht Jahre alt war, ließ meine Mutter in die Waschküche hinterm Haus ein paar Küchenschränke einbauen und schuf damit ein eigenes Atelier für meine Schwester. Dort konnte Stephanie ihre Gerätschaften unterbringen und nach Herzenslust malen und zeichnen. Das Wichtigste dabei war: Mit dem Geschenk verband meine Mutter keinerlei Erwartungen. Sie vermittelte Stephanie nie das Gefühl, sie müsse in ihrem Atelier ein Meisterstück nach dem anderen produzieren. Sie stellte ihr lediglich einen Ort zur Verfügung, an dem Stephanie sie selbst sein konnte.

Stephanie ist heute Künstlerin und verdient ihren Lebensunterhalt als Kunstlehrerin. Ihre Kinderportraits gehören zu meinen wertvollsten Besitztümern. Der Umgang meiner Mutter mit Stephanies Problemen zeigte mir, wie sich eine scheinbar unerfreuliche Situation in einem anderen Licht betrachtet als Gabe und Berufung erweisen kann.

Ich hatte meine Tageskinder schon immer dazu ermutigt, ihren Leidenschaften freien Lauf zu lassen, und sah über die Jahre, zu welch erstaunlichen Ergebnissen das führen konnte, wenn man ihnen nur die Gelegenheit und die Mittel dafür zur Verfügung stellte. Als ich Elliott dabei erwischte, wie er die Finger in die Schraubenlöcher auf der Rückseite von Michaels brandneuem Fernseher bohrte, fuhr ich zum nächsten Elektroreparaturgeschäft (sagt Ihnen dieser Begriff noch etwas?) und erklärte dem Mann hinter der Kasse, ich würde ihm seine hoffnungslosen Fälle abnehmen – sprich alle Radios und Fernseher, die er nicht mehr reparieren konnte. »Solange sie nicht radioaktiv sind oder gefährliche Bruchstellen aufweisen, nehme ich sie gerne«, sagte ich. Was für die meisten Menschen aussah wie ein riesiger Schrotthaufen, wurde für Elliott zu einem geliebten Zeitvertreib, vor allem nachdem ich ihm den funkelnagelneuen, purpurroten Sechskant-Schraubendreher überreicht hatte, mit dem er alles auseinanderbauen konnte.

In meiner Familie wurde ich wegen meiner Hamsterzüge aufgezogen. Jeder wusste mittlerweile, dass ich an keinem Garagenverkauf oder Gebrauchtwarenladen vorbeifahren konnte, ohne nach einem Geschenk für meine Tageskinder zu suchen. Michael verdrehte bereits die Augen, wenn ein solcher in Sicht kam, und fuhr unaufgefordert rechts ran, um mich stöbern zu lassen. Bei der Heilsarmee entdeckte ich alte Wecker, die Elliott zerlegen und reparieren konnte, sowie ein teures, aber dafür noch unbenutztes Set Aquarellfarben für die künstlerisch begabte Claire.

Ich hatte erlebt, mit welcher Konzentration und Begeisterung die Tageskinder Tätigkeiten nachgingen, die ihnen Spaß machten, und wie sie aufblühten, wenn man ihnen Zeit und Raum für ihre Interessen ließ. Es überraschte mich deshalb nicht, wenn mich Jahre später dankbare Mütter anriefen und mir vom Werdegang ihrer Kinder berichteten. So erfuhr ich, dass viele Tageskinder ihre Interessen weiterhin erfolgreich verfolgt hatten. Claire zum Beispiel nahm Kunstunterricht und hatte Aussicht auf ein Praktikum in einem Museum in Indianapolis. Elliott konnte als Zehnjähriger einen kompletten Computer zusammenbauen und verbrachte seine Highschool-Zeit damit, in der Garage seiner Eltern aus PC-Teilen hybride Computer herzustellen, auf denen das Betriebssystem von Apple lief. Während eines Praktikums in einer Klinik unserer Gemeinde konstruierte er ein spezielles medizinisches Gerät, das die Ärzte dort bis heute verwenden. All das geschah noch vor seinem Highschool-Abschluss.

Ich beobachtete zudem immer wieder, wie sich bei Kindern, denen man die Möglichkeit gab, ihren Hobbys nachzugehen, auch die übrigen Fähigkeiten verbesserten. Schon als kleines Mädchen spielte Lauren in der Tagespflege am liebsten Hausfrau. Sie half gerne mit, wenn ich Wäsche zusammenlegte oder die kleineren Kinder mittags zu Bett brachte. An weniger praktischen Tätigkeiten wie etwa Rechnen oder Lesen zeigte sie jedoch kaum Interesse. Auch als Lauren älter war, schickte ihre Mutter sie nach der Schule zum Babysitten zu mir, und ich brachte ihr einige Backrezepte von meiner Großmutter bei. Wir standen oft stundenlang in der Küche und backten Kuchen und Kekse im Überfluss.

Eines Tages schlug Laurens Mutter vor, wir könnten das Gebäck, das übrig war, einer Tafel zukommen lassen, woraufhin Lauren auf die Idee kam, dort als Freiwillige mitzuarbeiten. Ihre Mutter war verständlicherweise besorgt, durch den Freiwilligendienst in der Suppenküche könnten Laurens schulische Leistungen leiden, doch ich war zuversichtlich, dass sich auch ihre anderen Fähigkeiten von selbst verbessern würden, wenn sie das tun konnte, wozu sie sich berufen fühlte. Das überzeugte ihre Mutter, sodass die elfjährige Lauren an Wochenenden bereits regelmäßig in der Suppenküche mithalf und für ihren Freiwilligendienst schon mehrere Preise gewonnen hat. Ihre schulischen Leistungen hielt sie indessen auf einem sehr guten Niveau, zudem spielte sie Hauptrollen in Theaterstücken der Schule und lokalen Theaterproduktionen.

Ich glaube, dieser Ansatz ist vor allem deshalb so erfolgreich, weil er uns hilft, eine intensive Beziehung zu den Kindern aufzubauen. Lange vor Little Light kam die achtjährige Jenny den Sommer über in meine Tagesgruppe. Bereits am Telefon warnte mich ihre Mutter vor, Jenny sei häufig unaufmerksam und höre oft nicht auf das, was man ihr sage. Nach zwei Tagesferiengruppen, die Jenny nach Hause geschickt hatten, war meine Tagespflege wie so oft die letzte Anlaufstelle.

An ihrem ersten Tag tauchten die beiden verspätet auf, weshalb sich Jennys Mutter sogleich sichtlich gestresst bei mir entschuldigte: »Ich habe sie heute Morgen in ihr Zimmer geschickt, um ihre Turnschuhe zu holen. Eine halbe Stunde später kommt sie wieder runter, erzählt mir irgendein verrücktes Zeug über Elfen und einen verwunschenen Ring – und hat immer noch keine Schuhe an. Deshalb sind wir jetzt so spät dran. Sie hört nie zu.«

Ich ließ Jenny den Morgen über in Ruhe, doch als meine Mitarbeiterin die jüngeren Kinder mittags ins Bett brachte, bat ich Jenny, mir ins Wohnzimmer zu folgen. Ihre Mutter hatte von den Geschichten ihrer Tochter sehr abschätzig gesprochen, und ich machte ihr daraus keinen Vorwurf. Sie schienen einen frustrierenden Start in den Tag gehabt zu haben. Doch was ich gehört hatte, ließ mich vermuten, dass dieses Kind über eine unglaublich lebendige Fantasie verfügte. Und als Jenny merkte, dass ich ihre Begabung ernst nahm, war sie fortan ein folgsames und pünktliches Kind.

Ich zeigte ihr eine Illustration in einem alten Kinderbuch, das ich für fünf Cent bei einem Garagenverkauf erstanden hatte: In einem lichtdurchfluteten Wald saß eine schöne Frau mit langem, wallendem Haar mit einem Kind im Arm, eingebettet zwischen den Wurzeln eines mächtigen, moosbewachsenen Baums. Es war ein schönes, vor allem aber rätselhaftes Bild, das nach einer Erklärung verlangte. Wer war die mysteriöse Frau, und was in aller Welt suchte sie mit ihrem Baby an diesem urzeitlichen, märchenhaften Ort?

Als Jenny das Bild sah, ging ein Strahlen über ihr Gesicht, und sie berührte das Bild unwillkürlich mit ihren Fingerspitzen. Ich reichte ihr das Buch und schloss die Augen. »Hättest du Lust, mir eine Geschichte über diese Dame zu erzählen?«, fragte ich.

Nachdem wir eine Weile schweigend nebeneinandergesessen hatten, begann Jenny zu sprechen. Ich spürte, wie sie mich immer wieder ansah, um die Wirkung ihrer Worte abzuschätzen, so als fürchte sie, ich könne sie wegen ihrer blühenden Fantasie jeden Augenblick zurechtweisen. Doch mit einem leichten Lächeln auf dem Gesicht hielt ich meine Augen geschlossen, und als sie Mut gefasst hatte und richtig ins Fabulieren gekommen war, vergaß sie schließlich, auf mich zu achten.

Jennys Geschichte war voller Magie, spannender Abenteuer und tragischer Unglücke. Da gab es Monster und hinterhältige Gauner, Missverständnisse mit schrecklichen Folgen und natürlich eine Liebesgeschichte. In zehn Minuten schuf Jenny eine derart fantasievolle und dennoch überzeugende Welt, dass ich es wie einen kleinen Schock empfand, die Augen zu öffnen und mich in meinem Wohnzimmer wiederzufinden, wo lautlos CNN im Fernseher lief und Michaels kalter Toast noch auf dem Sideboard lag.

Ich hatte Jennys Geschichte mit dem Handy aufgenommen und tippte sie am Abend in den Computer. Bevor ich auf »Drucken« klickte, ging ich zum Bastelschrank und holte ein paar Bogen eines cremefarbenen hochwertigen Briefpapiers heraus, das ich für besondere Zwecke aufbewahrt hatte. Ich schrieb in Schönschrift Jennys Namen auf das Deckblatt, lochte die Blätter an einer Seite und band sie mit einem goldenen Satinband, das von einem Weihnachtsgeschenk übrig war, in Buchform zusammen. Als sie am nächsten Tag kam, überreichte ich ihr das Werk und sagte: »Ich wollte mich für die Geschichte bedanken, die du mir gestern erzählt hast. Sie ging mir nicht aus dem Kopf, also habe ich sie aufgeschrieben.«

Von da an zog sich Jenny bei mir den ganzen Sommer über problemlos die Schuhe an. Ich gab ihr jeden Tag ein neues Bild – eine Seite aus einer Zeitschrift, ein Foto, das ich von etwas gemacht hatte, von dem ich glaubte, es könne sie interessieren, oder eine Illustration aus einem Buch –, und sie erzählte mir eine Geschichte dazu. Ihr Talent blühte auf, und nachdem ihre Mutter gelernt hatte, Jennys Hang zum Geschichtenerzählen als Gabe und nicht als Hemmnis zu sehen, gab es wegen ihres Verhaltens auch zu Hause keine Probleme mehr. Es war nur ein wenig Ermutigung nötig gewesen und die Bereitschaft, Jennys wertvolles Talent als das zu erkennen, was es war.

Es freute mich sehr, wenn ich von Eltern erfuhr, dass meine kleine bescheidene Tagespflege zu den späteren Fähigkeiten und Erfolgen ihrer Kinder einen Beitrag leisten konnte. Ich war schon immer überzeugt davon, dass ein Kind alle Erwartung übertreffen kann, wenn man es seinen Neigungen entsprechend fördert. Und Geschichten wie die von Lauren, Elliott, Jenny und Claire bestärkten mich in dem Glauben, dass diese Herangehensweise auch bei gehandicapten Kindern erfolgreich sein konnte. Diese positiven Beispiele hatte ich im Hinterkopf, als ich mich daran machte, den Little-Light-Kindern zur Aufnahme in einem regulären Kindergarten zu verhelfen.

Jedes der Kinder bei Little Light, die allesamt als »hoffnungslose Fälle« abgestempelt worden waren, hatte ein Themengebiet (oft sogar mehrere!), das seine Leidenschaft entfachte. Ich musste nur die richtige Linse finden, um diese Leidenschaft zu vergrößern, genau wie ich es bei den Tageskindern getan hatte. Dieser Grundgedanke inspirierte mich zum Namen des Projekts. Wir würden in jedem dieser Kinder das kleine Licht finden und es zum Leuchten bringen.

Häufig waren diese besonderen Talente ihrer Kinder das Erste, worauf mich die Eltern hinwiesen, wenn sie zu Little Light kamen: »Billy kennt den Earned Run Average eines jeden Pitchers der oberen Spielklassen« oder »Ich hoffe, es stört Sie nicht, wenn Violet ihre Flügel anlässt. Sie liebt Schmetterlinge!« Doch wenn die Eltern die Talente und Leidenschaften ihrer Kinder auch erkannt haben mochten, sahen sie darin nicht unbedingt einen Weg, mit ihnen in Beziehung zu treten und sie in ihren Fähigkeiten zu fördern.

Maeghan liebte alles, was ihre Sinne reizte. Sie vergrub ihr Gesicht in der Wäsche, die ich frisch aus dem Trockner holte, und strich endlos über die flauschig weiche Decke, die über unserem Sofa lag. Wie konnte ich sie mithilfe ihres Tastsinns aus der Reserve locken? Ich dachte an die Wirkung, die das Backen auf Lauren gehabt hatte, und nahm sie mit in die Küche. Obwohl sie einen IQ von nur 50 hatte, wog sie zusammen mit mir die Zutaten für selbstgemachte Knete ab und verarbeitete sie dann zu einer angenehm warmen Knetmasse. Dann suchten wir aus den unzähligen Ausstechformen, die ich in einer tiefen Küchenschublade aufbewahrte, eine Form aus und fügten der Masse noch einen Farbton und einen Duft hinzu, für den sich Maeghan entschieden hatte.

»Violette Erdnussbutterpinguine! Das musst du mir erklären!«, sagte ich. Und das tat sie.

Meaghan und ich machten Knete mit Apfel-Zimt-Aroma, Knete mit Rosmarinaroma und Knete mit Lavendelaroma. Einmal mischte ich winzige Kügelchen in die Masse, damit sie eine interessante grobe Konsistenz bekam. Wir stachen zusammen Buchstaben aus und legten damit Wörter, unter anderem unsere Namen und die der anderen Kinder der Little-Light-Gruppe. Wir entdeckten, wie aus zwei Rechtecken ein Quadrat entstehen kann, wenn man sie nebeneinander legt, und wie zwei aufeinandergesetzte Dreiecke einen Stern ergeben. Wir stachen Lebewesen wie Hunde und Menschen aus und verglichen sie mit unbelebten Gegenständen, zum Beipiel Booten. Wir arbeiteten intensiv, doch man konnte sich einen verregneten Abend weitaus schlimmer vorstellen, als in der Küche zu stehen und ellbogentief in warmer, nach Lavendel duftender Knete zu stecken.

Jeden Sonntagabend ging ich auf Einkaufstour, um die kleine Garage auszugestalten. Und wenn sie montagabends kamen, waren die Little-Light-Kinder (und sogar ihre Eltern!) schon immer ganz gespannt, was sie Neues erwartete. Auch Michael wusste nie, was er antreffen würde, wenn er nach Hause kam. Einmal war es eine archäologische Ausgrabungsstätte mit verschiedenfarbigen Sandschichten, die die unterschiedlichen geologischen Erdzeitalter repräsentierten. Dazu gab es in Leder gebundene Notizbücher, in denen wir unsere Beobachtungen festhalten und die ausgebuddelten Artefakte skizzieren konnten. Im Hof standen außerdem Eimer voll Gips, damit wir Abdrücke von den ausgegrabenen Dinosaurierknochen machen konnten (bei denen es sich in Wirklichkeit um die gekochten und gebleichten Überreste eines Brathähnchens handelte, das es kurz zuvor bei uns zum Abendessen gegeben hatte). Die Kinder, die nicht ohnehin schon Dinosaurierfans waren, waren es nach diesem Erlebnis bestimmt – und die, die es waren, schwebten auf Wolken.

Dass ich mit meinen Projekten öfter mal über die Stränge schlug, gehörte dazu. Der Grund dafür lag wahrscheinlich in meiner Kindheit. Jahre vor der Gründung von Little Light hatte ich einen kleinen Jungen namens Francis in der Tagespflege, der für sein Leben gern mit großen Blöcken aus Pappe spielte, die wie Ziegelsteine aussahen. Bald bemerkte ich, wie sehr es ihn frustrierte, dass er nur fünfzehn dieser Blöcke zur Verfügung hatte, was allenfalls für eine kurze Mauer reichte, nicht aber für ein echtes Bauwerk.

Ich konnte ihn gut verstehen. In der Werkstatt meines Großvaters waren alle übrig gebliebenen Holzstücke abgeschmirgelt und poliert und dann in Holzspielklötze für seine Enkelkinder verwandelt worden. Und zwar waren das keineswegs nur langweilige Würfel. Wir hatten Pyramiden, Bogen, Halbmonde, Zylinder, lange Bretter und klobige Quader und auch ganz unregelmäßige Formen, die meist noch viel interessanter waren, gehabt. Großpapa John fertigte für uns auch spezielle architektonische Bauteile, wie zum Beispiel Kragsteine, Giebel, Erkerfenster und Stabwerk. Bis alle dreizehn Enkelkinder auf der Welt waren, gab es bereits eine beachtliche Sammlung. Kein Stück war gleich groß wie das andere, von Teilen so klein wie Würfelzucker bis zu Klötzen von der Größe eines Porenbetonsteins war alles dabei. Und die Anzahl der Teile reichte für Bauwerke aus, die so groß waren, dass wir sie betreten konnten. Diese Holzklötze konnte man nicht nur zu einem Turm stapeln, sondern man konnte etwas Richtiges mit ihnen bauen. Deshalb spielten wir mit unseren Klötzen noch lange nachdem andere Kinder sich für die ihren nicht mehr interessierten.

Auch ohne das handwerkliche Geschick meines Großvaters geerbt zu haben, glaubte ich, Francis helfen zu können. Ich nahm etwas Geld aus der Sparbüchse und kaufte so viele dieser großen Pappblöcke, dass ich sie kaum ins Auto bekam. Als ich sie zu Hause auslud, wusste ich, dass das eine gute Entscheidung gewesen war. Endlich hatte Francis genug Blöcke, um etwas Richtiges damit zu machen: Er baute Brücken, Pyramiden und Türme im Jenga-Stil, die bis unter die Decke reichten, und versuchte sich in niedrigen schwebenden Langhäusern im Stile Frank Lloyd Wrights.

Francis ist ein weiteres Tageskind, das seine Träume verwirklichte. Als ich Jahre später auf Discovery Channel eine Sendung über mittelalterliche Kathedralen anschaute, fiel mir auf, dass Francis mit den Pappblöcken der Tagespflege das Strebebogensystem angewandt hatte. Aus Jux schrieb ich seiner Mutter eine E-Mail, um ihr diese Kuriosität mitzuteilen. Sie antwortete mir, dass Francis den Sommer über ein sehr begehrtes, prestigeträchtiges Architekturpraktikum in England gemacht habe.

Genau wie für meine Tageskinder dachte ich mir auch für die Kinder von Little Light immer etwas Besonderes aus. Das schien mir einfach sinnvoll. Schließlich konnte ein Streichelzoo niemals dieselbe Wirkung auf ein tierliebes Kind haben wie ein lebendiges Lama von einer benachbarten Farm, das direkt neben dem Tisch stand, an dem das Kind für gewöhnlich sein Sandwich aß.

Das Einzige, was ich von den Little-Light-Eltern erwartete, war, dass einer von ihnen während der Treffen bei dem Kind blieb und mit ihm arbeitete. Einem Kind zu zeigen, dass man seine Interessen ernst nimmt und an ihnen teilhaben möchte, ist der stärkste Katalysator der Welt. Es war für uns von entscheidender Bedeutung, die Eltern in die Arbeit mit einzubeziehen, damit sie lernten, die einmaligen Begabungen ihrer Kinder zu würdigen.

Viele Kinder mit einer Autismus-Spektrum-Störung sind auf sehr spezielle Sachgebiete fokussiert. Doch weil sich der Rest der Welt nun einmal nicht für Kfz-Kennzeichen oder die geologische Geschichte von Indianas Höhlensystem interessiert, bekommen sie oft wenig Anerkennung. Und autistische Kinder können wiederum nichts damit anfangen, wenn ihnen ihre Eltern »Backe, backe Kuchen« vorsingen oder sie um eine Umarmung bitten. Mussten Sie sich auf einem Fest auch schon einmal mit jemandem unterhalten, der sich endlos über ein Thema ausließ, das Sie absolut nicht interessierte – Sport vielleicht oder Politik oder Oldtimer? Ich glaube, genauso ergeht es Autisten die meiste Zeit ihres Lebens. Natürlich leben Menschen mit Autismus in derselben Welt wie wir. Sie denken nur nicht über dieselben Dinge nach.

Stellen Sie sich vor, Sie bewohnen ein Baumhaus in einem wunderschönen Wald, und dieses Baumhaus ist für Sie der einzige Ort, an dem Sie sich sicher und geborgen fühlen. Doch ständig wird diese Idylle von Menschen gestört, die zu Ihnen hinaufrufen: »Hey, komm von dem Baum runter! Es ist verrückt, auf einem Baum zu wohnen. Du musst da runterkommen!«

Und dann kommt eines Tages eine Frau in den Wald, die Sie weder anschreit noch zu verändern versucht, sondern zu Ihnen hinaufklettert und Ihnen zu verstehen gibt, dass es ihr in Ihrem Baumhaus genauso gut gefällt wie Ihnen. Würden Sie zu ihr nicht eine völlig andere Beziehung haben als zu den anderen? Und wenn sie Sie darum bittet, für ein paar Minuten herunterzukommen, weil auch sie Ihnen etwas Schönes zeigen möchte, wären Sie nicht eher bereit, ihr diesen Gefallen zu tun?

Mit diesem Gleichnis versuchte ich zu erklären, was wir bei Little Light taten. Wir holten die Kinder dort ab, wo sie waren, um sie dann dorthin zu führen, wo sie sein sollten.

Während der vielen Stunden, die wir bei Little Light miteinander verbrachten, wuchsen wir alle zu einer engen, fürsorglichen Gemeinschaft zusammen. Die Mütter (denn es waren hauptsächlich Mütter) lernten sich gegenseitig kennen und fassten Vertrauen zueinander. Oft war die Stimmung in den Gruppen ausgelassen und fröhlich, sodass sich die Mütter bald ebenso sehr auf die wöchentlichen Sitzungen freuten wie ihre Kinder. Nach der Angst und der Hilflosigkeit, die wir seit der Autismus-Diagnose unserer Kinder erfahren hatten, waren diese gemeinsamen Stunden Balsam für unsere Seelen.

Diesen ersten Winter von Little Light habe ich nur noch verschwommen in Erinnerung. Jeden Morgen um 6:30 Uhr öffnete ich die Tagespflege und arbeitete dort, bis sich um 17:30 Uhr die Tür hinter den letzten Tageskindern schloss. Danach hatte ich eine halbe Stunde Zeit, um den Raum aufzuräumen und für die Little-Light-Kurse vorzubereiten. Dann beschäftigte ich mich eine Stunde lang mit fünf Kindern, darunter Jake, und nahm danach eine halbe Stunde Pause für ein schnelles Abendessen mit der Familie. Anschließend badetet Mike Wesley, während ich mich um die nächsten fünf Kinder von Little Light kümmerte. Wenn alle gegangen waren, las ich Jake und Wesley eine Gute-Nacht-Geschichte vor, badete Jake und brachte ihn ins Bett.

An manchen dieser Abende fiel ich danach einfach ins Bett – zu müde, um mir auch nur die Zähne zu putzen. Doch verglichen mit unseren Sorgen im Jahr davor war das ein Luxusproblem.

Nach rund einem Jahr Little Light kamen durch Mundpropaganda auch in meine Tagespflege immer mehr Kinder mit besonderem Förderbedarf. Die neue Mischung aus nicht-gehandicapten und gehandicapten Kindern tagsüber und autistischen Kindern abends und an den Wochenenden machte aus meiner Garage eine Art Versuchslabor, in dem ich schnell merkte, womit ich die Kinder erreichen konnte und womit nicht. Einige der Übungen hatten eine ganz erstaunliche Wirkung, doch am Ende trugen eigentlich alle dazu bei, eine Beziehung zu den Kindern aufzubauen.

Ryan war elf, als ich ihn kennenlernte. Seit er drei war, hatte er kein Wort mehr gesprochen. Jahrelang hatten seine Eltern alle möglichen herkömmlichen Therapien ausprobiert, und jeder Arzt, zu dem sie gegangen waren, sagte seiner Mutter Beth, dass ihr Sohn niemals sprechen würde. Beths Lippen bebten, als sie mir davon erzählte. »Sie sagen, er sei ein hoffnungsloser Fall.«

Die bloße Vorstellung, dass jemand so etwas von einem Kind behauptete, konnte ich schwer ertragen. Nach zehn Minuten mit Ryan war ich mir sicher, dass sie sich irrten. Ryan war zwar schon bedenklich lange verstummt und litt offensichtlich auch an einer schweren Form von Autismus. Doch in ihm steckte mehr.

Bereits bei jenem ersten Treffen lugte er immer wieder verstohlen hinter dem Rücken seiner Mutter hervor, während diese verzweifelt aufzählte, was er alles nicht konnte. In seinen verschmitzten Blicken versteckte sich eine Neugier, die mich zu der Überzeugung brachte, dass Ryan zu sehr viel mehr imstande war, als er durchblicken ließ. Jedes Mal wenn ich ihn anlächelte, streckte er wieder neugierig die Nase hervor. Während dieses lustigen Versteckspiels berichtete mir seine Mutter, die Ärzte sähen für ihr Kind keine Hoffnung auf Besserung.

Beth erwähnte, dass Ryan ein paar Geräusche machen könne, und ich wollte wissen, welche das waren, um festzustellen, ob die Entwicklungsstörung körperlicher oder geistiger Art war. »Kann er einen harten K-Laut machen, wie das c in ›cat‹?«, fragte ich sie. In diesem Augenblick schrie Ryan laut »Uh, uh, uh, uh« und schlug dabei mit der flachen Hand auf den Teppich. »Uh, uh, uh, uh.«

Seine Mutter entschuldigte sich und versuchte, ihn zu beruhigen. »Schhh, Ryan, bitte, wir unterhalten uns gerade.« Dann griff sie unter weiteren Entschuldigungen in ihre Tasche. »Warten Sie, wenn ich ihm diese hier gebe, ist er wieder brav.« Sie holte eine Schachtel Chicken Nuggets hervor. Ryan nahm eines heraus und aß es auf eine Weise, die jeder kennt, der schon einmal mit autistischen Kindern zu tun hatte: Er drehte das Nugget in den Händen und knabberte es mit kleinen Raupenbissen rundherum an, wobei er mir immer noch ab und zu einen verstohlenen Blick zuwarf. Ich lächelte zufrieden, weil ich wusste, dass Ryan auf meine Frage geantwortet hatte. Er hatte mir gezeigt, was er konnte.

Ich fand die ganze Situation derart komisch, dass ich plötzlich loslachen musste – und da fing auch Ryan an zu lachen. Die arme Beth wischte sich, um Haltung bemüht, verwirrt die Tränen aus den Augen, während Ryan und ich uns kaputtlachten. Als sie gingen, war ich mir sicher, dass ich mit Ryan deutliche Fortschritte machen würde.

Bei unserem nächsten Treffen hatte ich überall auf dem Boden hunderte von Buchstabenkarten verstreut (und wenn ich hunderte sage, dann meine ich auch hunderte). Über die Unordnung sichtlich erschrocken fragte mich Beth hilfsbereit: »Soll ich beim Einsammeln helfen?«

»Nein, danke«, antwortete ich und fügte zu Ryan gewandt hinzu: »Die sind für Ryan.«

Ich war mir sicher, Ryan würden die Karten gefallen, und zwar aus zwei Gründen. Zum einen wegen ihrer bloßen Anzahl – der Fußboden sah aus wie der Boden einer Schneekugel – und zum anderen wegen ihres Aussehens. Die meisten Alphabetkarten sind entweder knallbunt oder zeigen Zeichentrickfiguren, weil sie für kleine Kinder gedacht sind, die gerade lesen lernen. Diese Karten aber hatte ich absichtlich klein und sachlich gehalten: fette schwarze Buchstaben auf weißem Pappkarton. Ich wollte ihm so meinen Respekt zeigen. Selbst wenn Ryan nicht lesen oder sprechen konnte, war er dennoch kein Baby mehr und verdiente deshalb auch ernsthafte Lernmaterialien. Wie ich gehofft hatte, bekam Ryan leuchtende Augen, als er die Karten sah.

Auf einer blauen Kletttafel, die ich für ihn gemacht hatte, brachte ich die Buchstaben A und T an und bat Ryan, den Buchstaben zu finden, der zusammen mit ihnen das Wort »cat« ergab. Er sah sich um, fand ein C und brachte es mir. Seiner Mutter blieb vor Staunen der Mund offen stehen. Ich fügte seinen Buchstaben hinzu, um das Wort zu vervollständigen, und sagte zufrieden: »Spitze!« Dann riss ich das C von der Tafel und warf es über die Schulter, um ihm zu zeigen, dass ich das als erledigt ansah. Dasselbe Spiel trieben wir mit »hat« und »sat«. Kurz gesagt, in einer Stunde erzielten wir mehr Fortschritte, als er in den vergangenen acht Jahren gemacht hatte.

Am Ende der Unterrichtsstunde sagte ich: »Hör zu, Ryan. Ich habe jetzt eine sehr wichtige Aufgabe für dich. Es ist mir ganz egal, wie es klingt. Aber ich möchte mit dir zusammen die Wörter vorlesen, die ich gleich anschreiben werde.« Ich griff nach einem Haufen Alphabetkarten, blätterte sie durch, bis ich alle Buchstaben zusammenhatte, die ich brauchte, und schrieb dann den Satz »Ich liebe dich, Mama« an die Tafel.

»So, Ryan«, sagte ich. »Das hier ist jetzt wirklich wichtig, okay? Wir machen das zusammen.« Ich berührte erst meinen Mund und dann seinen. »Es ist ganz egal, wie es klingt. Wir werden ganz langsam sprechen.« Und dann – mir kommen jedes Mal die Tränen, wenn ich an den fassungslosen Blick auf Beths Gesicht denke – lasen Ryan und ich den Satz vor.

Indem wir die Kinder von Little Light aufmerksam beobachteten und ihnen zuhörten, bekamen wir eine Ahnung davon, was in ihnen steckte. Alles, was wir dann noch tun mussten, war, ihnen die Freiheit zu geben, sich zu entfalten! Ich wusste, dass die teilnehmenden Eltern große Hoffnungen in das Projekt setzten, und ich wünschte inständig, sie für ihr Vertrauen belohnen zu können. Denn bei allem Wagemut war ich insgeheim etwas besorgt, unser Kindergarten-Ausbildungscamp könnte fehlschlagen. Behinderte Kinder »verbessern« sich nicht von einem Tag auf den anderen. Vielmehr geht es zwei Schritte nach vorn und einen Schritt zurück. Wenn wir unser Ziel erreichen wollten – und für Jake hieß das: Kindergartenreife mit fünf –, konnten wir uns keine Rückschritte leisten. Wir mussten eisern jeden hart erkämpften Fortschritt der Kinder festigen, da er sonst wieder verlorengehen würde.

Dinge wie das Lama im Wohnzimmer waren eher die Regel als die Ausnahme. Mike wusste nie, was er zu Hause antreffen würde, zumal ich mir vieles, was wir bei Little Light benutzten, selbst ausdachte. Zum Beispiel fiel mir auf, dass Jake gerne Bohnenpackungen in der Hand hielt und mit ihnen spielte, und kam auf die Idee, sie für eine sensorische Übung für Little Light zu nutzen.

Ich ging in einen Stoffladen und suchte mir aus der Kiste mit Stoffresten so unterschiedliche Stoffe wie möglich zusammen: weichen Samt, groben Kord, glatte Viskose, kratziges Sackleinen. Zu Hause schnitt ich die Stoffe in Quadrate verschiedener Größe und nähte sie an drei Seiten zusammen. Die zirka fünfzig so entstandenen Beutel, die sich alle unterschiedlich anfühlten, füllte ich mit Sonnenblumenkernen. Diese waren günstig und vor allem ungefährlich, falls sie im Mund landeten. Da ich die Beutel zunähen wollte, wenn Wesley und Jake im Bett waren, ließ ich sie, wie sie waren, in der Küche liegen. Als Michael nach Hause kam und die Küche betrat, hörte ich ihn rufen: »Kris, was zum Teufel ist denn hier los?«

Die Küche war das reinste Chaos. Jake hatte versucht, den Inhalt sämtlicher Beutel in zylinderförmige Glasvasen zu leeren. Und bei einem noch nicht ganz Vierjährigen war dabei natürlich einiges danebengegangen, sodass der ganze Küchenboden mit Sonnenblumenkernen übersät war. (Einen ähnlichen Vorfall hatten wir einige Monate zuvor mit Styroporchips gehabt. Ich hatte die Tageskinder damit nach Herzenslust herumtoben lassen, weshalb wir noch Wochen später kleine Stücke zermanschter Chips fanden. Doch ich hatte meine Lektion gelernt: Sonnenblumenkerne waren immerhin biologisch abbaubar.) Ich warf ironisch jubelnd die Arme in die Luft. Dann öffnete Michael die Tür, und wir kehrten die Samen einfach in den Garten hinaus.

Ich kann gar nicht genug betonen, wie wichtig Michaels Unterstützung war. Und er tat das alles, obwohl er ursprünglich gegen die ganze Idee gewesen war und wegen Little Light häufig auf ein Chaos stieß, wenn er nach Hause kam. Nichts von dem, was ich tat, wäre ohne ihn möglich gewesen, denn die Tagespflege und Little Light dominierten unser Leben vollkommen. Zum Beispiel musste ich manchmal noch mitten in der Nacht in den Supermarkt fahren, um unsere Einkäufe zu machen, weil ich sonst keine Zeit dafür hatte.

Als Michael eines Nachmittags vor der Bank im Auto saß und einige dringende Formulare ausfüllte, fiel ihm im Hof eines Kindergartens ein kleiner Junge auf, der abseits der anderen Kinder stand und durch den Zaun starrte, während seine Kameraden hinter ihm spielten. Michael war wegen seiner stereotypen Armbewegungen auf ihn aufmerksam geworden, einem typischen Anzeichen für Autismus.

Er vergaß den Papierkram und beobachtete den Jungen zirka eine halbe Stunde lang, bevor er den Kindergarten betrat und den Betreuern Vorschläge machte, wie sie den Jungen mehr in das

Spiel der anderen integrieren könnten. Als er heimkam, nahm er mich fest in den Arm. »Die ganze Zeit über ist keiner zu ihm hingegangen«, sagte er. »Auch wenn es bei uns manchmal unordentlich ist oder Glitter an der Decke klebt, Kristine, aber keines der Kinder, die zu Little Light kommen, fühlt sich je so einsam wie dieser kleine Junge heute. Ohne dich wäre mir das nicht aufgefallen.«

Unser gegenseitiges Verständnis war eine Grundvoraussetzung, vor allem auch deshalb, weil ich für Little Light keine Gebühren verlangte – weder für den Unterricht noch für das Material –, was für uns eine erhebliche finanzielle Belastung bedeutete. Mit Mikes Arbeit bei Target und meinem Verdienst als Tagesmutter konnten wir nicht einfach mal 150 Dollar aus dem Ärmel schütteln, um den Kindern Lollis zu kaufen, auch wenn Lollis für Kinder mit Sprachschwierigkeiten eine prima Übung sind. Doch irgendwie fanden wir immer eine Lösung.

Manchmal wollten Eltern für die Kurse bezahlen, doch ich konnte von ihnen kein Geld annehmen. Sie litten bereits unter Qualen, die man sich nur vorstellen kann, wenn man sie selbst erlebt hat, da wollte ich sie nicht auch noch finanziell belasten. Damals wie heute fühle ich in mir die Berufung, diesen Familien Hoffnung zu schenken und Kindern – autistischen wie nicht autistischen – dabei zu helfen, das Potenzial, das in ihnen steckt, so gut wie möglich auszuschöpfen.

Der Garten hinter unserem Haus war winzig. »Zum Glück!«, dachte ich oft, denn damals hatten wir für Gartenpflege wirklich keine Zeit. Doch als der Frühling kam, stellte ich bekümmert fest, dass die kleine Fläche vor der Küche komplett mit Unkraut übersät war.

»Wie kommt bloß dieses ganze Unkraut in unseren Garten?«, fragte ich Mike eines Morgens, als ich gerade dabei war, Jake zu einem weiteren Löffel Müsli zu überreden.

Michael trat in den Garten hinaus, um der Sache auf den Grund zu gehen, und fing plötzlich an zu lachen.

»Das ist kein Unkraut, Kris. Das sind Sonnenblumen!«

Ach ja, richtig, dachte ich. Mit Sonnenblumenkernen lassen sich nicht nur Bohnenbeutel füllen.

Die heruntergefallenen Sonnenblumenkerne, die wir im Herbst in den Garten gefegt hatten, waren gekeimt – und mit welcher Kraft! Einige Sonnenblumen wurden im Laufe des Sommers bis zu zwei Meter hoch. Um in den Garten zu kommen, mussten wir uns richtiggehend einen Weg durch diese prächtigen Blumen bahnen, die ihre Gesichter langsam dem Licht zuwandten.

Ein Fenster zum Universum

Die Nachricht, dass ich wieder schwanger war, traf uns wie ein Schlag. Michael und ich hatten uns immer ein Haus voller Kinder gewünscht, doch die Komplikationen während meiner vorherigen Schwangerschaften und Wesleys Erkrankung kurz nach der Geburt machten es uns schwer, an ein glückliches Ende dieser Schwangerschaft zu glauben. Auch die Reaktion meines Arztes war alles andere als ermutigend. Er verwies mich sofort an einen Spezialisten für Risikoschwangerschaften und begründete dies mit den Worten: »Ich kann das nicht mehr verantworten.«

Doch mit Wesley, Jake, der Tagespflege und Little Light blieb uns schlicht und einfach nicht viel Zeit, über unsere Ängste nachzugrübeln. Wenn sie mich doch einmal überkamen, sagte Michael: »Was auch immer passiert, wir schaffen das – zusammen! Schritt für Schritt, so wie wir bisher alles geschafft haben.«

Und tatsächlich erfüllte Michael und mich ein vorsichtiger Optimismus, was unsere Söhne betraf. Mike hatte mit Wesley eine Aquatherapie begonnen, die ähnlich ablief wie die Bewegungstherapie, die wir mit ihm gemacht hatten, nur dass sie im Hallenbad einer Klinik stattfand. Und die Therapie schien zu wirken. Obwohl Wes mit zweieinhalb immer noch nicht laufen konnte, schien er doch viel beweglicher und schmerzfreier zu sein. Er verschluckte sich auch weniger, und auch wenn er weit entfernt davon war, feste Nahrung zu sich nehmen zu können, kam er immerhin mit Flüssigkeiten besser zurecht. Zumindest musste ich nicht mehr jede Nacht aufstehen, um nachzusehen, ob er noch atmete.

Im zweiten Jahr von Little Light bestärkte uns keiner so sehr wie Jake. Kurz nachdem wir ihn aus der Sonderförderung genommen hatten, hatten wir Jakes besondere Leidenschaft für Astronomie und Sterne entdeckt. Mit drei konnte er am Himmel schon sämtliche Asterismen und Sternbilder benennen. Ich vermute, Jakes Interesse an Himmelskörpern wurzelt in seiner Leidenschaft für Licht und Schatten, die sich bei ihm ja schon als Baby gezeigt hatte.

Kurz nachdem wir mit Little Light begonnen hatten, fand Jake auf dem Boden einer nahe gelegenen Buchhandlung ein wissenschaftliches Astronomielehrbuch. Irgendjemand musste es aus dem Regal genommen und dort liegen gelassen haben. Das Buch war viel zu groß für einen so kleinen Jungen, doch Jake schlug den mächtigen Buchdeckel auf und vertiefte sich dann über eine Stunde in das Werk.

Es war gewiss kein Buch für einen Dreijährigen. Als ich einen Blick über seine Schulter warf, schreckten mich spontan die winzige Schrift und der abstrakte Text ab. Auf den meisten Seiten waren Karten von verschiedenen Teilen des Sonnensystems abgebildet. Einen narrativen Teil gab es nicht – keine Wiedergabe der griechischen Mythen, die den Sternbildern ihre Namen gaben, nicht einmal irgendwelche wissenschaftlichen Erläuterungen –, nur Karten. Mir flimmerte es vor den Augen, als ich es durchblätterte. Was wollte Jake nur mit diesem Buch?

Doch als es Zeit war zu gehen, konnte ich Jake nicht davon trennen. Ich stellte es an seinen Platz zurück und nahm seine Hand, doch er riss sich los und lief schnurstracks ans Regal zurück. Nachdem wir dieses Spiel ein paarmal wiederholt hatten, begriff ich, dass wir den Laden ohne dieses Buch nicht würden verlassen können. Also hievte ich den riesigen Schmöker aus dem Regal, nahm Jakes Hand und stellte mich an der Kasse an. Wenigstens war es stark reduziert.

Zu meiner Überraschung wurde dieses sperrige Buch zu Jakes ständigem Begleiter. Weil es so schwer war, konnte er es nur durchs Haus transportieren, indem er den Deckel aufklappte und es daran mit beiden Händen hinter sich her schleifte. Nach einer Weile war es so ausgeleiert, dass Michael den Buchrücken mit Klebeband verstärken musste. Wenn ich es durchblätterte, wunderte ich mich jedes Mal aufs Neue, wie sich mein kleiner Sohn für ein so fachspezifisches Handbuch interessieren konnte, das eindeutig für fortgeschrittene Astronomiestudenten konzipiert war.

Aber so war es nun mal, und das Buch entpuppte sich als ein Volltreffer. Ich fühlte mich bei Little Light stets ein bisschen wie ein Detektiv. Wann immer die Kinder etwas interessierte, folgten wir der Spur der Brotkrumen, um Stück für Stück zu erkunden, wer sie wirklich waren. Ich wusste, dass Jakes Faszination für dieses Buch, so unverständlich sie mir auch sein mochte, eine wichtige Spur war. Aus diesem Grund fragte ich Jake, als ich in der Zeitung las, dass das Holcomb-Observatorium, ein nahe gelegenes Planetarium auf dem Campus der Butler University, eine besondere Veranstaltung über den Mars anbot, ob er den Mars gerne durch ein Teleskop anschauen würde. Man hätte meinen können, ich hätte gefragt, ob er Eiscreme zum Frühstück, Mittag- und Abendessen haben wolle. Er löcherte mich dazu so gnadenlos, dass ich es kaum erwarten konnte, bis der Tag endlich kam.

In unserer Aufregung waren wir etwas zu früh dran. Das Gelände war sehr gepflegt, und direkt neben dem Parkplatz des Planetariums entdeckten wir einen großen grasbedeckten Hügel, den wir hinunterrollten. Am Fuße des Hügels fanden wir neben einem kleinen Teich hunderte von Kastanien, die unter den Bäumen im Gras lagen.

Während die Sonne unterging, spazierten wir langsam um den Teich, und Jake sammelte so viele Kastanien, wie in seine Taschen und seinen hundeförmigen Plüschrucksack, den er immer bei sich trug, hineingingen. Offenbar gefiel es ihm, wie sich die runden, glatten Kastanien in seinen Händen anfühlten. Als sich die Türen des Planetariums öffneten, waren seine Hosentaschen so ausgestopft wie die Backentaschen eines Hamsters.

Die Eingangshalle war spektakulär, trotzdem hätte ich am liebsten auf dem Absatz kehrtgemacht. Ich hatte geglaubt, wir könnten nur kurz reingehen und einen schnellen Blick durchs Teleskop werfen, ohne weiter aufzufallen. Doch wie sich herausstellte, mussten wir dafür eine Tour durchs ganze Planetarium machen. Und damit nicht genug: Nachdem wir bereits in der Schlange angestanden und Eintrittskarten gekauft hatten, erfuhr ich, dass die Tour eine einstündige Vorlesung eines Professors der Butler University beinhaltete. Während sich die Eingangshalle mit Besuchern füllte, wurde mir immer mulmiger zumute. Ein wissenschaftlicher Vortrag in einer stillen, vollbesetzten Aula war nicht im Geringsten das, was ich mir vorgestellt hatte, und gewiss würde niemand, der bei vollem Verstand war, freiwillig ein dreijähriges, autistisches Kind an einen solchen Ort mitnehmen.

Doch ich hatte es versprochen, und Jake war überglücklich, dort zu sein. Ich sagte ihm, ich hätte mich geirrt. Ich erzählte ihm von der Führung und der Vorlesung und fragte ihn, ob wir nicht lieber eine Pizza essen gehen sollten. Doch er war unerschütterlich und wollte bleiben. Während wir auf den Beginn der Veranstaltung warteten, nahm er meine Hand und führte mich die geschwungene Treppe in der Mitte des Saals hinauf, an deren Seiten riesige Fotografien des Weltraums hingen. Eine halbe Stunde lang zog er mich die Treppen rauf und wieder runter und plauderte munter auf mich ein, während ich versuchte, ihn im Zaum zu halten, – ihn und die Kastanien, die ihm immer wieder aus den Taschen fielen und die Stufen der majestätischen Marmortreppe hinabhüpften.

Soweit ich es beim Hinterherjagen nach den Kastanien mitbekam, schien Jake zu jedem Foto einen überzeugenden Vortrag zu halten. Er rasselte Begriffe herunter, die ich noch nie zuvor gehört hatte. Ich konnte zwar nicht sagen, ob er sich das alles nur ausdachte oder jemanden imitierte, aber zumindest klang es ziemlich beeindruckend.

Schließlich öffneten sich die Türen zum Vortragsraum, und die Besucher strömten hinein. Sobald wir drinnen waren, dachte ich: Au weia! Das war wirklich eine Schnapsidee. Der Raum war klein, man sprach gedämpft, und vorne war eine PowerPoint-Präsentation vorbereitet. Auf der ersten Folie ging es um das Auflösungsvermögen von Teleskopen des 19. Jahrhunderts. Die einzigen freien Plätze waren in der vordersten Reihe.

Verzweifelt kramte ich in meiner Tasche – nach Keksen?, einem Wachsmalstift?, einem Kaugummi? – nach irgendetwas, was einen Trotzanfall von Jake verhindern konnte. Als der Redner schließlich das Podium betrat, war ich einem Nervenzusammenbruch nahe. Und es wurde noch schlimmer. Denn als die einzelnen Folien auf der Leinwand erschienen, begann Jake einige der Wörter vorzulesen – und das ziemlich laut: »Lichtjahre!«, »Tageszyklisch!«, »Kompass!«

Nervös bat ich ihn, still zu sein. Ich spürte schon die wütenden Blicke der übrigen Zuhörer im Nacken und erwartete jeden Moment, angefaucht zu werden, ich solle mein Kind aus dem Raum schaffen, das hier eindeutig fehl am Platze sei. Und tatsächlich wurden die Zuschauer um uns herum auf uns aufmerksam und begannen zu tuscheln, doch überraschenderweise reagierten sie alles andere als verärgert, sondern vielmehr amüsiert und erstaunt.

»Kann dieses kleine Kind schon lesen?«, hörte ich jemanden sagen. »Hat er gerade Perihelien gesagt?«

Dann kam der Redner auf die wissenschaftlichen Erkenntnisse über die Wahrscheinlichkeit von Wasser auf dem Mars zu sprechen. Er begann bei Giovanni Schiaparelli, einem italienischen Astronomen aus dem 19. Jahrhundert, der geglaubt hatte, auf der Oberfläche des Planeten Kanäle beobachtet zu haben. Als er das hörte, fing Jake an zu lachen. In meiner Aufregung fürchtete ich erst, er habe die Geduld verloren, doch als ich zu ihm hinunterschaute, sah ich, dass er sich ernsthaft amüsierte, als sei die Idee von Marskanälen der größte Schenkelklopfer, den er je gehört hatte. (Es war dasselbe entzückte Kichern, das ich jedes Mal von ihm hörte, wenn die Entdeckerin Dora den diebischen Fuchs Swiper austrickst.) Wieder sagte ich ihm, er solle still sein. Doch ich hörte ein Murmeln durch die Menge gehen und sah, wie die Leute die Hälse reckten, um zu sehen, was da vor sich ging.

Dann stellte der Redner eine Frage an das Publikum: »Unser Mond ist rund. Warum, glauben Sie, haben die Monde um den Mars die Form eines Ellipsoids, sehen also aus wie Kartoffeln?«

Keiner der Zuschauer antwortete, offenbar hatte niemand eine Erklärung dafür – ich jedenfalls ganz sicher nicht. Plötzlich schnellte Jakes Hand hoch. »Entschuldigung, könnten Sie mir bitte sagen, wie groß diese Monde sind?« Das war mehr Kommunikation, als ich je von Jake zu hören bekommen hatte, aber ich hatte ja auch noch nie versucht, mit ihm über Marsmonde zu sprechen. Sichtlich überrascht beantwortete der Professor Jakes Frage. Und zum großen Erstaunen aller – inklusive mir – lieferte Jake die Antwort: »Dann sind die Monde um den Mars klein und haben deshalb eine geringe Masse. Die Gravitationskräfte, die auf die Monde einwirken, sind nicht groß genug, um sie zu Kugeln zu formen.«

Er hatte Recht.

Im Raum war es mucksmäuschenstill, alle Augen waren auf meinen Sohn gerichtet. Einen Augenblick später waren alle ganz aus dem Häuschen, und die Vorlesung wurde für einige Minuten unterbrochen.

Schließlich gewann der Redner die Kontrolle über das Publikum zurück, doch meine Gedanken waren woanders. Ich konnte es nicht fassen. Mein dreijähriger Sohn hatte eine Frage beantwortet, die für alle anderen im Raum – selbst für die Studenten der Butler University und alle anwesenden Erwachsenen – zu schwierig gewesen war. Mir war so schwindlig, dass ich mich nicht zu bewegen wagte.

Nach dem Vortrag umringte uns eine Traube von Zuhörern. »Hol dir ein Autogramm von ihm. Du wirst mal froh darüber sein!«, sagte jemand. Ein anderer streckte Jake tatsächlich ein Blatt Papier entgegen, auf dem er unterschreiben sollte, doch ich wehrte sofort ab. Jake, der sich in Menschenmengen normalerweise unwohl fühlte, schien der Trubel nichts auszumachen: Er schaute zufrieden auf die letzte PowerPoint-Folie, der detaillierten Satellitenaufnahme eines riesigen Bergs auf der Marsoberfläche.

Ich wollte nur noch raus aus diesem Raum. Doch als es Zeit war, nach oben zu gehen, um durch das Teleskop zu schauen, passierte etwas Erstaunliches. Die Menge wich zurück, um Jake vorzulassen. Der gesamte Hörsaal hatte sich wortlos dasselbe Ziel gesetzt: Lassen wir dieses Kind nach oben gehen, damit es den Mars sehen kann! Ich weiß, es klingt verrückt, aber da herrschte Ehrfurcht im Saal. Als Jake und ich die Treppe hinaufgingen, spürte ich die Kraft, die aus der wohlwollenden Erwartung der Menge auf uns überging. Und es schien fast, als trüge sie uns.

Das Observatorium sollte für Jake und mich schon bald zu einer zweiten Heimat werden. Und obwohl ich seit jenem ersten Abend schon etliche Male dort gewesen bin, hat es für mich seinen Reiz bis heute nicht verloren. Es fühlt sich genau wie das an, was es ist: ein Fenster zum Universum. Auf Knopfdruck öffnet sich das Kuppeldach der Sternwarte und gibt ein Stück vom Himmel frei. Darunter führt eine große metallene Freitreppe auf Rädern zu einer Plattform hinauf. Um zum Himmel hinaufzuschauen, guckt man nach unten in ein mikroskopähnliches Gerät, das mit einem riesigen weißen Metallrohr verbunden ist, das in Richtung der Sterne zeigt.

Jake ging als Erster die Treppe hinauf, doch er war zu klein, um durch das Okular zu schauen. Sogleich fanden sich freundliche Helfer, die eine Trittleiter herbeiholten und Jake nach oben halfen. Einer von ihnen hielt sogar seine Hand, während er in das Teleskop schaute. Obwohl Jake sehr lange dort stehen blieb, war den Wartenden keinerlei Ungeduld oder gar Ärger anzumerken. Ich war zutiefst ergriffen. Es schien, als würden die Anwesenden sagen: »Nimm dir Zeit. Du gehörst hierher.«

Auf dem gesamten Nachhauseweg plapperte Jake vom Weltraum. Diesmal verstand ich, was er sagte, doch das brachte mich nur noch mehr um den Verstand. Woher kannte dieses Kind die relative Dichte und die Relativgeschwindigkeit von Planeten?

Nachdem ich Jake ins Bett gebracht hatte, rief ich meine Freundin Alison an. Melanie Laws hatte mich mit ihr bekanntgemacht, weil Alison einen Sohn in Jakes Alter hatte, der ebenfalls

Autist war. Ich erzählte Alison, was an diesem Abend passiert war und bekam im Nachhinein noch Gänsehaut, wenn ich an die Ereignisse im Observatorium dachte.

»Was soll ich mit diesem Jungen machen?«, fragte ich sie. »Sollte ich ihn noch mehr fördern oder anders? Mal ehrlich, sollte ich ihn zur NASA schicken?«

Ich habe in den darauffolgenden Jahren immer wieder an diesen Abend zurückgedacht. Wie die Entscheidung, ihn aus der Frühförderung zu nehmen, war auch dies ein Wendepunkt. Wir hätten damals einen ganz anderen Weg einschlagen können, was aus heutiger Sicht sicher falsch gewesen wäre. Ich bin Alison sehr dankbar für ihren klugen Rat. »Du solltest genauso weitermachen wie bisher«, riet sie mir. »Lass ihn spielen und ein kleiner Junge sein.«

An jenem Abend schlief ich mit der Gewissheit ein, dass Alison Recht hatte. Jakes Besonderheit würde nicht verlorengehen. Und irgendwann würde er sich einen Namen machen – so viel schien sicher –, doch bis es so weit war, brauchte er sein Zuhause und die Geborgenheit und Liebe seiner Familie. Er musste zur Schule gehen, Freunde haben und Schönes mit seiner Familie erleben, wie etwa Pancakes essen gehen, Marshmallows grillen oder mit einer Tüte Gummibären auf dem Sofa Zeichentrickfilme schauen. Jake würde jetzt erst einmal Kind sein dürfen.

Nach einer langen qualvollen Zeit des Suchens konnte ich endlich durchatmen. Ich hatte meinen Sohn gefunden.

Und dennoch hatte jener Abend im Planetarium für mich etwas verändert. Michael und ich wussten nun, dass Jake mehr war als nur ein cleverer Junge. Mit seinem für einen Dreijährigen absurden Wissen über das Sonnensystem hatte er nicht nur mich in einen Schockzustand versetzt, sondern auch den Redner und alle Anwesenden verblüfft. Endlich sah ich all die süßen, frappierenden und manchmal auch sonderbaren Dinge, die er tat, als das an, was sie waren: einzigartig.

Eine solch ehrfürchtige Bewunderung, wie sie Jake an jenem Abend zuteilgeworden war, hatte ich noch nie zuvor erlebt. Und in gewisser Weise schockierte mich die Reaktion der Menschen mehr als Jakes schlaue Antworten oder das, was er mir auf dem Nachhauseweg über den Radius von Beteigeuze erzählte. Jake hatte die Menschen in diesem Planetarium inspiriert. Seit jenem Abend glaube ich deshalb fest daran, dass Jake seinen erstaunlichen Verstand benutzen wird, um der Welt einen besonderen Dienst zu erweisen.

Doch bis es so weit war, musste ich ihn erst einmal in den Kindergarten bekommen.

Ein Teller Hühnersuppe

Soviel Jake auch über die Saturnmonde wissen mochte, die Little-Light-Stunden, die ihn auf den Kindergarten vorbereiten sollten, waren eine Herausforderung für ihn. Besonders schwer fiel es ihm, in der Gruppe zu bleiben. Bei Übungen, die die soziale Kompetenz der Kinder stärken sollten, suchte er grundsätzlich das Weite. Erst nach zirka einem Jahr hatten wir ihn so weit, dass er zehn Minuten neben einem anderen Kind sitzen blieb.

Doch ich hatte einen zu weiten Weg hinter mir, um aufzugeben. Also übten Jake und ich jeden Abend für den Kindergarten, indem wir uns mit etwas beschäftigten, das Ausdauer und Geduld erforderte. Ich wandte dabei ein paar Tricks an. Zum Beispiel kaufte ich verschiedenfarbige, flauschige Toilettendeckelbezüge und markierte damit die Plätze der Kinder. So wussten sie, wo sie sich während des Sitzkreises hinsetzen mussten, was ihnen die Übungen zur sozialen Kompetenz wesentlich erleichterte. Durch die ständige Wiederholung wurden Gruppenübungen wie der Sitzkreis für Jake mit der Zeit selbstverständlich. Auch war er sichtlich entspannter, weil er nun viel Zeit mit Dingen verbringen konnte, die er gerne tat, was im krassen Gegensatz stand zu der kompromisslosen, monotonen Strenge der traditionellen Therapie.

Eines Abends stand Michael mit Wes auf dem Arm in der Garagentür und sagte mit unverhohlenem Stolz in der Stimme: »Ich wollte mich an die Fachleute halten, weil ich dachte, sie wüssten, was das Beste ist. Aber ich habe mich geirrt, Kris. Du hast es geschafft.« Ich warf einen Blick durch den Raum, und zum ersten Mal wurde mir so richtig bewusst, was wir erreicht hatten. »Hier sieht es aus wie in einem Kindergarten«, fügte Michael hinzu, und sprach damit aus, was ich gedacht hatte.

Als Stammgäste des Holcomb-Observatoriums kannten Jake und ich am Ende des Sommers fast die ganze Belegschaft der Sternwarte beim Namen. Je mehr Astronomie Jake zu sehen bekam, desto aufgeschlossener wurde er. Sie wurde zu unserer gemeinsamen Plattform. Indem er über seine Leidenschaft für die Astronomie sprach, schaffte es Jake, die Brücke zwischen bloßem Sprechen und echter Kommunikation zu schlagen. Und er lernte nicht nur mit mir zu kommunizieren, sondern auch mit anderen Menschen.

Zum Beispiel rührte es mich zutiefst, dass mir Jake neugierige Fragen zu dem Baby stellte, das in meinem Bauch heranwuchs, anstatt meine Schwangerschaft zu ignorieren, wie er es bei Wesley getan hatte. Einmal nahm ich ihn zu einer Ultraschalluntersuchung mit – einer wichtigen, die auch zeigen sollte, ob es ein Junge oder ein Mädchen werden würde. Wie ich es erwartet hatte, war Jake fasziniert von den Geräten.

»Es ist noch ein Junge!«, sagte die Ärztin. Mein Herz begann zu rasen. Seit Wochen schon wurde ich damit aufgezogen, wie es denn wäre, wenn ich wieder einen Jungen bekommen würde. Da kam zum Beispiel der Vorschlag, ich könne meine eigene Baseballmannschaft gründen, oder mir wurde geraten, ich solle das Haus mit abwaschbaren, gepolsterten Oberflächen ausstatten. Ehrlich gesagt hatte ich mir ein Mädchen gewünscht. Nicht weil ich Gesellschaft bei Besuchen im Nagelstudio haben wollte, sondern weil die Wahrscheinlichkeit, an Autismus zu erkranken, bei Jungen wesentlich höher ist.

Paradoxerweise war es Jake, der mich auf andere Gedanken brachte: »Wieso sagt sie immer Junge zu meiner Schwester?«, fragte er mit Blick auf die Ärztin. Offenbar hatte er ebenfalls auf ein Mädchen gehofft.

Es gab noch einen anderen Grund, weshalb ich unsere Besuche in der Sternwarte genoss. Wenn wir manchmal im Gras saßen und zusammen picknickten, bis die Sternwarte öffnete, kam ich in den Genuss all der schönen »Mama-Gefühle«, um die mich Jakes Autismus bislang betrogen hatte. Ich konnte mit Jake ein Astronomiebuch anschauen und den weichen Flaum auf seiner Wange streicheln, während er mit seinen kleinen Patschhändchen die Seiten umblätterte. Ich konnte seinen wunderbaren Duft einatmen und es genießen, dass er auf meinem Schoß saß. Ich hatte ihn so sehr vermisst, und nun hatte ich ihn wieder. Was nach außen hin wie ein ganz normales Picknick von Mutter und Sohn aussah, war für uns wie Balsam für unsere Seelen.

Einige der Little-Light-Mütter waren so am Ende ihrer Kräfte, dass sie ihre Kinder nicht einmal mehr richtig anschauten. Erst hatten sie sie an den Autismus verloren und später an die Strapazen, die man als Mutter eines autistischen Kindes durchmacht. Ich verstand das sehr gut. In jenem ersten Sommer, in dem ich mit Jake aufs Land gefahren war, hatte ich meine Lektion gelernt. Nicht nur Jake brauchte die typischen Kindheitserfahrungen – ich selbst brauchte sie auch!

Seit Jake seine Sprache wiedergefunden hatte, bekamen wir einen Eindruck davon, was während der Zeit, in der wir nicht hatten zu ihm durchdringen können, in ihm vorgegangen war. Endlich konnte er uns sagen, was er getan und worüber er nachgedacht hatte. »Das muss ich erst bei einem Teller Hühnersuppe verdauen«, sage ich bis heute, wenn er uns wieder einmal mit einer seiner Weisheiten überrascht.

Um ein Beispiel zu nennen: Es hatte schon immer zu Jakes Lieblingsbeschäftigungen gehört, andere im Kreis zu drehen. Er pickte sich ein Tageskind heraus, führte es an einen bestimmten Platz im Raum und versetzte es wie einen Kreisel in Drehung. Das Kind durfte sich beim Drehen nicht vom Fleck rühren und musste die Drehgeschwindigkeit exakt einhalten. Dann führte er ein zweites Kind an eine andere Stelle und versetzte es ebenfalls in Drehung. Den Tageskindern machte das riesigen Spaß, weshalb sich manchmal die ganze Gruppe an verschiedenen Stellen im Raum unterschiedlich schnell um sich selber drehte.

Wir hatten uns dieses Verhalten immer mit seinem Autismus

erklärt und darin nur repetitiv-stereotype Bewegungsabläufe gesehen, mit denen Jake sich beruhigte, bis wir eines Nachmittags, als er ungefähr vier war und etwas mehr mit uns kommunizierte, eines Besseren belehrt wurden. Ich war an jenem Tag nicht besonders in Form und hatte Schwierigkeiten, beim Drehen die Geschwindigkeit zu halten. Jake kam deshalb immer wieder zu mir, um mich zu korrigieren, bis ich schließlich ein Machtwort sprach: »Ich drehe mich ja, Liebling, aber ich muss es heute etwas langsamer tun.«

»Du kannst dich nicht langsam drehen, Mama«, antwortete er ärgerlich. »Die, die näher bei der Sonne sind, drehen sich schneller.«

Wir waren Planeten. Nach einer Recherche im Internet verstand ich, was Jake meinte: Er hatte mit den Kindern der Tagespflege Planeten nachempfunden, die sich je nachdem, wie weit sie von der Sonne entfernt waren, schneller oder langsamer drehten. Jake hatte diese Information nicht einfach irgendwo aufgeschnappt. Er verdankte sie seiner Intuition. Als er noch tief im Autismus versunken gewesen war, war er irgendwie auf die Kepler'schen Gesetze der Planetenbewegungen gekommen.

Je mehr wir über Jake erfuhren, desto klarer wurde mir, wie wichtig es war, dass wir ihm nicht alles weggenommen hatten, was er in jenen frühen Jahren zur Selbststimulation benutzte. Wenn er zum Beispiel die Cornflakespackungen auf dem Küchenboden ausleerte, dann tat er das, um deren Volumen herauszufinden. Und die Netze aus buntem Garn, die unsere Küche unbetretbar gemacht hatten, basierten auf Gleichungen eines Mathematiksystems, das er entwickelt hatte.

Nach Jahren der Dunkelheit sahen wir endlich Licht am Horizont. Es hatte zwar immer wieder einzelne kleine Hoffnungsschimmer gegeben, doch die waren oft nur für mich sichtbar gewesen. Jetzt aber erkannten wir, dass sich Jake in der Stille durch einige der großen Errungenschaften der Wissenschaft gearbeitet hatte. Verstehen Sie nun, warum ich sage, ich brauche einen Teller Hühnersuppe, um das alles in Ruhe zu verdauen?

Am meisten verblüffte mich Jakes Kreativität. Ich hatte von Savants gehört, also Menschen mit einer Inselbegabung, von denen sich manche bis ins Detail an alles erinnern können, was sie je gesehen oder gehört haben. Doch Jake plapperte nicht einfach nur Informationen nach, die er irgendwo gelesen hatte. Er wusste das Gelernte zu analysieren, er verstand dessen Bedeutung. Sogar schon bevor er lesen konnte, hatte Jake wissenschaftliche Entdeckungen gemacht – während wir geglaubt hatten, er starre leer auf Schatten an der Wand. Es war kaum zu fassen, dass dieses enorme Potenzial die ganze Zeit über da gewesen war. Mein geliebter Junge war überhaupt nicht verloren gewesen. Er war einfach nur unglaublich beschäftigt. Und je klarer uns wurde, wozu er fähig war, desto mehr erschreckte uns, was alles hätte verloren gehen können.

Ich glaube, es kommt nicht von ungefähr, dass sich Jake in seiner Physikforschung heute unter anderem mit dem Thema Licht und dessen Ausbreitung befasst und sich sicher ist, einen wesentlich effektiveren Weg für die elektronische Übertragung von Licht zu finden. Ich frage deshalb die Eltern, die zu mir kommen, stets nach den frühesten und größten Interessen ihrer Kinder. Bei stark in sich zurückgezogenen Kindern will ich vor allem wissen, wofür sie sich vor dem Ausbruch des Autismus interessiert haben. Ein Freund von uns ist ein hervorragender Ingenieur. Es wundert mich nicht, wenn seine Mutter erzählt, er habe als Kind Haushaltsgeräte auseinandergenommen, sobald er einen Schraubenzieher halten konnte. Unsere Fähigkeiten und Stärken sind von Anfang an in uns vorhanden, doch sie brauchen Zeit und Anreize, um sich zu entfalten.

Das ist auch für Jakes Entwicklung ein wichtiger Punkt. Weil ihn sein Autismus von der Außenwelt isolierte, konnte er sich auf das konzentrieren, was ihn von Natur aus interessierte: Licht und Schatten, Winkel und Volumen und die Bewegung von Objekten im Raum. Niemand hat Jake das Lernen beigebracht, weil niemand geglaubt hat, er sei dazu fähig. So gesehen war für Jake sein Autismus bizarrerweise ein Geschenk.

Wir sehen diese Kinder als verloren an und glauben, sie heilen zu müssen. Doch ich glaube, Autismus heilen zu wollen ist, als versuche man, die Wissenschaft oder die Kunst zu heilen. Den Eltern meiner Little-Light-Gruppen habe ich immer gesagt, dass sie auf wundervolle Dinge stoßen werden, wenn sie sich auf die Welt ihrer Kinder einlassen, anstatt von ihnen zu erwarten, in die ihre zu kommen. Es liegt an uns, eine Brücke zu unseren Kindern zu bauen, damit sie uns zeigen können, was sie sehen, und wir damit beginnen können, sie in unsere Welt zurückzuholen. In Jakes Fall waren es die Sterne und die Astronomie, die uns schließlich zueinandergeführt haben. Vor unseren Besuchen in der Sternwarte hatten mich Planeten nie besonders interessiert. Doch als Jake mir Einblicke in diese Welt gewährte, erkannte ich, wie faszinierend sie war. Kurz nach seinem vierten Geburtstag rief er mich eines Tages zu sich, um mir auf dem Computer Bilder von Nebelflecken zu zeigen, auf die er bei seinen Recherchen über Astrochemie gestoßen war. Beim Anblick der Bilder stockte mir der Atem. Die Nebelflecke sahen aus wie Feuerwerke oder spektakuläre Buntglasfenster.

Von meinem kleinen Sohn die chemischen Merkmale der Gase erklärt zu bekommen war für mich eine Offenbarung. Mir wurde klar, dass diese Bilder bei Jake ebenso intensive Emotionen auslösten, wie sie ein Architekturfan haben muss, der zum ersten Mal vor der Kathedrale von Chartres steht, oder ein Liebhaber impressionistischer Malerei, wenn er in aller Ruhe Monets Seerosenbilder studieren kann.

Im zweiten Jahr von Little Light hatten alle Kinder bereits große Fortschritte gemacht. »Wie haben Sie das geschafft?«, wurde ich immer wieder staunend gefragt. Die Erfolge waren enorm in Anbetracht der Tatsache, dass wir oft gar nicht viel taten. Natürlich machten wir mit den Kindern diverse repetitive Therapieübungen, jedoch lange nicht so viele, wie gemeinhin empfohlen wird. Niemand hätte mir geglaubt, wenn ich gesagt hätte, womit wir hauptsächlich unsere Zeit verbrachten. »Mit einem der Kinder war ich im Museum und habe mir sechs Stunden lang ein und dasselbe Bild angeschaut. Einem anderen Kind habe ich im Internet ein gebrauchtes Reißbrett gekauft. Und wieder einem anderen Kind brachte ich das Lesen bei, indem ich mit ihm hunderte von Keksen backte und sie mit Buchstaben aus Zuckerguss verzierte. Ach ja, und dann war da noch das Lama...«

Der Erfolg sprach für sich, und je mehr Menschen von Little Light erfuhren, desto mehr kamen zu uns. Aus ganz Indiana kamen sie und sogar aus Illinois. Sie brachten Großeltern und Therapeuten mit, um ihnen zu zeigen, dass ihre Kinder Dinge taten, die sie nie für möglich gehalten hätten.

Dass die Leute diese Pilgerreisen auf sich nahmen und sich an einem Wochentag oft drei Stunden ins Auto setzten, nur um einen einstündigen Kurs mitzuerleben, erschien mir ein wenig verrückt. Ich weiß nicht, was diese Eltern am Ende ihrer langen Fahrt erwarteten, sicherlich jedoch keine Garagen-Tagespflege in der Sackgasse einer Vorstadt. Sie alle waren glanzvolle und bestens ausgestattete medizinische Einrichtungen gewohnt, hatten ein Vermögen in erstklassige Therapien investiert und die renommiertesten Ärzte konsultiert. Und nun saßen sie in meiner kleinen Garage auf dem Boden.

Je weiter meine Schwangerschaft voranschritt, desto unwohler fühlte ich mich. Wie bei den Schwangerschaften zuvor hatte ich sehr stark zugenommen, und es fiel mir immer schwerer, mich mit den Kindern auf den Boden zu setzen und wieder aufzustehen. Eines Nachmittags im Juli, als ich gerade ein paar Bauklötze wegräumte, überfielen mich plötzlich so entsetzliche Schmerzen, dass ich auf die Knie sank. Da stimmte etwas ganz und gar nicht.

Ich kam in die Notaufnahme und wurde sofort dabehalten. Ich glaubte, das Baby würde sterben – und ich mit ihm. Aus Angst, dem Baby zu schaden, ließ ich mir nur ein Minimum an Schmerzmitteln geben. Nach tagelangen Untersuchungen und anhaltenden Schmerzen sagte mein Arzt, sie seien mit ihrem Latein am Ende. Um herauszufinden, was mir fehle, könne nur eine Operation noch helfen. Also musste ich mich in der 37. Schwangerschaftswoche einer großen Bauchoperation unterziehen.

Ich war nur knapp einem totalen Organversagen entronnen. Die Chirurgen mussten meine Gallenblase entfernen, die stark entzündet war und deshalb versagt hatte.

Zweieinhalb Wochen später kam unser dritter Sohn, Ethan Michael zur Welt. Ich empfehle keinem, knappe drei Wochen nach einer Bauch-OP ein Kind zu gebären. Doch am Ende war er da – unser bezaubernder kleiner Junge.

Nachdem wir erfahren hatten, dass wir noch einen Jungen bekommen würden, hatten Michael und ich überlegt, wie das Leben mit drei Jungs wohl aussehen würde. »Dieses Kind wird es schwer haben, Kris«, hatte Michael gesagt. »Egal, was er tut, wir werden es bei seinen Brüdern schon zweimal gesehen haben. Er braucht etwas Besonderes, das allein ihm gehört.« Aus Spaß nannte er meinen Bauch »Joey Danger« – in Anspielung auf den Spruch »Gefahr ist mein zweiter Vorname« aus dem Film *Last Boy Scout*.

Als jedoch der Geburtstermin näher rückte, wurde aus Spaß allmählich Ernst. Anfangs verdrehte ich nur die Augen, doch schließlich ließ ich mich von Michael dazu überreden, das Baby »Joseph Danger Barnett« zu nennen. Wenn er den Namen nicht mochte, konnte er ihn später ja immer noch ändern lassen.

Doch als mir die Ärzte Ethan auf den Arm gaben, wussten Michael und ich sofort, dass Joey Danger nicht der richtige Name für ihn war. Für Wes wäre der Name ideal gewesen, doch an diesem kleinen Jungen auf meinem Arm gab es nichts Gefährliches. Und so bekam er nach ein paar Tagen den Spitznamen »Peaceful«, der wesentlich besser zu seiner ruhigen Natur passte.

Alle Eltern halten ihr Neugeborenes für perfekt, doch Ethan war es tatsächlich. Er weinte nicht. Er quengelte nicht. Er hatte einen gesunden Appetit. Er schlief nachts durch. Er lächelte, wenn man Grimassen machte – und auch dann, wenn man keine machte. Er war so ruhig und zufrieden, dass ich schon befürchtete, es könne etwas nicht in Ordnung sein mit ihm, doch unser Kinderarzt beruhigte mich und sagte, ich müsse mir keine Sorgen machen. Im Gegensatz zu seinen Brüdern war Ethan von Anfang an völlig gesund.

Trotzdem hielten wir, um ehrlich zu sein, ständig nach irgendwelchen Symptomen Ausschau – wir kannten die Statistiken. Und auch Wesleys Therapeuten ertappte ich mehr als einmal dabei, wie sie unter dem Vorwand, ihn zu knuddeln oder mit ihm Guckguck-Dada zu spielen, Ethans Muskeltonus und seine Fähigkeit zum Augenkontakt prüften. Doch auch sie fanden nie irgendwelche Auffälligkeiten. Ethan war ein rundum zufriedenes und gesundes, süßes Baby.

Und was für ein Schmusebär er war! Jake war mit einem Jahr bereits zu autistisch gewesen zum Schmusen, und Wesley war durch seine Schmerzen zu unruhig dafür. Doch »Ethan der Friedliche« war grenzenlos anschmiegsam. Das Tragetuch, in dem ich ihn trug, war ständig voller Fingerfarbe und Keksteig von unseren Aktivitäten in der Tagespflege, doch das störte mich nicht. Wo immer ich hinging, Ethan war dabei.

Der Kindergartenprofi

Michael sagt immer, ich hätte Jake in den Kindergarten geschmuggelt. Und in gewisser Weise hat er ja Recht.

Im August 2003, wenige Wochen vor dem Ende der Sommerferien, wirkten meine Little-Light-Kinder wie Kindergartenprofis. Selbst die Kinder mit niedrigfunktionalem Autismus hatten unsere anfänglichen Erwartungen bei Weitem übertroffen. Ich wusste, dass wir bereit waren. Die wichtigere Frage lautete allerdings: Waren die Kindergärten bereit für uns?

Jedes Jahr im Spätsommer findet für die neuen Kindergartenkinder eine Willkommensveranstaltung statt, bei der sie ihre Erzieher kennenlernen und zum ersten Mal ihre Räume besichtigen können. Das war ein bedeutsamer Abend für uns. Ich nutzte ihn, um Jake die Parallelen aufzuzeigen zwischen den Sinnesübungen, die wir bei Little Light gemacht hatten, und der Umgebung, in der er das kommende Jahr verbringen würde. »Hier wird euer Sitzkreis stattfinden«, flüsterte ich Jake zu. »Und das hier ist dein Regalfach.«

Er nickte verständig. Trotzdem war ich froh, seine Erzieherin Mrs Hoard kennenzulernen. Sie war eine erfahrene Pädagogin, die mir mit ihrer einfühlsamen und herzlichen Art auf Anhieb sympathisch war. Ihren jahrelangen Umgang mit Kindern mit den unterschiedlichsten Problemen und Fähigkeiten merkte ich ihr sofort an.

Ich erzählte Mrs Hoard von Jakes Diagnose und versicherte ihr, dass er meines Erachtens gut zurechtkommen werde. Schließlich hatten wir bei Little Light zwei Jahre lang regelmäßig »Kindergarten« gespielt. Als Antwort darauf legte Mrs Hoard den Arm um meine Schulter und sagte: »Lassen wir ihm etwas Zeit, und dann sehen wir, wie es läuft.« Es beruhigte mich zu wissen, dass sie nicht nach einer Ausrede suchen würde, um ihn auszuschließen. Doch mir war auch bewusst, dass sie noch fünfundzwanzig andere Kinder in ihrer Gruppe hatte, die alle dieselbe Aufmerksamkeit verdienten. Und die Geduld eines jeden hat Grenzen. Es würde von Jake abhängen, ob er im regulären Kindergarten bleiben konnte oder nicht.

Für Mrs Hoard war Jake ein normales Kindergartenkind, doch die Kindergartenleitung sah das anders. Als ich an jenem Abend den Veranstaltungsraum betrat, fing mich die Leiterin ab und sagte: »Mrs Barnett, kann ich Sie einen Augenblick im Flur sprechen?« Sie fragte mich, wann ich Zeit hätte, Jakes Lehrplan zur individuellen Lernförderung mit ihr durchzugehen. Auf Grundlage der jüngsten Evaluation eines Kindes mit besonderem Förderbedarf wird durch eine Kommission festgelegt, welche Ziele das Kind im Laufe des Jahres erreichen sollte. Diese beinhalten intellektuelle ebenso wie verhaltensbezogene und soziale Fähigkeiten. Außerdem legt der Lehrplan genau fest, wie viel Zeit das Kind mit Kindern ohne Handicap verbringen soll und welche zusätzlichen Fördermöglichkeiten und Hilfsmittel ihm zur Verfügung stehen müssen. Jake wurde immer noch als gehandicaptes Kind behandelt.

Mit drei Jahren hatte Jake kein Wort gesprochen, stereotype, selbststimulierende Verhaltensweisen aufgewiesen und war in sich gekehrt gewesen. Es hatte den Anschein gehabt, als würde er niemals sprechen oder lesen lernen oder gar Freunde finden. Die Leute, die damals die Tests mit ihm durchgeführt hatten, hatten es nicht einmal für möglich gehalten, dass er lernen konnte. Der Kindergarten musste also davon ausgehen, dass er mit fünf noch auf dem gleichen Stand war wie mit drei. Dem war natürlich nicht so. Wir hatten seit seiner Zeit im Förderkindergarten enorme Fortschritte gemacht. Doch das wusste die Leitung nicht – noch nicht. Ich wollte nicht auf Konfrontationskurs gehen. Ich wollte lediglich die Chance, ihnen zu zeigen, wozu Jake in der

Lage war. Und dafür brauchten wir, wie Mrs Hoard gesagt hatte, ein wenig Zeit.

Also versuchte ich die Kindergartenleiterin hinzuhalten, indem ich sagte, ich habe ein Neugeborenes zu Hause und sei in den nächsten Wochen so beschäftigt, dass ich vor Ende September keinen Termin frei habe. Ich wollte ihnen Zeit geben, um zu erkennen, dass Jake nicht mehr derselbe Junge war wie damals. Ich blätterte in meinem vollen Terminkalender (Tagesgruppe, Tagesgruppe, Wesleys erster Zahnarzttermin, wieder Tagesgruppe) und vereinbarte einen Termin in drei Wochen.

Und ehrlich gesagt war es tatsächlich alles andere als einfach für mich, eine Vertretung für die Tagespflege zu finden. Dem Kindergarten machte die Verzögerung nichts aus. Sie mussten ohnehin noch andere Kinder evaluieren und setzten Jake einfach ans Ende der Liste. Und wenn es mit Jake in der Zwischenzeit Probleme geben sollte, konnten sie sich ja immer noch bei mir melden.

Jakes erster Tag im regulären Kindergarten war für die ganze Familie ein bedeutender Tag. Mike kochte abends für uns und dankte mir dafür, uns unseren Sohn zurückgegeben zu haben. Dann war es an mir, meinen Dank kundzutun. Es ist leicht, jemanden zu unterstützen, mit dem man einer Meinung ist, doch jemandem beizustehen, der eine andere Meinung vertritt, ist alles andere als selbstverständlich. Ich weiß, wie schwer es für Michael gewesen war, mir in dieser Sache zu vertrauen. Als ich verkündete, Jake aus dem Förderkindergarten nehmen zu wollen, war er felsenfest davon überzeugt gewesen, dass dies ein riesiger Fehler sei. Die Meinung der Fachleute hatte ihm sehr viel mehr bedeutet als mir, und trotzdem hatte er mir nicht nur freie Hand gelassen, sondern mich auch bei jedem meiner Schritte unterstützt.

Jake gab keinen Anlass zur Beschwerde. Als ich im September die Leiterin des Kindergartens anrief, um wegen des Termins für sein Förderprogramm nachzufragen, erklärte sie, dass wir damit ruhig noch warten könnten. Ich konnte ihr die Überraschung anhören. »Ist das wirklich dasselbe Kind?«, fragte sie nur halb im Spaß.

Jake war bei Weitem nicht der einzige Little-Light-Erfolg. Damals riefen mich ununterbrochen triumphierende Eltern aus dem ganzen Bundesstaat und darüber hinaus an, um mir mitzuteilen, wie erleichtert und glücklich sie über die Erfolge ihrer Kleinen seien. Kinder, von denen die Ärzte gesagt hatten, sie würden niemals sprechen, hatten nicht nur ihre Sprache wiedergefunden, sondern besuchten sogar einen regulären Kindergarten. Kinder, die so schwerwiegende Verhaltensauffälligkeiten an den Tag gelegt hatten, dass ihren Eltern gesagt worden war, sie würden nie über die Sonderförderung hinauskommen, verbrachten einen Teil ihrer Zeit im regulären Kindergarten. Eltern, für deren Kinder eigentlich eine therapeutische Ganztagesbetreuung vorgesehen gewesen war, begleiteten ihre Kinder nun zur Schule. Und selbst die niedrigfunktionalen Little-Light-Kinder waren auf viel weniger Unterstützung angewiesen, als irgendjemand zu hoffen gewagt hatte. Kurz gesagt, in Indiana gab es in jenem Jahr viele erstaunte Kindergarten- und Schulleiter.

Ich war nicht nur auf die Kinder stolz, sondern auch auf die Gemeinschaft, die wir zusammen aufgebaut hatten. Anstatt uns auf die Hilfe staatlicher Institutionen zu verlassen, hatten wir die Rettung unserer Kinder selbst in die Hand genommen – mit harter Arbeit und eisernem Durchhaltevermögen.

Hinter jedem autistischen Kind, das Fortschritte macht, steht jemand, der dafür gekämpft hat. Egal um was für eine Errungenschaft es sich handelt – ob das Kind trocken geworden ist oder in die weiterführende Schule aufgenommen wurde, ob es wieder zu sprechen begonnen oder seinen ersten Job angetreten hat –, irgendjemand hat an dieses Kind geglaubt und für es gekämpft.

Alle Eltern, nicht nur die von Kindern mit Autismus oder anderen Entwicklungsstörungen, müssen sich für die Interessen ihrer Kinder einsetzen. Sie alle müssen für das Leben ihres Kindes irgendwann schwierige Entscheidungen treffen, auch wenn sie vielleicht nicht so schwerwiegend sind wie die, die ich treffen musste. Ob Gesundheitsprobleme oder eine Behinderung, mobbende Klassenkameraden oder gehässige Freundinnen, ob die Mannschaftspolitik eines Teams der Juniorenliga oder das Auswahlverfahren für einen Studienplatz – immer wieder gibt es Herausforderungen, denen sich Eltern für das Wohl ihrer Kinder stellen müssen. Wir alle kennen das Gefühl von Kummer und Angst und müssen dennoch immer wieder den nötigen Mut aufbringen. Wir kämpfen tatsächlich für unsere Kinder, und wir tun das aus Liebe. Ich glaube, es ist diese Einsatzbereitschaft, die Eltern ausmacht.

Eltern haben es heutzutage mit vielen Fachleuten zu tun. Deshalb ist es leicht zu sagen: »Was verstehe ich denn schon davon? Ich bin doch nur die, die das Essen auf den Tisch bringt.« Doch ich glaube, mein Beispiel hat viele Eltern bei Little Light – hauptsächlich die Mütter – darin bestärkt, auf ihr Herz zu hören.

Meine mütterliche Intuition hat sich als verlässlicher Kompass erwiesen. Sie zu ignorieren könnte nie zu einem guten Ergebnis führen. Immer wenn meine Kompassnadel in eine andere Richtung zeigte als die, die mir die Fachleute vorgaben, musste ich auf meinen »Mutterinstinkt« vertrauen. Wäre Jake in der Sonderförderung geblieben, hätten wir ihn verloren, und das Licht, das nun so hell leuchtet, wäre für immer erloschen.

Im Kindergarten zeigte sich schnell, dass Jake den anderen Kindern geistig weit voraus war. Zum Beispiel konnten die meisten anderen Kinder noch nicht lesen – erst recht keine Grundschullehrbücher. Doch wir hatten mit Jake vereinbart, dass er seine Fähigkeiten nicht ausstellen sollte. Wir hatten hart dafür gekämpft, ihn in den regulären Kindergarten zu bekommen, und wünschten uns, dass er ein Kind wie jedes andere in seiner Gruppe war. Gleichwohl hatte er bei Eintritt in den Kindergarten etwa die Lesefertigkeit eines Dritt- oder Viertklässlers, und ich vermute, wenn wir genauer gewusst hätten, was in seinem Kopf vorging, hätten wir gesehen, dass er in Mathe und Physik bereits auf Highschool- bzw. College-Niveau war. Trotzdem hatten Michael und ich in erzieherischer Hinsicht noch einen weiten Weg vor uns, denn wir mussten Jake noch beibringen, sich der Welt zu öffnen.

Mrs Hoard hielt Wort: Sie gab Jake wirklich eine Chance. Doch auch Jake trug seinen Teil zum Gelingen bei, denn er war ein vergleichsweise einfaches Kind. Zwar war er manchmal in Gedanken, doch als Störenfried fiel er nicht auf.

Ab und an brauchte er allerdings immer noch einen kleinen Schubs. Bei Little Light hatten wir Jungen und Mädchen nie getrennt voneinander eine Schlange bilden lassen, wie sie es nun im Kindergarten taten. Deshalb wird ihn Mrs Hoard bestimmt mehr als einmal daran erinnert haben müssen, wo er sich einzureihen hatte. Doch Probleme wegen schlechten Betragens hatte es mit Jake noch nie gegeben, auch nicht, als sein Autismus noch stärker ausgeprägt gewesen war. Er stritt sich nie mit einem anderen Kind um ein Dreirad und beteiligte sich auch sonst nie an den üblichen Zankereien von Kindergartenkindern. So etwas interessierte ihn einfach nicht. Während der kleine Devin und sein Freund Aidan heftig darüber stritten, wer zuerst fahren durfte, stellte sich Jake einfach ans Ende der Schlange. Oft stand er schweigend neben Corey am Werktisch und arbeitete mit Ton. Wenn Corey dann mit dem Finger ein großes Loch in Jakes Gefäß bohrte, ließ er ihn mitsamt dem Gefäß einfach stehen und ging weg. Jake bekam keine Wutanfälle und zettelte auch keine Streitereien an. Solange ihm keiner seine geliebten Bücher über Gesteine und Wettersysteme wegnahm (und das war höchst unwahrscheinlich), war er zufrieden. Mrs Hoard fuhr mit ihren kleinen, sanften Ermahnungen fort, und mit etwas Hilfe meisterte Jake bald den Alltag in seiner neuen Umgebung.

Eigentlich hatte Jake nur dann Schwierigkeiten, wenn etwas Ungewöhnliches passierte. Die Aussicht darauf, zur Kindergartenleitung bestellt zu werden, um seinen Stundenplan für die Sonderförderung zu besprechen, hing trotzdem wie ein Damoklesschwert über uns. Deshalb bemühte ich mich sehr, ihn auf eventuelle Abweichungen von seiner Alltagsroutine vorzubereiten.

Wenn er morgens am Frühstückstisch seine Zimtschnecke aß, zählte ich ihm alle möglichen Ereignisse auf, die seinen normalen Tagesablauf stören könnten: ein Schulausflug zum Beispiel oder ein Film während des Mittagessens, eine Versammlung der ganzen Schule in der Turnhalle oder ein vorzeitiges Entlassen der Schüler vor den Ferien. Ich betrachtete diese Anweisungen am Frühstückstisch immer als letztes Coaching vor dem Spiel. Er war der Star-Quarterback, und ich war sein Trainer.

»Bitte verrate den anderen Kindern nicht, dass es keinen Weihnachtsmann gibt«, sagte ich ein paar Tage vor der Schulweihnachtsfeier. »Und auch wenn du hinter dem weißen Bart Mr Anderson erkennen solltest, sag bitte trotzdem Weihnachtsmann zu ihm. Vielleicht musst du dich auf seinen Schoß setzen und ihn um ein Geschenk bitten, während jemand ein Bild von euch macht. Okay?« Wenn er darauf vorbereitet war, ließ er solche Ereignisse über sich ergehen.

Ironischerweise befremdete Jake nichts so sehr wie die Albernheiten, die sich der Kindergarten ausdachte, um Kinder seines Alters zu begeistern. Er verstand den platten Humor einfach nicht. Ganz anders als ich hatte Jake mit Halloween zum Beispiel noch nie etwas anfangen können, weil er einfach keinen Sinn darin sah, sich zu verkleiden. Warum sollte man so tun, als sei man jemand anderes? Warum sollte man einen Nachbarn um Süßigkeiten bitten, wenn der riesige Plastikkürbis auf der eigenen Veranda voll davon war?

Nie werde ich den Ausdruck auf seinem Gesicht vergessen, als ich ihn auf eine andere alte Kindergartentradition vorbereitete. »Rate mal, was du morgen im Kindergarten tragen wirst? Deinen Schlafanzug!« Er schaute mich an, als mache er sich ernsthaft Sorgen um meinen Geisteszustand.

»Ich trage tagsüber keinen Schlafanzug, Mama. Ich trage ihn nachts.«

Ich insistierte, er ebenfalls. »Ich trage keinen Schlafanzug im *Kindergarten*«, wiederholte er geduldig. »Ich trage meinen Schlafanzug im *Bett*.«

Natürlich erkannte ich die Komik der Situation, doch ich spürte andererseits auch, dass Jake eine wichtige Lektion lernen musste. Ich bin mir sicher, viele Eltern wären ins Sekretariat gegangen und hätten ihr autistisches Kind für diesen Tag entschuldigt. Doch wie mein Großvater immer sagte: Man kann nicht vor jeder Herausforderung davonlaufen. Vielmehr mussten wir Jake helfen, sein Unbehagen zu überwinden und mit einer Welt zurechtzukommen, in der es Schlafanzugtage gibt.

Ich weiß nicht, ob unsere Taktik bei allen autistischen Kindern funktionieren würde, doch ich wusste, wie Jake in der Vergangenheit auf Unerwartetes reagiert hatte, und konnte ihn mittlerweile ganz gut einschätzen. Einige Jahre zuvor hatte ich ihn zur Kraftfahrzeugbehörde mitgenommen, wo ich meinen Führerschein erneuern lassen musste. Wegen Reparaturarbeiten am Eingang waren wir auf die andere Seite des Gebäudes zum Ausgang geleitet worden. Doch Jake hatte sich strikt geweigert, das Gebäude durch den Ausgang zu betreten. In der Kraftfahrzeugbehörde war alles klar ausgeschildert. Auf dem Boden zeigten Pfeile an, wo man stehen musste, um ein Foto für einen Lernführerschein zu machen, und Begrenzungspfosten markierten, wo man sich für einen Nichtfahrer-Ausweis anstellen musste. Mit einem solchen Ort konnte sich Jake identifizieren und war nicht dazu zu bewegen gewesen, durch eine Tür einzutreten, auf der »Exit« stand.

Ich hatte schon überlegt wiederzukommen, wenn die Eingangstür repariert war, doch ich brauchte meinen Führerschein dringend. Also hatte ich tief Luft geholt, Jake unter den Arm genommen und war eingetreten. Irgendwann hat er sich von dem Erlebnis erholt. Und ich habe dadurch einen Einblick in seine Denkweise gewonnen. Durch die falsche Tür hindurchzugehen war so quälend für ihn, dass es ihm fast körperliche Schmerzen bereitete.

Das eigentliche Aha-Erlebnis folgte später an jenem Tag, als ich ihn mit Wesley auf unserer Veranda spielen sah. Jake besaß eine zweistöckige Waschanlage für Spielzeugautos. Und obwohl beide Jungen große Freude daran hatten, war es doch das einzige Spielzeug, das sie sich nicht teilen konnten. Sobald sie gemeinsam damit spielten, gab es Ärger. Nach dem Vorfall in der Kraftfahrzeugbehörde verstand ich endlich auch warum.

Jake pflegte mit seinem Auto durch das Tor mit der Aufschrift »Einfahrt« zu fahren, ließ das Auto waschen und schubste dann das saubere Auto die Rampe hinunter, auf der »Ausfahrt« zu lesen war, um es draußen ordnungsgemäß zu parken. Wesley hingegen war die korrekte Benutzung der Waschanlage weniger wichtig. Er ließ die Autos durch die Luft sausen und auf dem Dach landen, fuhr mit Vollgas verkehrt herum in die Waschanlage und sauste so schnell die Rampe hinunter, dass er unten mit zehn anderen Autos kollidierte.

Dass Wesley sich nicht an die Regeln hielt, trieb Jake zur Weißglut. Also nahm ich ihn beiseite und versuchte, es ihm zu erklären. »Hör mal, Jake, es gibt nicht nur eine Art, mit dieser Waschanlage zu spielen. Du bist ein sehr gewissenhafter Junge, der die Waschanlage ordnungsgemäß benutzt. Wesley hingegen ist ein kleiner Chaot und spielt deshalb ganz anders damit. Wenn er an der Reihe ist, dann ist das okay. Und wenn du dran bist, machst du es so, wie du es für richtig hältst.«

Das verstand er. Und auch um Ereignisse wie den Schlafanzugtag zu erklären, war die Erkenntnis, dass es unterschiedliche Menschen gibt und sich die einen eben alberner verhalten als die anderen, überraschend hilfreich. Ja, im Schlafanzug zur Schule zu gehen war albern, trotzdem musste Jake lernen, es zu tolerieren, genauso wie er Wesleys Umgang mit der Spielzeug-Waschanlage tolerieren musste.

Ich sorgte aber immer dafür, dass Jakes Interessen nicht zu kurz kamen. Das war sehr wichtig für ihn. Wenn ich wusste, dass ihm ein harter Tag bevorstand, versprach ich ihm beim Frühstück, dass er nach der Schule tun dürfe, was immer er wolle. Wenn er zum Beispiel während des Mittagessens einen lauten Film aushalten musste, stellte ich ihm in Aussicht, dass er alle Münzen in seinem Zimmer zählen dürfe, wenn er heimkomme. Wenn er einen Vertretungslehrer gehabt hatte, durfte er nach der Schule das größte und schwerste 5000-Teile-Puzzle machen, das wir hatten, oder wir machten einen Spaziergang und schauten nach Autokennzeichen, solange er Lust hatte.

Diese Versprechen waren keine Bestechung der Sorte »Wenn du das machst, bekommst du ein Bonbon«. Das hätte nicht funktioniert. Die Botschaft war vielmehr: »Steh das durch, wenn es dir auch schwerfällt. Und ich verspreche dir, später kannst du wieder ganz du selbst sein.«

Jake hatte ebenso viel Zeit für Dinge, die ihm wichtig waren, wie für Dinge, die andere, wie etwa ich oder seine Lehrer, für wichtig hielten. Ich verbot ihm seine Puzzles nicht. Er durfte puzzeln, solange er Lust dazu hatte, doch erst nachdem er im Schlafanzug in die Schule gegangen war. Er musste zwar den Tag durchstehen, aber er brauchte sich dabei nicht zu verstellen.

Drei Buchstaben

Es heißt, Gott lädt einem nie mehr auf, als man bewältigen kann. Daran dachten wir jedes Mal, wenn wir darüber staunten, was für ein pflegeleichtes und süßes Baby wir in Ethan hatten.

Mein eigener Gesundheitszustand war nicht der beste. Weil in der Tagespflege so viele gehandicapte Kinder zu betreuen waren, gönnte ich mir auch nach Ethans Geburt nur drei Tage Pause. Ich erholte mich deshalb nur sehr langsam von der Bauchoperation am Ende meiner Schwangerschaft und litt noch lange unter großen Schmerzen. Hinzu kam, dass ich im Herbst nach Ethans Geburt und Jakes Start im Kindergarten immer wieder einen sehr heftigen, stechenden Schmerz in meiner linken Gesichtshälfte verspürte, der sich anfühlte wie tausend heiße Nadelstiche und mich völlig außer Gefecht setzte. Das Beunruhigende daran war, dass der Schmerz scheinbar grundlos auftauchte. Schon eine kühle Windböe konnte so eine Attacke auslösen.

Ich fühlte mich außerdem ständig schlapp. Das ließ sich natürlich schon eher erklären. Schließlich sind die ersten sechs Monate mit einem Neugeborenen für jede Mutter anstrengend. Doch egal, wie früh ich zu Bett ging (meist direkt nach den Jungs), und egal, wie viele Vitamine ich zu mir nahm, es stellte sich keine Erholung ein.

Am Weihnachtsmorgen war ich nach dem Aufwachen noch so müde, dass ich mich kaum aufraffen konnte, aus dem Bett zu steigen. Und auch unsere kleine Digitalkamera hochzuhalten, um die Jungs beim Geschenkeaufmachen zu fotografieren, bedeutete eine schier übermenschliche Anstrengung.

Später ging ich in die Küche, um zum Frühstück Rühreier zu

machen. Ich holte den Eierkarton aus dem Kühlschrank, stellte ihn auf der Arbeitsplatte ab und dachte: Ich muss diese Eier im Sitzen aufschlagen. Während ich mir einen Stuhl heranzog und mich setzte, gingen mir zwei Gedanken durch den Kopf.

Der erste war: Boah! Ich muss mich setzen, um ein paar Rühreier zu machen?

Ich war es gewohnt, mindestens dreizehn Stunden am Tag zwölf Kleinkindern hinterherzulaufen, und das in der Regel mit einem Baby im Tragetuch und einem anderen auf der Hüfte. Wenn Sie als Tagesmutter arbeiten, können Sie sich das Fitnessstudio sparen. Sie sind pausenlos im Einsatz, bis die Kinder nach Hause gehen, in meinem Fall also bis 19:30 Uhr. Die Tatsache, dass ich nicht die Kraft aufbringen konnte, ein paar Eier in die Pfanne zu schlagen, war deshalb gelinde gesagt merkwürdig.

Der zweite Gedanke war: Oh, das ist ja seltsam. Ich kann meinen linken Arm nicht bewegen.

Ich war nicht erschrocken und spürte auch keine Schmerzen, es war nur eine Feststellung. Ich konnte meinen linken Arm nicht mehr bewegen – und auch nichts anderes auf meiner linken Seite. Ich saß dort eine Weile, bis Mike hereinkam, mich ins Auto trug und ins Krankenhaus fuhr. Mit dreißig Jahren hatte ich einen Schlaganfall.

An jenem Tag im Krankenhaus wünschte ich mir sehnlichst, wieder nach Hause gehen zu können. Wer würde für alles sorgen, wenn ich nicht da war? Ich musste Jake auf seine Tage im Kindergarten vorbereiten, das konnte ich unmöglich an jemand anderen delegieren. Ich musste mich um Wesley kümmern, der sich immer noch nicht richtig bewegen konnte, und der zu ersticken drohte, wenn ihm jemand Flüssigkeiten gab, ohne sie vorher anzudicken. Und wer würde seine vielen Therapietermine planen? Und dann war da noch der kleine Ethan, der seine Mutter brauchte.

In jener Nacht hatte ich wirklich Angst. Was würde aus den Kindern werden, wenn ich nicht da war – die Tageskinder eingeschlossen? Wenn eine unerfahrene Betreuungsperson der kleinen Nancy die falschen Medikamente verabreichte (oder gar eine Dosis komplett vergaß), konnte das Mädchen einen folgenschweren Anfall erleiden. Der autistische Ben versuchte ständig davonzulaufen; kaum ließ man ihn einen Augenblick aus den Augen, war er schon an der Tür. Wenn man nicht ständig auf ihn aufpasste, war er im Nu verschwunden. (Viele autistische Kinder sind so schon zu Tode gekommen.)

Und noch ein schrecklicher Gedanke belastete mich: Was, wenn ich noch einen Schlaganfall erlitt? Was, wenn ich überhaupt nicht mehr aufwachte? Was würde aus den Kindern und Michael werden?

Anstatt zu schlafen, blieb ich in jener Nacht auf und schrieb Briefe an meine Söhne. Zu Beginn erinnerte ich sie an all die wundervollen, kleinen Momente, die wir zusammen erlebt hatten: daran, wie wir bei einer Bootsfahrt auf dem See unsere Hände durchs Wasser hatten gleiten lassen, wie wir vom Marshmallow-Grillen im Garten ganz klebrige Hände bekommen oder wie wir uns unter einer flauschigen Decke aneinandergekuschelt und bei einer riesigen Schüssel Popcorn einen Film angeschaut hatten.

Dann zählte ich all die Dinge auf, die ich am meisten an ihnen liebte, und bat sie, ihre Begabungen dafür zu einzusetzen, um einander beizustehen. Ich bat den gewissenhaften, besonnenen Jake auf seinen impulsiven Bruder aufzupassen: »Lass Wes seinen Maserati haben. Aber achte darauf, dass er auch für seine Rente vorsorgt.« Dem liebenswerten Wes schrieb ich, er solle dafür sorgen, dass Jake Spaß hatte, und bat ihn, für seinen Bruder da zu sein, wenn der unvermeidbare Tag kam, an dem Jakes akribische Rechnungen einmal nicht aufgingen. Ethan schrieb ich nur: »Scheue dich nie davor, der zu sein, der du bist. Finde heraus, was du gerne tust, und tu es.«

Als ich mich schließlich um vier Uhr morgens schlafen legte, erfüllte mich ein Gefühl des Friedens. Falls ich meine Söhne auf ihrem Weg nicht mehr würde begleiten können, hätten sie zumindest meine Briefe.

Doch am nächsten Morgen schlug ich die Augen auf, und unser neues Leben begann. Auch nach meiner Entlassung aus dem

Krankenhaus brachte mein Zustand für alle Beteiligten erhebliche Veränderungen mit sich. Ich war auf der linken Seite praktisch gelähmt. Mein linker Mundwinkel hing nach unten, ich konnte mit der linken Hand nichts greifen und zog beim Gehen mein linkes Bein nach. Oft musste mich Michael stützen, damit ich überhaupt laufen konnte.

So alltägliche Wörter wie »couch« oder »car« lagen mir auf der Zunge, doch ich konnte sie nicht aussprechen. Manchmal ersetzte ich das Wort, das ich meinte, durch ein anderes, völlig unpassendes Wort: »Die Einkäufe sind noch im Kofferraum des Aufzugs.« Oder: »Hast du dein Mittagessen aus dem Schrank geholt, Jake?« (Und pflichtbewusst wie Jake eben war, lief er daraufhin zum Schrank und suchte dort nach seinem Sandwich.)

Um mich bei meinen vielen Arztbesuchen zu begleiten und mich in der Tagespflege zu ersetzen, musste sich Michael bei der Arbeit freinehmen. Aber auch dort gab es schlechte Nachrichten: Bei seinem langjährigen Chef und Mentor Tom war Lungenkrebs im fortgeschrittenen Stadium festgestellt worden. (Ihm blieben nur noch wenige Monate zu leben.) In Mikes Arbeitsleben war Tom der Erste gewesen, der Mikes Potenzial erkannt und gefördert hatte. Er war für Mike ein großes Vorbild und fast so etwas wie ein Vater. Tom zu verlieren war für ihn ein harter Schlag.

Auch blieb Toms Verlust nicht ohne Folgen. Er wurde durch einen wesentlich jüngeren und weit weniger verständnisvollen Chef ersetzt. Das bedeutete für Mike, der zu dieser Zeit besonders auf die Flexibilität und das Verständnis seines Arbeitgebers angewiesen gewesen wäre, dass er nun auch noch um seinen Job fürchten musste. Er half deshalb nicht nur bei den Tageskindern aus, brachte mich zu meinen Arztterminen und ging mit Wesley zweimal pro Woche zur Aquatherapie, sondern er ging auch wie gewohnt zur Arbeit. Nebenbei machte er noch den Haushalt und erledigte all die Dinge, für die ich zuvor zuständig gewesen war, wie etwa Einkaufen gehen, Pausenbrote schmieren und Wäsche waschen. Ich konnte vom Sofa aus Anweisungen geben wie »Nimm diesen Joghurt, nicht jenen«, aber ich konnte weder Auto fahren noch Besorgungen machen noch sonst irgendwie behilflich sein. Es hing alles an Mike.

Für mich war Mike damals ein Superheld. Ich hatte jahrelange Erfahrung mit der Arbeit als Tagesmutter und war es gewohnt, auch gehandicapte Kinder zu betreuen, für die oft strenge Behandlungspläne einzuhalten waren. Und auch Hausarbeit erledigte ich, seit ich denken konnte. Für Michael war das alles neu. Und dennoch meisterte er die Situation unglaublich tapfer und geduldig. Ich bewunderte seine Energie. Und meine körperliche Beeinträchtigung machte mich jeden Tag nur noch dankbarer für das, was er für uns tat, und dafür, ihn zum Mann zu haben.

Doch die Belastung war einfach zu groß. Ohne dass es einer von uns beiden bemerkte, steuerte Mike auf eine ernste Krise zu. Ich glaube allerdings nicht, dass es die Überbelastung allein war, die ihn in die Knie zwang. Ich glaube, dass weit mehr dahintersteckte.

Natürlich hatte Mike auch vorher über die Schwere von Jakes Autismus und Wesleys Krankheit Bescheid gewusst. Doch während er bisher immer einen gewissen Abstand von der täglichen Plackerei hatte gewinnen können, indem er sich ins Auto setzte und zur Arbeit fuhr, musste er sich nun durch den harten Alltag – meinen Alltag – kämpfen. Und das führte ihm schonungslos vor Augen, mit welch enormen Schwierigkeiten wir es seit nunmehr fünf Jahren zu tun hatten. Jeden Tag ging der Kampf von Neuem los, und ein Sieg war nicht in Sicht. Was hätte an dieser Lage etwas verändern sollen?

Nach Jakes Geburt hatte Michael mir feierlich geschworen, er würde immer für mich da sein, und ich glaube, er nahm dieses Versprechen sogar noch ernster als das unserer Ehe. Er hatte mir damals an meinem Bett geschworen, er würde alles in seiner Macht Stehende tun, damit ich sorglos und glücklich sei, egal, was passiere. Und das tat er auch. Er hatte mich durch Jakes Autismus und Therapien hindurch unterstützt, mir beigestanden, als die Ärzte uns sagten, Wesley würde wahrscheinlich sterben, und er begleitete mich durch die kraftraubende Ungewissheit von Little Light. Doch nun war ich nur noch ein Schatten meiner selbst, und das bedeutete für ihn, dass es ihm nicht gelungen war, sein Versprechen zu halten. Er glaubte, versagt zu haben, weil er mich nicht davor hatte bewahren können.

Die Spannung in ihm wuchs, ohne dass ich es bemerkte – bis zu einem Abend im Winter, als die Jungs schon im Bett waren. Wir saßen zusammen auf dem Sofa und schauten fern, vielleicht war ich auch ein wenig eingenickt. Plötzlich sagte Mike mit gebrochener Stimme: »Ich schaff das nicht!«, stand auf, nahm die Autoschlüssel und verließ das Haus.

Ich war wie vor den Kopf gestoßen. Wir hatten uns nicht gestritten. Ganz im Gegenteil, ich hatte sogar den Eindruck, wir seien uns in letzter Zeit noch näher gewesen als sonst. Und auch körperlich ging es mir allmählich besser. Ich konnte mittlerweile wieder ohne fremde Hilfe laufen und auch ein wenig am Alltagsgeschehen mitwirken.

Ich war außer mir vor Sorge. Die Straßen waren vereist, und Mike hatte beim Verlassen des Hauses so durch den Wind gewirkt, dass er besser nicht hinterm Steuer sitzen sollte. In panischer Angst rief ich meinen Bruder Ben an und bat ihn, nach ihm zu suchen. Als ich den Telefonhörer wieder auflegte, überkam mich plötzlich ein schrecklicher Gedanke: Was, wenn Michael nicht mehr zurückkam?

Meine Mutter kam, und zusammen riefen wir jeden von Michaels Freunden an und fragten, ob er bei einem von ihnen aufgetaucht sei. Doch keiner hatte Mike gesehen oder von ihm gehört. Ein Hotel konnten wir uns nicht leisten, das war also ausgeschlossen. Ben suchte die ganze Gegend nach ihm ab. Als er ihn um drei Uhr morgens immer noch nicht gefunden hatte, begann er, in Gräben und Schluchten nach seinem Wagen Ausschau zu halten, während meine Mutter das Telefon mit ins Nebenzimmer nahm und die Krankenhäuser in der Umgebung anrief. Ich saß auf dem Sofa und trank den Kräutertee, den mir meine Mutter aufgebrüht hatte, eine Tasse nach der anderen.

Als die Sonne wieder aufging, kam Ben zurück. Er umarmte mich und sagte leise: »Ich habe überall gesucht. Er ist wahrscheinlich nicht mehr in der Gegend, Kris. Ich glaube, wir müssen damit rechnen, dass er nicht zurückkommt.«

Ich konnte das nicht hinnehmen und überredete Ben, nochmals mit mir loszufahren, während meine Mutter bei den Jungs blieb. Schließlich entdeckte ich Mikes Ford Cougar auf dem Parkplatz eines nahe gelegenen Hotels. Er hatte die Nacht hier draußen in der eisigen Kälte verbracht, ein paar hundert Meter von zu Hause entfernt. Ich zitterte, als ich aus Bens Wagen stieg und mich hinkend zu dem Cougar hinüberschleppte. Ben wartete, das Gesicht diskret abgewandt, im Auto.

Es war eine lange Nacht gewesen, und ich hatte viel Zeit gehabt, mir alle möglichen Gründe auszudenken, warum Mike gegangen sein könnte. Als Erstes dachte ich dabei an meine Behinderung. Vielleicht erschien es ihm grotesk, dass die gesunde Frau, die er einst geheiratet hatte, nun einen schiefen Mund und einen lahmen Arm hatte, mit dem sie ihn nicht einmal mehr richtig umarmen konnte. Doch als ich seinen kummervollen Blick sah, wusste ich, was in dieser einsamen, kalten Nacht wirklich in ihm vorgegangen war. Und mir war plötzlich, als könne ich seine Gedanken hören: Ich habe versprochen, auf dich achtzugeben und dich glücklich zu machen, und ich habe es nicht geschafft. Ich habe versagt.

Mike war stets der Tapfere und Gelassene von uns beiden gewesen, der, der alles zum Besseren wendete. Doch an jenem Tag musste ich diese Rolle übernehmen. Ich setzte mich auf den Beifahrersitz, nahm ihn in den Arm und sagte: »Lass uns nach Hause gehen.«

Und das taten wir. Jene Nacht hat unsere Beziehung verändert. Ich hätte es nicht für möglich gehalten, dass wir einander noch näher kommen konnten, als wir es ohnehin schon waren; ich dachte, es gebe nichts an Mike, was ich nicht schon kannte. Doch vielleicht war mir nicht bewusst gewesen, wie sehr er sich für mich und unsere Familie verantwortlich fühlte. Als wir heirateten, hatten wir uns kaum gekannt. Und dennoch hatten uns all die Schicksalsschläge, die wir seither erlebt hatten, nichts anhaben können. Wir waren immer noch ein Paar und liebten uns noch immer sehr.

Nach jener Nacht aber hatten wir das Gefühl, einander doch noch etwas besser zu kennen. Und wir wussten mit Gewissheit: Nichts auf dieser Welt konnte uns je auseinanderbringen.

Etwa einen Monat später wurde bei mir Lupus Erythematodes, eine chronische Autoimmunerkrankung, diagnostiziert. Es scheint absurd, dass ich die Nachricht, an einer degenerativen Krankheit zu leiden, mit Erleichterung entgegennahm, doch genauso war es. Zumindest gab es nun eine Erklärung für meinen schlechten Gesundheitszustand. Wir wussten jetzt, woher der unerträgliche, stechende Nervenschmerz in meinem Gesicht kam und warum mich bereits eine gewöhnliche Erkältung schwächte. Und die Diagnose erklärte auch, warum ich so jung einen Schlaganfall gehabt hatte. Wie mir mein Arzt erläuterte, sind die Symptome bei Lupus während der Wintermonate deutlich stärker ausgeprägt als im Sommer, und tatsächlich hatte sich mein Befinden mit zunehmender Kälte verschlechtert. Die Lupus-Diagnose erklärte auch meine schwierigen Schwangerschaften. Mein Immunsystem hatte versucht, die Babys abzustoßen. Es grenzte an ein Wunder, dass ich sie trotzdem hatte austragen können.

Dank der Diagnose konnte auch Mike mit seinem Versprechen, auf mich aufzupassen, besser umgehen. Meinen Lupus konnte er nicht heilen, das wusste er.

Bis heute versucht Michael, mir das Leben mit der Krankheit durch kleine Aufmerksamkeiten ein bisschen erträglicher zu machen, etwa indem er mir Kaffee kocht, ohne dass ich ihn darum bitten muss, oder mir ein eisgekühltes Glas Wasser bringt, wenn ich mich vor den Fernseher setze. Auch weiß ich, dass er sich nach dem Einkauf im Supermarkt an der Kasse anstellt, an der es meine Lieblingsschokolade gibt. Er kann zwar den Winter nicht verhindern, aber er kann mir warme Winterstiefel besorgen, damit ich keine kalten Füße bekomme.

Ach ja, und er bringt mir jede Woche Rosen. Ob auf den Küchenschränken oder der Treppe – unser Haus ist voll von getrockneten Rosen. Und mit jedem neuen Strauß bin ich noch dankbarer für das, was sie für Michael und mich bedeuten.

Geleebohnen

Sich von einem Schlaganfall zu erholen ist eine langwierige Angelegenheit, und bis man seine ursprüngliche Kraft wiedergewonnen hat, vergeht viel Zeit. Noch heute kann ich mit meiner linken Hand nicht richtig zupacken, wenn ich müde oder durch einen Infekt geschwächt bin, und muss oft die Jungs zu Hilfe rufen, wenn ich etwas Schweres zu transportieren habe.

Im Jahr nach meinem Schlaganfall kehrte bei uns allmählich wieder Normalität ein – oder zumindest das, was für uns damals Normalität war. Michael wechselte von Target zu der Einzelhandelskette Circuit City. Der friedliche Ethan entwickelte sich weiterhin altersgemäß: Er begann rechtzeitig zu sprechen und zu laufen und war – zur Freude seiner Mutter – so verschmust wie eh und je. Jedes Mal, wenn er auf der Entwicklungsleiter die nächste Sprosse erklommen hatte, atmete ich innerlich auf.

Für die größten Neuigkeiten sorgte jedoch Wesley. Die Aquatherapie hatte weiterhin Wirkung gezeigt, sodass sein kleiner steifer Körper nun um einiges beweglicher war und er ungefähr um seinen dritten Geburtstag herum zu laufen begann.

Und schon bald galoppierte und hüpfte und sprang er umher und fiel dabei immer wieder auf die Nase. Selig über seine neugewonnene Bewegungsfreiheit stand Wes morgens nicht einfach auf, vielmehr sprang er aus dem Bett wie der Tiger in *Pu der Bär*, worunter nicht selten die Einrichtung litt. Wenn ich ihn bat, mir Tesafilm aus der Küche zu bringen, verwandelte er sich dafür in ein Rennauto, das auf zwei quietschenden Reifen die Kurven nahm.

Für Wes war unser Haus plötzlich ein Hindernisparcours für Extremsportler. Er hüpfte übers Sofa, kletterte an Bücherregalen hoch und donnerte die Treppe hinunter. Man brauchte ihn nur zehn Sekunden in einem Raum allein zu lassen, und schon krachte es. Endlich konnte sich unser Zweitgeborener nach Herzenslust bewegen, und Michael und mir blieb nichts anderes übrig, als über seinen Übermut zu lachen und uns mit den unvermeidlichen Schürfwunden, den blauen Flecken und auch der gelegentlichen Fahrt ins Krankenhaus abzufinden. Was sonst hätten wir tun sollen? Wes hatte viel aufzuholen, und er war darin nicht zu bremsen.

Auch Jake war fantastisch. Als seine Kindergartenzeit zu Ende ging, hatte er sich perfekt eingegliedert. Und obwohl die Leitung stets ein Auge auf ihn gehabt hatte, war es nie zu dem erwarteten Anfall oder Wutausbruch gekommen. Der Stolz, den ich am letzten Kindergartentag empfand, galt nicht nur Jakes persönlichem Erfolg, so bedeutend dieser auch war. Vielleicht hatten wir darüber hinaus auch ein klein wenig dazu beigetragen, die Ansichten der Menschen über Autismus zu verändern.

Ich wusste allerdings auch, dass es noch vieles gab, woran wir arbeiten mussten. Kommunikation war so ein Knackpunkt. Fragt man Kinder, was in der Schule los war, antworten die meisten erst: »Nichts Besonderes.« Aber irgendwann erzählen sie ihren Eltern dann doch, was sie erlebt haben. Wenn Wesley Mike auf einem seiner Botengänge begleitete, bekam ich noch Wochen später zu hören, welche Autos sie auf dem Weg zur Tankstelle gesehen hatten, wie verrückt die Frisur der Kassiererin gewesen war und dass sie ihm einen Lolli geschenkt hatte.

Bei Jake war das anders. Als er in der ersten Klasse war, nahm er mich immer sofort an der Hand, wenn er von der Schule nach Hause kam, und wir gingen nach draußen, um Autokennzeichen zu lesen, bis es Zeit fürs Abendessen war. Wenn ich ihn nach seinem Schultag fragte, sagte er mir den Stundenplan auf: Sitzkreis, Lesen, Mittagessen. Wäre Jake meine einzige Informationsquelle gewesen, hätte ich den Namen keines einzigen seiner Mitschüler gekannt, geschweige denn irgendetwas anderes über sie erfahren. Für ihn zählten allein Fakten. So berichtete er mir zum Beispiel, dass die Klasse sieben Minuten zu spät aus der Pause zurückgekommen sei. Dass der Grund für die Verspätung das Nasenbluten eines Mitschülers gewesen war, schien ihm hingegen nicht erwähnenswert.

Es machte mich traurig, nicht mehr Zugang zu seiner Welt zu haben, vor allem wenn ich beobachtete, wie viel andere Eltern mit ihren Kindern teilten. Eines Nachmittags begegnete ich in der Drogerie zufällig einer Mutter, deren Tochter in Jakes Klasse ging, und wir unterhielten uns kurz miteinander. »Was sagen Sie zu der Schlägerei auf dem Schulhof? Ich habe gehört, Elias' Vater hat sich beim Schulleiter über Jeremys Verhalten beschwert. Ist es nicht süß, wie Oliver und Madison Händchen halten? Es ist so schade, dass ihre Familie nächstes Jahr nach Chicago zieht.«

Woher in aller Welt wusste sie das alles? Hatte ich etwa einen Elternabend verpasst oder einen Elternbrief nicht bekommen?

»Ach, wissen Sie, meine Caitlin ist so ein Plappermäulchen«, erklärte sie und wandte sich dann zu Jake, der in meinem Einkaufswagen saß und in einem Buch über Wolkenbildung blätterte. »Caitlin hat mir erzählt, dass du viel Zeit in der Puzzle-Ecke verbringst und am Büchereitag immer Bücher über Gesteine und das Wetter ausleihst. Stimmt das?«

Natürlich kam von Jake darauf keine Antwort, und ausnahmsweise hatte auch ich nicht viel mehr zu sagen als mein Sohn. Dass die Mutter einer Schulkameradin von Jake besser über seine Schultage Bescheid wusste als ich, gab mir zu denken. Als ich Jake und die Einkäufe auf dem Autorücksitz verstaute, war ich ein wenig niedergeschlagen. Doch glücklicherweise bin ich ein optimistischer Mensch, und so glaubte ich fest daran, dass sich Jake eines Tages mit mir unterhalten würde.

Obwohl es in der Schule gut lief, bekam Jake immer noch vor jedem Schultag ein Briefing von mir, damit er auf mögliche Zwischenfälle vorbereitet war. Weil ich nicht alle Ereignisse vorhersehen konnte, versuchte ich, ihm das Werkzeug an die Hand zu geben, das ihn in die Lage versetzte, sich spontan an unerwartete Situationen anzupassen.

In der ersten Klasse brachte Jakes Lehrerin zu Halloween ein großes Gefäß voller orangefarbener und schwarzer Geleebohnen mit und versprach es demjenigen, der erriet, wie viele Bohnen es enthielt. Jake hatte von klein auf das Volumen von Cornflakespackungen berechnet. Das einzige unbekannte Detail war, wie viel Platz die Lehrerin unterhalb des Gefäßdeckels freigelassen hatte, aber Jake war sich sicher, dass er sich um nicht mehr als zwanzig Geleebohnen geirrt haben konnte.

Doch die Rechnung ging nicht auf. Die verkündete Anzahl Geleebohnen war kleiner – viel kleiner – als die, die Jakes Berechnungen ergeben hatten, und das Geleebohnenglas ging an ein Kind, das freudestrahlend damit prahlte, eine x-beliebige Zahl geraten zu haben.

Als Jake an jenem Tag nach Hause kam, war er außer sich. Ich konnte ihm so viele Geleebohnen versprechen, wie ich wollte, er war einfach nicht zu trösten. Denn natürlich ging es ihm nicht um die Süßigkeiten, sondern um Mathematik. Ich dachte wirklich, er würde wegen dieser Geleebohnen noch verrückt werden. Sein Essen rührte er an jenem Abend nicht an, stattdessen überprüfte er immer und immer wieder seine Rechnungen, fest davon überzeugt, eine logische Erklärung dafür zu finden, dass er mit seinem Ergebnis so sehr danebengelegen hatte.

Am nächsten Tag fand er heraus, dass es tatsächlich eine logische Erklärung gab. Die Lehrerin hatte eine große Kugel aus Aluminiumfolie in die Mitte des Gefäßes gelegt, vielleicht weil sie nicht so viele Geleebohnen spendieren oder ein einzelnes Kind nicht mit so vielen Süßigkeiten nach Hause schicken wollte. Was auch immer der Grund war, sie hatte das Spiel jedenfalls manipuliert und dadurch verhindert, dass Jakes Berechnungen aufgingen – unabsichtlich natürlich, denn wer würde auch vermuten, dass ein Erstklässler bei einem Ratespiel eine Gleichung aufstellt, um das Volumen eines Gefäßes zu berechnen?

Nach dem Geleebohnen-Zwischenfall, wie wir ihn nannten, ließ ich mir eine Relativierungsmethode einfallen, die ich seither nicht nur bei meinen eigenen Kindern erfolgreich anwende, sondern bei allen Kindern, mit denen ich arbeite. »Ich weiß, dass du niedergeschlagen bist«, sagte ich zu Jake, »aber es gibt da eine Skala von eins bis zehn. Wenn jemand, den du liebst, stirbt, dann ist das eine Zehn. Eine Zehn ist sehr schlimm, da versteht es jeder, wenn du traurig bist. Du darfst dich in dein Bett verkriechen und dich ausweinen, und ich werde neben dir sitzen und dich trösten.

Das Geleebohnenglas aber befindet sich am anderen Ende der Skala. Niemand hat sich etwas gebrochen oder einen Arm verloren. Es ist nur ein Glas mit Süßigkeiten, die wir in jedem Supermarkt kaufen können. Das ist maximal eine Zwei, und auf ein Zweier-Ereignis solltest du auch mit einer Zwei reagieren und nicht mit einer Zehn.«

Der Vergleich sollte vor allem autistischen Kindern helfen, Ereignisse in einem angemessenen Verhältnis zu sehen. »Jemand hat einen Autounfall / Deine Schuhe sind unbequem. Was bekommt die Kennziffer zehn?«, frage ich. »Wenn du glaubst, die Zehn sei passend, dann nimm die Zehn. Aber verschwende sie nicht für das Etikett deines T-Shirts, das dich im Nacken kratzt.«

Manchmal bedurfte es noch einer kleinen Erinnerung, damit Jake auf ein Ereignis angemessen reagierte, doch meist gelang es ihm mithilfe dieser Regel, sein soziales Verhalten zu überprüfen. Es funktionierte sogar so gut, dass ich gefragt wurde, ob Jake von seinem Autismus geheilt sei. Dem war natürlich nicht so, und dem würde auch nie so sein. Jakes Autismus ist etwas, gegen das er jeden Tag ankämpfen muss. Und es besteht immer die Gefahr, dass ihn ein Ereignis zum »totalen Rain Man« werden lässt, wie wir es nennen. Doch Michael und ich versuchen, ihm das Rüstzeug zu geben, um angemessene Entscheidungen zu fällen, und in der Regel funktioniert das auch.

Unsere Samstagnachmittage verbrachten wir gern mit der ganzen Familie in der nahe gelegenen Buchhandlung Barnes & Noble, besonders während der langen, kalten Winter, die es in Indiana gibt. Wes und Jake durften sich jede Woche zwei Bücher aussuchen, egal welche (auch wenn ich immer versuchte, sie zu den

Regalen mit den Sonderangeboten zu lenken). Danach bestellten wir uns im Café eine heiße Schokolade und eine Kleinigkeit zu essen und schmökerten in den Büchern, die wir erstanden hatten. Egal wie viele Bücher ich in meinem Leben schon gelesen habe, es ist jedes Mal wieder etwas Besonderes, ein brandneues Buch aufzuschlagen und sich einen ganzen Nachmittag lang darin vertiefen zu können. Und ich genoss es sehr, dieses Gefühl mit meinen Söhnen zu teilen.

Wie nicht anders zu erwarten war, steuerte Jake immer direkt auf die Fachbücher zu. Gab es in einem Buch Zeitleisten, Karten, Diagramme und Tabellen, musste er es haben. Eine Chronik über bedeutende Wissenschaftler gehörte ebenso zu seinen Lieblingsbüchern wie die *Timechart History of the World*. Nichts übertraf jedoch sein College-Lehrbuch über Umweltwissenschaften.

Listen mit Daten auswendig zu lernen war für Jake eine Art der Beruhigung. Es hatte die gleiche Wirkung auf ihn, die meine Freundinnen erzielen, indem sie eine Sitcom schauen oder in einem Klatschmagazin oder einer Modezeitschrift blättern. Wenn ich durch die Erfahrung mit meiner Schwester Stephanie gelernt habe, Talente zu entdecken, wo andere nur Schwächen sehen, dann haben mir die Marotten meines Mannes zu verstehen geholfen, womit sich Jake beruhigte.

Auch Michael lernt belangloses Zeug auswendig, um zu entspannen.

Wenn Sie ihn fragen, wer in irgendeinem unbedeutenden Kinofilm aus den 1970er Jahren die Hauptrolle gespielt hat oder bei den Cardinals 1983 First Baseman war – er weiß es und wird Sie bei der Gelegenheit vermutlich auch gleich darüber aufklären, was diese Personen seither so alles gemacht haben.

Nach dem Sommer, in dem er in der Warenannahme gearbeitet und sämtliche Artikelnummern auswendig gelernt hatte, nannten ihn seine Kollegen bei Target nur noch »the Mike«. Und wenn später irgendwo ein Preisetikett fehlte, schauten sie den Preis nicht auf der Liste nach, sondern fragten Mike über ihr Walkie-Talkie: »Mike? Das Kokosnuss-Shampoo von Suave?« Auch bei

Jeopardy! beantwortete er zu meiner großen Verärgerung grundsätzlich alle Fragen korrekt, weshalb ich mich mittlerweile strikt weigere, diese Sendung jemals wieder mit ihm anzuschauen, bevor er nicht selbst in die Show geht und gewinnt. Wenn Jake sich deshalb mit einer Liste von Exoplaneten oder Asteroiden zurückzog, wirkte das auf mich weniger befremdlich, als es vielleicht bei anderen Eltern der Fall gewesen wäre.

Jakes Interessen waren äußerst vielfältig. So las er zum Beispiel auch über die Geschichte Amerikas jedes Buch, das ihm in die Hände kam; sein Wissendurst schien ebenso unerschöpflich wie sein Gedächtnis. Jake konnte Ihnen nicht nur sagen, dass der arme, unbekannte James Buchanan der fünfzehnte Präsident der Vereinigten Staaten war, sondern auch wann er amtierte, wann er geboren wurde, mit wem er verlobt war und wann er starb. Er wusste, aus welchem Staat Buchanan stammte und wie viele Wahlmänner für ihn gestimmt hatten.

Von keinem Lehrbuch, das Testfragen enthielt, konnte Jake die Finger lassen. (Und das ist auch heute noch so. Vermutlich bin ich die einzige Mutter auf der Welt, die ihr Kind trösten muss, wenn eine Prüfung abgesagt wird.) Ich erinnere mich noch genau an den Tag, an dem er in der Buchhandlung die Abteilung für Prüfungsvorbereitung entdeckte. Ob ACT, PSAT, SAT, MCAT, GMAT oder LSAT – dort wimmelte es nur so von standardisierten Tests und mathematischen Übungsaufgaben. Jake schaute mich vorwurfsvoll an, als hätte ich ihm dieses wundervolle Vergnügen absichtlich vorenthalten. Sein liebstes Übungsbuch diente der Vorbereitung auf den sogenannten GED-Test, mit dem man in den USA die Hochschulreife erlangen kann. (Er ging damals in die erste Klasse.) Da ihn der sprachliche Teil des Tests nicht im Geringsten interessierte, weiß ich nicht, ob er den Test als Ganzes bestanden hätte, doch bei den Übungsaufgaben des Mathematikteils erreichte er gegen Jahresende regelmäßig die volle Punktzahl.

Seltsamerweise schien an Jakes Schule niemand von all den verrückten Dingen, die er tat, Notiz zu nehmen. Zumindest sagte keiner etwas darüber. Zu Beginn der ersten Klasse hatten die Kinder in Mathe ein umfangreiches Arbeitsbuch mit Übungen für das ganze Schuljahr bekommen. Jake füllte das gesamte Buch während der ersten zwei Schultage aus. Als die Lehrerin das sah, sagte sie ihm, er könne sich während des Unterrichts in eine Ecke setzen und ein Buch lesen.

Stattdessen entwickelte er seine eigene visuelle Mathematiksprache, die er immer noch verwendet, um anderen Kindern bei der Lösung der Aufgaben zu helfen. Diese Sprache benutzt Farben und Formen, um Zahlen und Zahlenkombinationen zu repräsentieren, und Kombinationen daraus, um Gleichungen darzustellen. Stellen Sie sich eine Kombination aus einem Abakus und einem Kaleidoskop vor, dann sind Sie nah dran. Mittlerweile arbeitet Jake mit einem Leuchtkasten, auf den er Folien in verschiedenen Farben und Formen legt, doch damals schnitt er noch aus Bastelpapier penibel unzählige verschiedene Formen aus, mit denen er komplexe Berechnungen durchführte, indem er sie übereinanderlegte. Aber niemand – Jake inbegriffen – hat Michael und mich je darüber informiert, dass er im Grunde genommen in Mathematik eine Klasse übersprungen hatte.

Beim Durchblättern alter Unterlagen bin ich neulich auf einige von Jakes Arbeiten aus jener Zeit gestoßen. (Ich hatte das ganz vergessen, aber in einem Alter, in dem andere Kinder ein Haus malen, indem sie ein Dreieck auf ein Viereck setzen, zeichnete Jake mit seinen Buntstiften Modelle effizienterer Wasserkraftanlagen.) In einer Schachtel habe ich Jakes Hausaufgabenheft der ersten Klasse gefunden. Eine Fragestellung der Lehrerin war: Was würdest du tun, wenn du Präsident wärst?

Jakes Antwort darauf lautete folgendermaßen: »Wenn ich Präsident wäre, würde ich den Menschen in New Orleans sagen, sie sollen die Stadt verlassen. Ich würde New Orleans woanders bauen. Außerdem würde ich einem Architekten sagen, er soll einen Freizeitpark bauen. Und wenn er oder sie damit fertig ist, würde ich den Freizeitpark besuchen. Das wäre toll.«

Das »er oder sie« im letzten Satz faszinierte mich damals so sehr, dass ich glaubte, noch nie etwas Charmanteres gelesen zu haben. Einige Seiten weiter schrieb er: »Wenn ich Präsident wäre, würde ich nach Florida gehen und die Menschen dort vor Hurrikans warnen.« Auch bei diesem Eintrag dachten wir uns nichts weiter. Dass sich Jake für Klimaerscheinungen interessierte, war uns nicht neu. Jakes intensive Beschäftigung mit dem Wetter amüsiert uns bis heute. An die Geschenke, die er letztes Jahr zu Weihnachten bekommen hat, kann sich Jake nicht erinnern, so scherzen wir immer, doch bestimmt weiß er auch mit achtzig noch genau, wie viel Schnee gelegen hat. (Er erinnert sich an keinen einzigen Namen seiner Kindergartenkameraden, doch er kann in lebhaften Details den wolkenbruchartigen Regen beschreiben, vor dem er sich an seinem ersten Tag dort in ein Treppenhaus flüchten musste, als er auf den Bus wartete.)

Im Nachhinein betrachtet springt natürlich das Datum der Hausaufgabe ins Auge: Januar 2005 – sieben Monate, bevor im Süden der Vereinigten Staaten Hurrikan Katrina wütete.

Die Jungsbude

In der zweiten Klasse schwamm Jake in der Schule ruhig mit im Strom. Doch ich sah seinen Autismus immer wie einen drohenden Schatten, der im Hintergrund lauerte und jederzeit wieder von meinem Kind Besitz ergreifen konnte, wenn ich nicht aufpasste. Genauso wie ich Jake zum Nachhilfeunterricht geschickt hätte, hätte er Schwierigkeiten mit Mathe oder Englisch gehabt, genauso fühlte ich mich dafür verantwortlich, dass er Freunde fand. Doch auch dafür brauchte es ein bisschen Nachhilfe.

Wie schon gesagt, ich mag Halloween; man könnte sogar sagen, ich liebe es. Michael macht sich immer darüber lustig, welchen Aufwand ich treibe (und ihn treiben lasse), um diesen Brauch zu feiern. Es ist in unserer Nachbarschaft weithin bekannt, dass ich jeden, der nur lange genug stillhält, schminke und in ein Kostüm stecke. Für Jakes erstes Halloween nähte ich ihm zum Beispiel ein Ganzkörper-Kürbiskostüm und verwandelte unseren kleinen roten Leiterwagen in einen Kürbisfestwagen, indem ich ihn mit Kürbislaternen und hübschen Speisekürbissen schmückte. Dann zog ich Jake darin durch die ganze Nachbarschaft.

Als Jake in der zweiten Klasse war, fuhr ich zu einer nahe gelegenen Farm hinaus und holte ein paar Kürbisse, um mit den Tageskindern Kürbislaternen zu schnitzen. Auf der Rückfahrt kam ich am Haus unserer Nachbarin vorbei und sah deren sieben Jungs auf der Straße mit ein paar anderen Kindern Fußball spielen. Das versetzte mir einen kleinen Stich ins Herz.

Zu Hause angekommen stellte ich den Motor ab und beobachtete aus dem Auto heraus Jake. Auch er war draußen, doch der Unterschied zwischen unserem Haus und dem unserer Nachbarn war nicht zu übersehen. Es gehörte damals zu Jakes Lieblingsbeschäftigungen, mehrdimensionale geometrische Formen zu entwerfen – Würfel, Kugeln, Zylinder, Kegel und natürlich seine geliebten Parallelotope. Das Material dazu sammelte er sich im und um das Haus herum zusammen: Küchenpapierrollen, Holzklötzchen, Watte- und Bastelstäbchen – alles konnte er gebrauchen. An jenem Abend war er damit beschäftigt, einige seiner Werke fein säuberlich am Geländer unserer Veranda entlang aufzustellen.

Ich stieg aus dem Auto, ging ins Haus und setzte einen Topf Wasser auf, um Nudeln zu kochen. Dann ging ich wieder nach draußen, und gemeinsam dekorierten Jake und ich in der untergehenden Herbstsonne unsere Veranda – er mit geometrischen Formen, ich mit Spinnennetzen und Kürbissen (und vielleicht auch mit einer Nebelmaschine und dem ein oder anderen schreienden Geist). Als meine Nachbarin ihre Kinder zum Essen rief, kam mir eine Idee.

Ich wollte, dass Jake Freunde fand, doch ich wusste, ich konnte ihn nicht einfach nach draußen schicken, um mit den Nachbarskindern Fußball zu spielen. Das hätte nicht funktioniert. Jake war nicht der Typ, der beim Fußball Freunde gewann. Durch seine verzögerte physische Entwicklung war er langsam und auch sonst nicht besonders sportlich. Außerdem weiß ich nicht mal, ob er damals überhaupt die Spielregeln kannte. (Sicher war ich mir nur, dass sie ihn nicht interessierten.) Ich musste etwas finden, wofür sich sowohl Jake als auch die anderen Kinder begeisterten.

Und plötzlich kam mir eine Idee: Ich musste Jakes Zimmer in einen Ort verwandeln, der eine unwiderstehliche Anziehungskraft auf Jungen ausübte.

Am nächsten Tag ging ich einkaufen. Wir hatten wie immer nicht viel Geld, doch ich betrachtete meinen Einkauf als Investition in Jake. Ich besorgte ihm ein Hochbett und für den Platz darunter flauschige Teppichvorleger und coole Sitzsäcke. Ich ließ Michael und einen Nachbarn unseren Großbildfernseher nach oben transportieren und erstand eine PlayStation und Videospiele, von denen der Teenager an der Kasse behauptete, er spiele sie auch zu Hause. Zum Schluss deckte ich uns noch mit Tortilla-Chips in allen Geschmacksrichtungen ein, die es im Laden gab, und backte ein großes Blech Schokokekse mit extra vielen Schokostückchen. So war im Handumdrehen ein Ort geschaffen, an dem sich Jungen gerne aufhalten – eine richtige Jungsbude. Nun konnten wir den Nachbarskindern unsere Türen öffnen.

Jake war ein wenig verwirrt über die Umgestaltung seines Zimmers, doch solange er Bilder des Sonnensystems an den Wänden haben durfte, waren ihm die Möbel egal. Die neue Zimmerausstattung ließ Jakes Stärken zur Geltung kommen. Dank seiner erstaunlichen visuellen und räumlichen Wahrnehmung ist Jake bei Videospielen sehr gut. Bei Circuit City versammelte sich immer eine Traube von Zuschauern um ihn, wenn er das Profiniveau von Guitar Hero mit dem Gitarren-Controller hinterm Kopf spielte.

Die Nachbarskinder kamen und blieben. Tatsächlich ist Jake mit vielen der Jungen, die er in jenem Jahr kennengelernt hat, noch immer eng befreundet – insbesondere mit Luke. Zwischen Lukes Mutter und mir existierte eine unausgesprochene Übereinkunft. Sie hoffte, Jakes Liebe für die Wissenschaft würde auf Luke abfärben, und ich hoffte, an Jake würde etwas von Lukes Footballleidenschaft hängenbleiben.

Überhaupt waren die Mütter meine Geheimwaffe, denn sie liebten Jake. Vor allem in den Weihnachtsferien, wenn ihren eigenen Jungs die Decke auf den Kopf fiel, erhielt ich verzweifelte Hilferufe: »Bitte, Kristine, rette mich. Sie stellen die ganze Wohnung auf den Kopf. Kann Jake zum Spielen herüberkommen?« Und wenn die Mütter Jake nach dem Spielen wieder bei uns ablieferten, waren sie jedes Mal voll des Lobes: »Er ist so unglaublich höflich! Wie hast du es nur geschafft, ihm so gutes Benehmen beizubringen?« Doch ich glaube nicht, dass Jake tatsächlich bessere Manieren hatte als andere siebenjährige Jungen. Er war eben nur sehr ruhig. Dabei wäre ich froh gewesen, Jake hätte lauthals »Kitzelalarm!« gebrüllt, wenn Wes ihn mal wieder ärgerte. Und ich wünschte mir, dass er mit der Zeit genauso wild und ungestüm werden würde wie seine Freunde.

Mit der Sprache war es dasselbe: Während andere Mütter angesichts der Wortwahl ihrer Sprösslinge die Augen verdrehten, wäre ich vor Freude fast in die Luft gesprungen, als Jake eines Abends verkündete, der Film, den er nachmittags angeschaut habe, sei »echt Scheiße« gewesen. Ich bemühte mich, keine große Sache daraus zu machen, doch als er den Tisch abräumte, konnte ich es mir nicht verkneifen, Mike heimlich zuzugrinsen. Das war das erste bisschen Umgangssprache, das aus seinem Mund zu hören war.

Manchmal spielte Jake mit seinen Freunden Schach, meistens aber schauten sie sich Filme an oder spielten mit ihren Leuchtschwertern und leerten dabei sämtliche Chipstüten, die sie im Haus finden konnten. Als das Star-Wars-Prequel herauskam, konnte Jake jeden Satz auswendig, doch zum ersten Mal war er damit nicht der Einzige. So gut wie jeder Junge in seinem Alter kannte diese Filme in- und auswendig. Es machte mich so froh, ihn mit seinen Freunden spielen zu sehen, dass ich regelmäßig für Chips- und Videospielnachschub sorgte und nicht einmal viel sagte, wenn bei der Verfolgungsjagd auf Darth Maul eine Wohnzimmerlampe zu Bruch ging. Manchmal musste ich Jake einen kleinen Schubs geben: »He, ich glaube, du hast jetzt genug über Mathe geredet.« Doch im Allgemeinen passte er sich erstaunlich gut an, und die Kinder wurden echte Freunde.

Die Tagespflege war mittlerweile zu einem festen Bestandteil unseres Lebens geworden. Und wie schon zuvor beschränkten sich die Aktivitäten nicht allein auf die Garage, sondern erstreckten sich oft bis in unseren Wohnbereich. Die Projekte machten meist so großen Spaß, dass sich alle daran beteiligten. Zum Beispiel arbeiteten wir zwei Wochen lang an einem riesigen kunterbunten Wandgemälde aus Geleebohnen, das die ganze Zimmerwand einnahm. Das war viel Arbeit, doch wir sangen dabei Lieder und erzählten uns Geschichten. Und das Ergebnis konnte sich wirklich sehen lassen. Allein die Größe des Bildes erfüllte die Kinder mit Stolz. Ich vermute außerdem, dass mindestens ebenso viele Geleebohnen in unseren Mägen gelandet waren, wie nun an der Wand klebten.

Etwa um diese Zeit herum kam eine Mutter zu mir, die in der darauffolgenden Woche wieder anfangen musste zu arbeiten. Ihr Kind war in dem Alter, in dem die Trennungsängste losgehen, und es hatte den Anschein, dass der Mutter die Trennung sogar noch schwerer viel als der Kleinen. Das konnte ich natürlich gut verstehen, hatte ich es doch selbst erlebt. Also fragte ich mich beim Einschlafen: Wie könnten wir den ersten Tag bei der Tagesmutter zu etwas ganz Besonderem für dieses kleine Mädchen machen?

Am nächsten Morgen schickte ich die Tageskinder an die Arbeit – alle zwölf, inklusive Ethan, und auch Wesley und Jake, als sie von der Schule nach Hause kamen. Zusammen bastelten wir riesige Schmetterlinge aus farbigem Krepppapier und hängten sie an einen Rahmen, den Mike für uns an die Zimmerdecke montierte. »Wenn schon, denn schon, was?«, neckte er mich nicht zum ersten Mal. Die Wirkung all der Schmetterlinge, die kunterbunt von der Decke herabhingen und in der sanften Brise flatterten, die durchs offene Fenster hereinwehte, war atemberaubend.

Die Kinder, die ich betreute, nahmen an Aktivitäten und Projekten teil, von denen andere gesagt hätten, sie seien für Kinder in diesem Alter noch viel zu anspruchsvoll. Aber warum sollte man Kinder bremsen, wenn sie etwas tun können und Freude daran haben? Sie überraschten mich jeden Tag aufs Neue mit ihren ganz individuellen Begabungen. Ich könnte nie ein solches Elektronikgenie werden wie Elliott oder so musikalisch sein wie Sarah.

Meine Großeltern haben meiner Schwester und mir schon von klein auf bestimmte Aufgaben übertragen. Zum Beispiel durften wir die Bastelsachen für den Kindergottesdienst ordnen, eine durchaus anspruchsvolle Aufgabe, der wir uns als kleine Mädchen gerne annahmen. Zu unseren Aufgaben in der Kirche gehörte außerdem der Teedienst. Jedes Tablett musste erst gespült und poliert und dann mit einem Kännchen Milch, einer Zuckerdose und einem Glas voller bitzsauberer Teelöffel versehen werden. Niemand machte sich Sorgen, uns könne ein Glas zu Bruch gehen, und ich kann mich auch nicht daran erinnern, dass uns das jemals passiert wäre.

Bevor die meisten anderen Kinder auch nur eine Kinderschere in die Hand bekamen, schnitten wir mit unserer Großmutter bereits kunstvolle Formen aus Papier aus. Sobald wir alt genug waren, eine Nadel zu halten, brachte sie uns bei, uns selbst Kleider zu schneidern. Meine Großmutter war eine so geübte Näherin, dass ihre präzisen Nadelstiche kaum größer waren als die Schussfäden des groben Baumwollstoffes, den sie bearbeitete. Es gehört zu meinen frühesten Erinnerungen, wie ich mich unter dem großen Quiltrahmen im Wohnzimmer versteckte, den meine Großmutter jedes Mal aufbaute, wenn eine Verlobung anstand oder jemand ein Baby erwartete. An einem Abend bekam ich die ausdrückliche Erlaubnis, unter dem Rahmen zu spielen, nachdem ich zuvor voller Stolz mein eigenes kunstvoll abgenähtes Quadrat zu einer Quiltdecke beigetragen hatte. Ich war damals drei Jahre alt.

Meine Großmutter hat mir auch Backen beigebracht, und zwar nicht nach Rezept, sondern nach Gefühl. Stephanie und ich erkannten an der Konsistenz des Brotteigs, wann er genügend gegangen war, und konnten es dem Duft nach beurteilen, wann wir die Kekse aus dem Ofen holen mussten. Und das als kleine Mädchen, die noch auf einem Hocker stehen mussten, um die Arbeitsplatte zu erreichen.

Vielleicht war es deshalb für mich selbstverständlich, den Tageskindern und meinen eigenen Söhnen wesentlich mehr Verantwortung zu übertragen, als es andere vielleicht getan hätten. Ethan zum Beispiel liebte als Kleinkind Pasta. Und weil er sich schon immer fürs Kochen und Backen interessiert hatte, kaufte ich ihm eine günstige Nudelmaschine, die mit einer Handkurbel betrieben wurde. Seine ersten Versuche waren nicht besonders erfolgreich, doch er ließ sich nicht entmutigen, und einen Monat später machte unser vierjähriger Ethan bereits die köstlichsten Linguine.

Noah liebte Mathematik, also baute ich ihm aus großen Perlen und Holzstiften ein Rechenbrett, mit dem er sich das Einmaleins beibrachte. Claire nähte gerne und stellte tierförmige Kissen aus Filz her, mit denen wir die kleinen Patienten im Kinderkrankenhaus beschenkten. Ich habe die Erfahrung gemacht, dass es Kindern nie an Selbstständigkeit und Kreativität mangelt, wenn sie das tun können, was ihnen Freude bereitet.

Wer bin ich?

»Ich hoffe, ich lerne nächstes Jahr etwas.«

Das gab Jake zur Antwort, als ihn seine Lehrerin am Ende der zweiten Klasse fragte, worauf er sich im nächsten Schuljahr am meisten freue. Manchmal war Jakes Wissensdurst so groß, dass es schon fast unheimliche Züge annahm.

Michael und ich waren an die Tiefe und Bandbreite seiner Interessen mittlerweile gewöhnt, genauso wie an sein unglaubliches Gedächtnis und seine Fähigkeit, Muster zu erkennen und diese miteinander zu verknüpfen. Trotzdem fiel es uns schwer, mit ihm Schritt zu halten. Mit unseren Besuchen in der Buchhandlung und Recherchen im Internet versuchten wir seinem unstillbaren Wissensdurst gerecht zu werden, doch irgendwie schien das nie genug.

Mike brachte es auf den Punkt: Jake war wie Pac-Man. Wenn er etwas zum Lernen vor sich hatte, verschlang er es und gewann dadurch neue Energie. Traf er auf eine Wand, änderte er einfach seinen Kurs und machte sich woanders auf die Suche nach Lernstoff. Heather, die mir manchmal bei den Tageskindern aushalf, absolvierte gerade ihr zweites Studienjahr am College, als Jake in der dritten Klasse war. Sie war es, die Jakes Sprachbegabung wiederentdeckte, die Jake bereits als Baby bewiesen hatte, als er sich mithilfe einer DVD Japanisch beibrachte. Um die sprachlichen Anforderungen ihres Studienplans zu erfüllen, besuchte Heather einen Spanischkurs. Eines Abends ließ sie aus Versehen ihr Spanisch-Englisch-Wörterbuch bei uns liegen und entdeckte am nächsten Tag, dass sich Jake etliche spanische Wörter beigebracht hatte.

Sie brachte ihm daraufhin ein Übungsbuch für Anfänger mit, um zu sehen, was er damit anstellte. Zwei Wochen später konjugierte er spanische Verben. Dasselbe tat er auch mit Chinesisch, als sie ihm ein entsprechendes Übungsbuch schenkte, das sie in einem Antiquariat aufgestöbert hatte. Ich muss gestehen, dass ich Jake nicht dazu ermutigt habe, andere Sprachen zu lernen. Es war mir viel wichtiger, seine Dialogfähigkeit im Englischen zu fördern. Wenn er auf Spanisch daherplapperte, verstand ich kein Wort. Englisch reichte mir da vollkommen.

Durch ihre Arbeit in der Tagespflege kannte Heather Jake sehr gut, und eines Tages sagte sie zu ihm: »Du wirst einmal einen bedeutenden Preis gewinnen, und deine Mama wird das so laut feiern, dass ihr alle hochkant aus dem Restaurant geschmissen werdet.« Die Vorstellung, wie ich in einem schicken Restaurant auf die Pauke haue, fand Jake so unglaublich lustig, dass der Witz zwischen den beiden zu einem Running Gag wurde. Wenn Heather zur Arbeit kam, fragte sie Jake: »He, Jake, seid ihr wegen eurer Mama schon aus dem Restaurant geflogen?«

In gewisser Weise war Heather für ihn eher eine Altersgenossin als seine eigenen Mitschüler. Wenn sie auf ihre Prüfungen lernte, kuschelte sich Jake neben sie und lernte mit. Auf die Frage, ob er sie ablenke, antwortete sie: »Im Gegenteil, er hilft mir!«

Und das schien zu stimmen. »Vergiss das hier nicht«, erinnerte er sie, indem er mit seinem kleinen Finger auf eine Grafik deutete.

»Er würde bei dieser Prüfung besser abschneiden als die meisten Studenten, die daran teilnehmen«, meinte Heather eines Abends, als sie ihren Mantel anzog.

Faszinierend war auch, wie er mit den gelernten Informationen umging, wie er sie verarbeitete, kombinierte und umsetzte und zu welchen Schlüssen sie ihn führten. Zum Beispiel war er ganz besessen von Geologie und konnte endlos über Plattentektonik, Verwerfungslinien, geothermale Quellen, Erdbeben und Vulkaninseln referieren. Das Thema an sich konnte noch so enggefasst und begrenzt sein, die Art und Weise, wie er es für sich umsetzte, war es nicht.

Als er in der dritten Klasse war, nahm er eines Sonntagnachmittags mit seinen Büchern den gesamten Esstisch in Beschlag. Fein säuberlich lagen sie aufgeschlagen nebeneinander und bedeckten jeden Quadratzentimeter der Tischplatte.

Als es Zeit war, den Tisch fürs Abendessen zu decken, rief Mike mich mit gedämpfter Stimme herbei. Ein großes Buch zeigte auf der aufgeschlagenen Seite eine grafische und eine 3D-Darstellung der Wabash-Valley-Verwerfung, eines durch Indiana verlaufenden Erdbebengebietes. Ein anderes Buch zeigte die Rekonstruktion eines Jagdlagers der Clovis-Kultur, der nomadischen Paläo-Indianer, die diese Gegend in prähistorischer Zeit besiedelt hatten. In einem weiteren Buch war ein amerikanischer Ureinwohner abgebildet, der im frühen 18. Jahrhundert einen französischen Forscher durch Indiana führt. Im vierten Buch war eine geografische und statistische Karte des Bundesstaats aus dem Jahr 1812 aufgeschlagen. Und eine topografische Karte der US-Armee aus den 1940ern lag direkt neben einem aktuellen ASTER-Satellitenbild des Staates.

In einem Notizheft hatte Jake den genauen geografischen Längen- und Breitengrad unseres Hauses errechnet sowie dessen Position im himmlischen Koordinatensystem. Daneben lag ein Buch mit Sternkarten, das die Sternbilder zeigte, die an jenem Abend von Zentral-Indiana aus am besten zu sehen sein würden.

Es war absolut erstaunlich: Vor uns lag ein räumlicher und zeitlicher Querschnitt durch unsere Heimat, ein vielschichtiger, historischer Abriss von der Frühgeschichte bis in die Gegenwart und vom Innersten der Erde bis an den äußersten Rand des Sonnensystems. Ich zweifelte nicht eine Sekunde daran, dass Jake nicht nur jede einzelne dieser Informationen abgespeichert hatte, sondern dass er gleichzeitig auch an einer komplexen Synthese des Gelernten arbeitete, die all diese Details aus den verschiedensten Disziplinen auf einen Nenner bringen und viel mehr als die Summe ihrer Teile ergeben würde. So erhielten wir einen kleinen Einblick in die komplexe Matrix, die das wunderschöne Universum von Jakes Geist ausmachte.

Michael und ich standen eine Weile andächtig vor dem Tisch, um unsere Eindrücke zu verarbeiten. Dann rief ich Jake aus dem Keller herauf und bat ihn, den Tisch für die Lasagne freizuräumen.

Manchmal denke ich, dass es schwieriger gewesen wäre, ihm eine Mutter zu sein, wenn ich innegehalten hätte, um wirklich zu verstehen, was ich sah. »Das ist eben Jake«, sagten wir uns damals, ohne uns je wirklich klarzumachen, wie unfassbar seine Fähigkeiten waren. Ich vermute, das war gut so.

Wann Jake selbst zum ersten Mal bewusst wurde, dass er ein Ausnahmetalent ist, weiß ich nicht, jedenfalls merkte er irgendwann, dass er anders war. Er liebte es, in unserem Garten unter den Bäumen zu liegen. Gelegentlich kicherte er dann und sagte irgendeine hohe Zahl vor sich hin, wie etwa »viertausendfünfhundertsechsundneunzig«. Damit war die Anzahl der Blätter auf dem Baum gemeint. Er zählte die Blätter nicht, zumindest nicht jedes Blatt einzeln, so wie Sie oder ich das täten. Die Zahl war einfach offensichtlich für ihn. Wenn eines heruntergeschwebt kam, korrigierte er die Summe: »viertausendfünfhundertfünfundneunzig«. Als Jake zu verstehen begann, wie ungewöhnlich die Dinge waren, die er tat, wurde er in seinem Verhalten zunehmend gehemmter. »Okay, das waren ungefähr zweihundertsechsundvierzig Zahnstocher«, sagte er schmunzelnd und spielte damit auf eine bekannte Szene aus dem Film *Rain Man* an.

Ich mochte seine Befangenheit nicht. Ich wollte nicht, dass er sich für die Begabungen schämte, die ihn so besonders machten. Doch er war in einem schwierigen Alter. Mit acht schließen sich Jungs üblicherweise nach ihrer Lieblingssportart zusammen. Da gibt es die Baseball-Jungs, die Football-Bande und die Fußball-Freaks. Was die physische Entwicklung anging, hinkte Jake seinen Altersgenossen immer noch hinterher. Er war ein langsamer, unkoordinierter Läufer, und auch im Schwimmen war er nicht besonders gut. Als die Schule die Anmeldezettel für die verschiedenen Sportarten austeilte, trug sich Jake deshalb überhaupt nirgends ein.

Stattdessen meldete er sich im Schachclub an. Dessen Mitglieder trafen sich vor der Schule zu ihren Partien. Da die meisten Spieler erst noch lernen mussten, welche Züge sie mit den einzelnen Figuren machen konnten, hatte Jake keine ernstzunehmende Konkurrenz. Er machte die Spiele für sich interessanter, indem er gleich zu Beginn einer Partie einige seiner wichtigsten Figuren opferte – seine Königin, einen Läufer und fünf Bauern –, sodass er nur noch wenige Figuren zur Verfügung hatte, um seinen König zu schützen. Obwohl er jedes Mal dieselben Figuren opferte, bemerkte keines der Kinder, dass er das absichtlich tat. Während die anderen Kinder die Spielregeln lernten, übte sich Jake in wichtigen sozialen Kompetenzen, wie etwa darin geduldig zu warten, wenn jemand anderes an der Reihe ist.

Die Freundschaften zu Kindern aus der Schule und der Nachbarschaft gaben ihm viel, doch trotzdem blieb ihm nicht verborgen, dass er anders war als seine Freunde und alle anderen Kinder in seiner Klasse. Andere Kinder wollten nach der Schule ein paar Körbe werfen oder fernsehen. Jake tat diese Dinge zwar auch, doch am liebsten arbeitete er an einer komplizierten Mathematikaufgabe oder aktualisierte seine politische Karte der Vereinigten Staaten.

Einen wesentlichen Teil seiner selbst konnte er nicht mit den andern Jungs teilen. Denn Wahlkreisschiebungen, Bodenchemie oder womit sich Jake sonst noch so beschäftigte, interessierte sie eher weniger. Die Aufgaben in der Schule machte er damals absichtlich langsamer und tat so, als brauche er wie die anderen zwanzig Minuten für ein Arbeitsblatt mit Einmaleins-Aufgaben. In seinem sozialen Umfeld zurechtzukommen bedeutete für Jake, einen wichtigen Teil seiner selbst zu verheimlichen.

Ein Experte für Hochbegabte erklärte uns, dass jemand mit Jakes IQ bei allem, worauf er sich konzentriert, Bestleistungen erzielt, und sei es, einen gewöhnlichen Drittklässler zu mimen. Doch dieses Doppelleben führte ihn schließlich in eine Art Identitätskrise. Er musste herausfinden, wer er war, denn das wusste er noch nicht so recht.

Auf YouTube schauten Jake und ich uns des Öfteren Videos über autistische Savants und Wunderkinder an. Viele dieser Wunderkinder waren musikalisch, wodurch auch Jake zum Musizieren inspiriert wurde. Er hörte sich einige Minuten eines klassischen Musikstücks an, drückte dann die Pausetaste, setzte sich ans Klavier und spielte mehr oder weniger perfekt nach, was er gehört hatte. Es war verblüffend, ihm dabei zuzusehen, und ihn selbst schien es zu entspannen. Jake war noch nie ein Morgenmensch gewesen, doch nach dem Aufstehen ein paar Minuten Klavier zu spielen wurde für ihn bald zu einer beliebten Art, den Tag zu beginnen.

Wir fanden Videos von Kim Peek, dem autistischen Mega-Savant, auf dem Dustin Hoffmans Figur in dem Film *Rain Man* basiert. Peek war unter anderem für das Kalenderrechnen bekannt. Er wusste beispielsweise nicht nur das Datum von Winston Churchills Geburt, sondern konnte anhand des Geburtsjahres auch sagen, an welchem Wochentag dieser zur Welt gekommen war.

»Hä, das soll was Besonderes sein? Das kann ich auch!«, sagte Jake, als wir uns das Filmchen anschauten.

»Ach ja?« Und wieso wusste ich davon nichts? Na gut, eine solche Fähigkeit kommt in Gesprächen ja normalerweise auch nicht zur Sprache.

»Okay, dann sag mir mal, an welchem Wochentag ich geboren worden bin«, sagte ich.

»1974 war der 17. April ein Mittwoch«, sagte er, ohne vom Bildschirm aufzuschauen.

Natürlich hatte er Recht.

Auch von Jakes hervorragendem visuellem Gedächtnis hatte ich keine Ahnung gehabt, bis wir im Internet einen Dokumentarfilm über den Künstler Stephen Wiltshire anschauten. Wiltshire ist ein autistischer Savant, der die Fähigkeit besitzt, eine Landschaft, die er nur ein einziges Mal gesehen hat, nahezu originalgetreu nachzuzeichnen, was ihm den Spitznamen ›die lebende Kamera‹ einbrachte. In dem Dokumentarfilm flog das Kamerateam mit ihm in einem Helikopter über Rom, und nach diesem Flug war Wiltshire in der Lage, die Stadt bis ins kleinste architektonische Detail wiederzugeben, etwa die korrekte Anzahl von Säulen am Pantheon.

»So sehe ich auch«, sagte Jake – einerseits erstaunt darüber, dass es da draußen jemanden gab, der die Welt genauso sah wie er, gleichzeitig aber auch ein wenig verwundert, dass alle anderen Menschen nicht auf einen Blick erkannten, wie viele Fenster ein Wolkenkratzer hatte. Jake verfügte nicht über Wiltshires künstlerisches Talent, doch auch er konnte genau sagen, wie viele Autos auf dem Parkplatz von Best Buy standen, an dem wir mit fünfundfünfzig Meilen pro Stunde vorbeigefahren waren. Auch wusste er neben zahlreichen anderen Details, wie viele davon silbern waren.

Andere autistische Savants auf YouTube zu sehen war für Jake zwar eine Hilfe, doch es war keine Lösung für die Entfremdung, die er im Alltag empfand. In gewisser Weise intensivierte das Wissen um die anderen Savants und Wunderkinder sogar noch seine Einsamkeit.

Zu begreifen, dass man nicht der einzige Savant auf der Welt ist, weil man einen anderen auf YouTube gesehen hat, ist eine Sache, sich nicht allein zu fühlen, weil man sich mit jemandem austauschen kann, der dasselbe Schicksal teilt, eine ganz andere. Jake konnte mir zwar alles über seine Interessen erzählen, doch zwischen uns entstand kein inhaltlicher Austausch darüber. Ich konnte mir nicht schnell mal Kenntnisse über pyroklastische Ströme aneignen, mit denen ich seine Aufmerksamkeit hätte fesseln können. Ich konnte nur zuhören und ihm Fragen stellen, doch irgendwann war das nicht mehr genug.

Auf Jakes Drängen hin kontaktierte ich Dr. Darold Treffert, Kim Peeks Arzt und einer der bedeutendsten Experten für autistische Savants. Jake hatte auf Dr. Trefferts Webseite die Profile einiger Savants gelesen und fühlte sich sofort mit ihnen verbunden. Für jemanden, der sich gefragt hatte: »Wo passe ich dazu?« und »Wo gehöre ich hin?«, schien Dr. Trefferts Webseite ein Geschenk des Himmels. Also griff ich zum Telefon.

In der Welt des Autismus kann es locker ein Jahr dauern, bis Sie zu einem Experten in Ihrem Bundesstaat durchdringen. Umso größer war meine Überraschung, Dr. Treffert direkt persönlich am Apparat zu haben. Ich erzählte ihm von meinem außergewöhnlichen Sohn, und er hörte interessiert zu. Nachdem wir uns eine Weile unterhalten hatten, sagte er einen Satz, an den ich seitdem fast täglich denke: »Warten Sie ab, Ihr Sohn wird Sie überraschen.«

Damals war mir noch nicht klar, was genau er damit meinte. »Oh, das tut er schon jetzt«, sagte ich lachend. »Er überrascht mich jeden Tag aufs Neue.«

Das stimmte auch. Zum Beispiel hatte ich nicht die geringste Ahnung gehabt, dass Jake auch das Kalenderrechnen beherrschte. Doch erst in den folgenden Jahren wurde mir klar, wie außerordentlich weise diese Prophezeiung war. Dr. Treffert wusste, dass wir bis dahin nur die Spitze des Eisbergs gesehen hatten. Er wusste, dass Jakes Fähigkeiten exponentiell zunehmen würden, je älter er wurde, und dass sie all unsere Erwartungen bei Weitem übertreffen würden.

Während dieses ersten Telefonats erzählte ich Dr. Treffert auch, wie einsam sich Jake fühlte. Er schlug daraufhin vor, ihn mit einem anderen achtjährigen Wunderkind in Kontakt zu bringen. Die Begabungen der Jungen lagen zwar nicht auf demselben Gebiet, doch sie hatten viele gemeinsame Interessen und ein ähnliches Entwicklungsmuster. Dr. Treffert konnte sich deshalb vorstellen, dass sich die beiden gut verstehen würden und zwischen ihnen eine engere Beziehung möglich wäre als zu anderen Kindern ihres Alters. Ich konnte es kaum erwarten, das Gespräch zu beenden, um die Mutter dieses Jungen anzurufen, doch wie sich herausstellte, war sie an einem Treffen der beiden Jungen nicht interessiert. Ihr Sohn, so erklärte sie, sei zu beschäftigt, um sich um neue Freundschaften zu kümmern. Zwischen seinem Übungsplan fürs Musizieren und seinen Konzerttourneen sei dafür einfach keine Zeit.

Ich war schockiert. Niemand weiß besser als ich, dass ein talentiertes Kind von sich aus motiviert ist. Ich habe Jake nie dazu gedrängt, Mathematik, Physik oder Astronomie zu lernen, und ich bin sicher, dass die Mutter dieses Jungen ihn auch nie dazu zwingen musste, sein Instrument zu spielen. Die Überzeugung, dass ein Kind das tun sollte, was ihm Spaß macht, vertrete ich so vehement wie wohl kaum jemand sonst. Sie ist das Grundprinzip meiner ganzen Arbeit. Doch alles braucht ein Maß.

»Physik gibt es auch morgen noch«, sagte ich immer zu Jake, oder: »Die Mathematik läuft dir nicht weg.« Dasselbe gilt natürlich auch für Schach, Musik oder Kunst. Ich bin mir sicher, dass Bobby Fischer als Kind von niemandem dazu gezwungen werden musste, in jeder wachen Minute Schach zu spielen. Wahrscheinlich tat er nichts lieber als das. Doch dann ist es meiner Meinung nach Sache der Eltern, das Schachbrett zusammenzuklappen und ihr Kind zum Spielen nach draußen zu schicken. Auch braucht ein Kind Freunde in seinem Alter, allein schon um sich selbst besser kennenzulernen.

Trotz all unserer Bemühungen schlugen Jake die Einsamkeit und Langeweile der dritten Klasse schließlich aufs Gemüt. Er war so wild darauf zu lernen, und die Schule schien seinem Wissensdurst nur im Wege zu stehen. Bis spät in die Nacht blieb er auf und las im Bett, egal wie oft wir in sein Zimmer kamen und das Licht ausschalteten. Und morgens wollte er dann nicht zur Schule gehen. Die Kompromisse, die wir mit ihm vereinbart hatten, zwischen dem, was er tun musste, und dem, was er gerne tat, schienen aus dem Gleichgewicht geraten zu sein. Das lebhafte, tatenfrohe und enthusiastische Kind, das auf dem Autorücksitz über Asteroide plapperte – das war mein Jake. Das Kind aber, dem ich morgens an der Bushaltestelle einen Abschiedskuss auf die Wange drückte, schien nur noch sein Schatten zu sein.

Anstatt nach der Schule mit seinen Freunden aus der Nachbarschaft zu spielen, blieb Jake lieber bei mir und den Tageskindern und quetschte sich mit seinen acht Jahren in eines der würfelförmigen Regalfächer. Wenn Eltern ihre Kinder abholten, sahen sie ihn dort eingezwängt hocken. Einige fanden das sogar lustig.

Doch daran war nichts witzig oder süß. Im Gegenteil, das war eindeutig autistisches Verhalten, und ich war zutiefst besorgt. Ich fürchtete, Jake erneut zu verlieren.

Von den Sternen gerettet

Ich rief Stephanie Westcott an, die Psychologin, die bei Jake erstmals Autismus diagnostiziert hatte. Sie hörte sich an, was los war, und sagte dann offen: »Das klingt nach großer Langeweile, Kristine. Du musst ihn fordern. Woran hat er in letzter Zeit denn Interesse gezeigt?«

Das war leicht zu beantworten. Seit über einem Jahr hing mir Jake mit Algebra in den Ohren. Nur leider stand auf dem Lehrplan der dritten Klasse nicht Algebra, sondern das Einmaleins und schriftliche Division. Und auch ich konnte ihm nicht weiterhelfen. In der dritten Klasse war er bereits weit über das hinaus, was ich in Mathematik je gelernt hatte. Was Mathematik und Naturwissenschaften anging, hatte er Michael und mich schon seit Langem überflügelt. Alles, was ich tun konnte, war, ihm zuzuhören, wenn er mit einem Problem rang und versuchte, selbst auf dessen Lösung zu kommen.

Also rief ich seine Schule an. Deren Job war es zu lehren, und genau das brauchte Jake – einen Lehrer. Vielleicht gab es dort ja eine Arbeitsgemeinschaft für Mathematikbegabte, an der Jake teilnehmen konnte? Man lud uns ein, um einige Möglichkeiten auszuloten.

Als ich sah, wie viele Leute uns bei dem Treffen erwarteten, schrillten bei mir die Alarmglocken. Warum war der Schulpsychologe anwesend, wenn wir über den Mathematikunterricht sprechen wollten?

Die Unterhaltung begann recht höflich. Michael und ich erzählten, wie sehr sich Jake für Algebra interessierte und wie leid es uns tue, ihm nicht dabei helfen zu können.

»Wenn in der vierten Klasse das Begabtenprogramm losgeht, wird er genügend Zeit haben, diese Dinge zu lernen. In der Zwischenzeit aber könnten wir ihn vielleicht anderweitig unterstützen, indem wir das Förderprogramm wieder aufnehmen.«

Ich war sprachlos. Lernförderung? Ich dachte, dieses Thema hätten wir schon im Kindergarten abgehakt. Jakes Wissensdurst war kein Ausdruck von Förderbedürftigkeit. Er war kein Kind, das zusätzliche Unterstützung brauchte, weil es nicht stillsitzen konnte. Jake war ein klarer Einserschüler.

»Jake braucht keine Lernförderung. Was er braucht, sind Informationen.«

»Ein Förderprogramm könnte ein Weg sein, ihm diese Informationen zu verschaffen.«

Ich verstand noch immer nicht. »Warum sprechen wir hier über Sonderförderung? Stört Jake etwa den Unterricht? Spielt er in der Pause nicht mit seinen Freunden? Hat er Kommunikationsschwierigkeiten?«

»Nein, natürlich nicht. Jake ist ein Musterschüler, und er hat viele Freunde. Es gibt keinerlei Probleme mit ihm.«

»Braucht er Beschäftigungstherapie? Physiotherapie? Sprachtherapie?«

Wieder war die Antwort nein.

»Was ist es dann? Warum sprechen wir dann über Förderunterricht?«

Es war genau wie damals mit den Alphabetkarten. Ich war hergekommen, weil mich mein Sohn seit Langem anflehte, mehr über ein Thema zu lernen, bei dem ich ihm nicht helfen konnte. Was er dazu brauchte, waren Informationen, und um ihm diese zu verschaffen, hatte ich mich an seine Schule gewandt. Und nun schlug man uns dort vor, Jake wieder als Förderschüler einzustufen.

»Ich glaube, wir sind hier fertig. Bitte entschuldigen Sie mich«, sagte ich und verließ den Raum.

Michael kam mir völlig schockiert nachgeeilt. »Kristine! Komm bitte wieder rein und lass uns das Gespräch zu Ende führen.«

»Ich werde da nicht mehr reingehen«, entgegnete ich. »Es gibt nichts mehr zu sagen. Ich werde mich an keiner Diskussion beteiligen, die darauf abzielt, meinen Sohn in ein Förderprogramm zu stecken. Dafür bin ich nicht hergekommen. Ich warte im Auto auf dich.«

Ich wollte weder Jakes Schule noch seinen Lehrern Vorwürfe machen. Im Gegenteil, ich schätzte ihre Arbeit und ihr Engagement sehr. Sie wollten für Jake das Richtige. Doch die Wiederaufnahme eines Förderprogramms war nicht das Richtige, das spürte ich. Natürlich konnte ich mich irren. Dessen war ich mir in diesem Moment ebenso bewusst wie damals, als ich Jake aus dem Lebenshilfeprogramm genommen hatte. Mütterliche Intuition kommt schließlich nicht mit Warnblinklichtern und Sirenengeheul daher. In diesem Fall jedoch war der Weg für mich klar.

Ich engagierte meine Tante, eine Mathematiklehrerin an der Highschool, um Jake in Algebra zu unterrichten. Doch als er binnen kürzester Zeit das überschritt, was sie ihm beibringen konnte, wurde mir klar, dass das Problem mit ein bisschen zusätzlichem Matheunterricht nicht zu lösen war. Stephanie Westcott hatte Recht: Jake war unterfordert. Was er brauchte, war eine echte Herausforderung, etwas, das seine Vorstellungskraft anregte und ihn motivierte. Und weil ihn die Astronomievorlesungen am Holcomb-Observatorium schon einmal aus seinem Schneckenhaus gelockt hatten, kehrten wir dorthin zurück, diesmal mit der ganzen Familie. Selbst Baby Ethan war mit von der Partie.

Jakes Wandel war beeindruckend. Und auch wir anderen genossen unsere gemeinsamen Ausflüge ins Planetarium sehr. Bevor wir die wöchentliche Vorlesung besuchten, breiteten wir auf dem Planetariumsgelände unsere Picknickdecke aus und aßen Erdnussbutter- und Marmeladenbrote. Ich hatte immer eine Tasche voll Autosticker-Bücher dabei, um Wesley und Ethan zu beschäftigen, während sich Jake selig in den Vortrag vertiefte. Am Ende machten wir regelmäßig noch einen Abstecher nach oben zu dem riesigen Teleskop, durch das Jake zu den Sternen hinaufsah.

Unsere Besuche in der Sternwarte wurden zu einer neuen Familientradition und waren genau die Art von fröhlicher und unbeschwerter Kindheitserfahrung, die ich mir für meine Kinder wünschte. Ethan war noch ein bisschen zu klein für Astronomie, aber Wesley konnte sich bereits dafür begeistern. Je mehr er darüber erfuhr, desto größer wurde sein Interesse, und schon bald unterhielt er sich mit Jake auf der Heimfahrt so angeregt über Inhalte der höheren Astronomie, dass man hätte meinen können, die beiden befänden sich auf einer Expertenkonferenz. Mal im Ernst, dachte ich und warf Mike einen vielsagenden Blick zu, sind das wirklich unsere Kinder?

Wes und Ethan waren glücklich, und bei Jake hatten wir das Gefühl, ihn richtiggehend gerettet zu haben. Fast unmittelbar nachdem wir unsere Besuche in der Sternwarte wieder aufgenommen hatten, beteiligte er sich wieder am gesellschaftlichen Leben. Nach der Schule ging er fröhlich nach draußen, um Rad zu fahren oder mit seinen Freunden Fangen zu spielen. Ich hatte meine Lektion gelernt. Solange Jake eine ordentliche Dosis Astronomie bekam, konnte er auch den sozialen Anforderungen in der Schule gerecht werden. Wie ich es schon so oft bei meinen Tageskindern und den autistischen Kindern bei Little Light erlebt hatte, fiel auch Jake alles andere leichter, wenn er das tun konnte, was ihm Freude bereitete.

Doch gerade als wir wieder auf den richtigen Weg zurückgefunden hatten, machte die Sternwarte Winterpause. Um die errungenen Fortschritte nicht wieder zu verlieren, mussten wir etwas Neues finden, womit wir Jakes Interesse gewinnen konnten. Es würde sicher nicht ausreichen, die Doku-Serie *Unser Kosmos* zu schauen und auf der NASA-Webseite zu surfen. Jake musste tiefer in die Materie eintauchen. Also machte ich mich auf die Suche nach einem anderen Planetarium.

Nicht weit entfernt vom Holcomb-Observatorium der Butler University lag die Indiana University – Purdue University Indianapolis (kurz IUPUI). Zwar besaß die IUPUI kein Planetarium, doch sie bot Astronomiekurse an. Und so nahm ich mit Professor Edward Rhoads Kontakt auf, der dort einen Einführungskurs über das Sonnensystem gab.

Hätte ich für mich selbst um einen Gefallen bitten müssen, hätte ich wahrscheinlich nie den Mut dazu aufgebracht, doch da es um Jake ging, kannte ich keine Angst. Ich erzählte Professor Rhoads von meinem autistischen Sohn, der die Astronomie liebte und in sozialer und vielerlei anderer Hinsicht große Fortschritte machte, wenn er sich mit Dingen beschäftigen konnte, die ihn interessierten. Ich fragte ihn, ob Jake seinem Unterricht beiwohnen dürfe, und stellte klar, dass es mir dabei weder um Wissenschaft noch um Jakes Bildung gehe, sondern dass ich einfach glaubte, dieser Kurs würde ihm Freude bereiten und sich positiv auf seine soziale Kompetenz auswirken.

Mir war bewusst, wie verrückt meine Bitte klang. Es handelte sich hier schließlich um ein Seminar an der Universität, und Jake war acht Jahre alt. Doch ich wusste auch, dass die Erlaubnis, an diesem fünfwöchigen Kurs teilzunehmen, der beste Weg war, um Jake vom Bücherregal fernzuhalten. Ich schlug Professor Rhoads sogar vor, wir könnten im Gang vor dem Raum Platz nehmen und sein Seminar von dort aus verfolgen. Doch das war nicht notwendig. Professor Rhoads war so großzügig, Jake die Teilnahme an seinem Einführungskurs über den Saturn zu gestatten, allerdings unter der Bedingung, dass ich mit ihm den Raum verließ, falls er den Unterricht in irgendeiner Weise stören sollte.

Der Kurs fand nachmittags statt, was bedeutete, dass ich Jake zwanzig Minuten vor Schulschluss abholen musste. Ich kreuzte die Finger hinter dem Rücken und erklärte seiner Lehrerin, in der Hoffnung, sie würde kein Attest verlangen, er habe eine Reihe von Arztterminen. Im Auto sagte Jake: »Nun, er *ist* ja ein Doktor.« Das war beinahe ein Witz, ein erster Anflug von Humor, was für Jake, der seine humorvolle Seite noch nicht entdeckt hatte, etwas völlig Neues war. Ich nahm es als gutes Zeichen.

Die IUPUI ist eine Pendler-Uni, und viele der Studenten sind älter und arbeiten in Teilzeit. Als Jake und ich den kleinen Seminarraum betraten, in dem der Kurs stattfand, hielten mich die übrigen Teilnehmer wahrscheinlich für eine Studentin, deren Babysitter sie versetzt hatte. Obwohl ich mir sicher war, das Richtige zu tun, fragte ich mich dennoch nervös, wie der Nachmittag wohl verlaufen würde. Vielleicht würde Jake herumhampeln, mit seinem Stuhl geräuschvoll auf dem Linoleumboden hin und her rücken oder sonst wie für Unruhe sorgen. In dem kleinen Raum würde das zwangsläufig auffallen. Mein Herz pochte deshalb heftig, als Professor Rhoads vorne am Pult Platz nahm. Er war leicht zerzaust, wirkte introvertiert und stahlte eine große Leidenschaft für sein Fach aus, kurz gesagt, er war der Inbegriff eines zerstreuten Professors. Er erinnerte mich ein bisschen an Jake.

Zum Glück entspannte sich Jake, sobald Professor Rhoads zu sprechen begann, und als ich ihn ansah, erschien er mir so glücklich wie seit Monaten nicht mehr: konzentriert, aufmerksam und absolut zufrieden.

Professor Rhoads zeigte einige beeindruckende Aufnahmen des Saturns, von denen die meisten mithilfe des Hubble-Weltraumteleskops gemacht worden waren. Er klickte die einzelnen PowerPoint-Folien durch und bat die Kurzsteilnehmer darum, die Bilder zu interpretieren.

»Was ist das für ein schwarzer Punkt vor dem Saturn?«, fragte er die Studenten. Keiner antwortete.

Jake kritzelte etwas auf den Seitenrand seines Notizbuches und schob es zu mir herüber: »Wenn ich es weiß, darf ich es sagen?«

»Wenn niemand sonst antwortet«, schrieb ich zurück. »Vergiss aber nicht, dich zu melden!«

Jake wartete einen Augenblick, dann hob er die Hand. Der Professor wandte sich zu ihm und nickte. »Es ist der Schatten des Titans«, sagte Jake.

Die Studenten warfen sich erstaunte Blicke zu. Und auch ich staunte ein wenig – nicht über Jakes Antwort (daran war ich mittlerweile gewohnt), sondern über sein Auftreten. Die Selbstverständlichkeit, mit der er sich an der Diskussion eines Hochschulseminars beteiligte, war beeindruckend. Er wirkte absolut souverän und selbstbewusst. Als gehöre er einfach hierher.

Im Verlauf dieser ersten Unterrichtsstunde beantwortete er noch ein oder zwei weitere Fragen, wobei er stets abwartete, ob einer der eingeschriebenen Studenten einen Versuch wagen wollte. Ich konnte merken, dass Professor Rhoads zu verstehen begann, dass ich Jake nicht aus einer Laune heraus hergebracht hatte und er nicht einfach ein kleiner Junge war, der gern Wissenschaftssendungen guckte.

Der Jake, mit dem ich an jenem Abend nach Hause fuhr, war mit dem im Bücherregal nicht zu vergleichen. Die Tage, an denen das Seminar stattfand, waren die einzigen, an denen ich morgens keine zwanzig Minuten brauchte, um ihn zum Aufstehen zu bewegen. Der Satz »Wir haben heute Nachmittag Seminar« funktionierte besser als jeder Wecker. Auf der Fahrt zur Universität lehnte sich Jake in seinem Sitz nach vorn, als könne er nicht schnell genug dort ankommen.

Gegen Ende der zweiten Seminarstunde kritzelte Jake erneut eine Nachricht an den Rand seines Heftes. »Ich habe eine Frage.«

»Warte damit bis zum Ende der Stunde und überlege dir gut, ob es nicht etwas ist, das wir auch zu Hause nachschlagen können«, antwortete ich.

Nach dem Unterricht wartete Jake geduldig, bis Professor Rhoads die Fragen der anderen Studenten beantwortet hatte. Als er schließlich an der Reihe war, bemerkte ich, wie er unruhig von einem Bein aufs andere trat – eine Bewegung, die eine Mutter sofort zu interpretieren weiß. Der Unterricht war lang gewesen, und auf der Herfahrt hatte Jake eine Cola getrunken.

Zum Glück war ich nicht die Einzige, die Jakes Unruhe zu deuten wusste, und ich glaubte sogar, in Professor Rhoads Gesicht ein Lächeln zu erkennen, als er sagte: »Wissenschaft ist wichtig, Jake. Aber es gibt ein paar Dinge, die noch wichtiger sind. Geh ruhig, wenn du auf die Toilette musst. Deine Frage beantworte ich hinterher.«

Jakes Frage war, ob die geringe Schwerkraft von Enceladus, einem der Saturnmonde, die Wahrscheinlichkeit erhöhe, dass dort Leben existiert. Ich wusste damals nicht, dass Enceladus zu den

Orten unseres Sonnensystems zählt, wo extraterrestrisches Leben am wahrscheinlichsten ist, weil es dort Wasser gibt. Doch ich erkannte an der Art, wie Professor Rhoads auf Jakes Frage antwortete, dass Jake meiner Bitte gefolgt war und eine kluge Frage gestellt hatte.

Jakes rege Teilnahme wurde schon bald zu einer humorvollen Auflockerung des Unterrichts. Wenn auf eine Frage keine Wortmeldung kam, wartete Professor Rhoads ein paar Momente ab und wandte sich dann mit erwartungsvollem Blick an Jake. Meist lag dieser mit seiner Antwort richtig, und am Ende des Semesters nahm er wie ein ganz normaler Student am Unterricht teil. Jake war nie ein besonders großes Kind gewesen, doch er war mir noch nie kleiner vorgekommen als dort am Whiteboard neben den College-Studenten.

Als der Professor die Seminarteilnehmer anwies, sich für eine Abschlusspräsentation in Gruppen aufzuteilen, wollte jeder mit Jake zusammenarbeiten. Jake nahm die Präsentation sehr ernst und stellte nach intensiver Recherche eine tolle PowerPoint-Präsentation zusammen. Doch es war seine erste Präsentation vor College-Studenten, und als er merkte, dass seine Teamkollegen offenbar nichts dazu beitragen wollten, wurde er allmählich unruhig. Er konnte ihr Verhalten nicht verstehen. Ich erklärte ihm, dass die anderen, wenn er Glück hatte, ihren Teil der Arbeit noch in letzter Minute liefern würden.

»Und wenn ich Pech habe?«, fragte er.

»Na ja, Liebling, sie sehen eben an deiner PowerPoint-Präsentation, dass du eine gute Arbeit gemacht hast und eigentlich schon alles fertig ist. Wahrscheinlich sind sie der Ansicht, es sei für sie eigentlich nichts mehr zu tun.«

Nachdem er darüber kurz nachgedacht hatte, kam Jake zu dem Entschluss, seinen Kommilitonen zu sagen, sie könnten die Folien seiner Präsentation zwar haben, müssten deren Inhalte aber selbst recherchieren, weil er sich am Vortrag nicht beteiligen werde. Schließlich erklärte er Professor Rhoads in einer E-Mail, warum er bei der Präsentation nicht anwesend sein würde.Ich hatte noch nicht gewusst, wie moralisch Jake sein konnte, und lächelte ein wenig in mich hinein. Bestimmt würde dies nicht das letzte Mal sein, dass überlastete College-Studenten versuchten, von Jakes Eifer zu profitieren. Und vielleicht hatte die nächste Gruppe dabei ja mehr Glück.

Pop-Tarts und Planeten

In den Snackautomaten der IUPUI gab es Pop-Tarts mit Erdbeergeschmack. Einen Pop-Tart zu mampfen, während er auf den Beginn seines geliebten Astronomiekurses wartete, wurde zum Highlight von Jakes Woche.

Als Professor Rhoads' Seminar zu Ende war, nahm Jake an einem weiteren Einführungskurs über das Sonnensystem teil, diesmal bei Dr. Jay Pehl, der mir auf Anhieb sympathisch war. Er hatte ein freundliches Gesicht und Kreide an den Händen, und er war bekannt dafür, stets ein Taschentuch voller Süßigkeiten bei sich zu tragen. Dr. Pehls Seminar war wesentlich größer als das von Professor Rhoads und fand in einem großen Hörsaal statt. Als ich per E-Mail anfragte, ob wir das Seminar besuchen dürften, hatte Dr. Pehl geantwortet, dass er unsere Teilnahme wahrscheinlich nicht einmal bemerken werde, solange wir den Unterricht nicht störten. Nach der ersten Stunde war Jake Feuer und Flamme. Entsprechend leid tat es mir, dass wir an den folgenden Sitzungen nicht teilnehmen konnten, weil Michael arbeiten musste. Also nahm ich schließlich alle drei Jungs mit zur Uni und ging mit den Kleinen spazieren, während Jake im Seminar saß. Es war ein seltsames Gefühl, ihn von mir weg in den Hörsaal gehen zu sehen. Er schien so klein neben all den jungen Erwachsenen um ihn herum, und ich bemerkte, dass seine Schnürsenkel offen waren. Noch nie zuvor hatte ich ihn irgendwo allein gelassen, außer natürlich in der Schule oder im Haus eines Freundes, doch das hier schien mir etwas völlig anderes. Ich war immer schon zehn Minuten früher am Hörsaal, um ihn abzuholen.

Während dieses ersten Seminars bei Dr. Pehl verhielt sich Jake vollkommen still, doch er wollte unbedingt auch am nächsten Kurs des Astronomielehrplans teilnehmen. Er hieß Sterne und Galaxien und wurde ebenfalls von Dr. Pehl geleitet. Bereits kurz nach Beginn des Kurses meldete sich Jake zu Wort. »Es ist bekannt«, sagte er, »dass zwischen Doppelsternen ein Gasaustausch stattfindet. Die Gase eines Sterns übertragen sich auf den zweiten, wodurch in diesem Veränderungen hervorgerufen werden. Ist es möglich, dass durch das Größerwerden des zweiten Sterns einige der Gase zum ersten Stern zurückkehren und dort noch größere Veränderungen bewirken?«

Dr. Pehl überlegte. »Weißt du, diese Frage habe ich mir noch nie gestellt«, sagte er schließlich nachdenklich.

Auch keines der Lehrbücher lieferte dazu eine Antwort. Später half mir Dr. Pehl zu verstehen, dass diese Fähigkeit, ein Konzept vollständig zu begreifen und dann darauf aufzubauen, der Motor für Jakes enorme Kreativität ist. Jede Theorie und jedes Konzept, von dem er erfährt, denkt er noch einen Schritt weiter.

Jake nahm an jedem Test und jeder Prüfung von Dr. Pehls Seminaren teil und bestand sie alle mit links. (Ich erinnere mich, wie Jake einmal im Lehrbuch einen Fehler entdeckte und Dr. Pehl ihm sagte, wen er deshalb kontaktieren konnte.) Als das Seminar Sterne und Galaxien zu Ende war, meldete sich Jake erneut zum ersten Kurs über das Sonnensystem an. Er hatte das Kursangebot der IUPUI in Astronomie ausgeschöpft.

Während er nach dem Unterricht darauf wartete, Dr. Pehl seine unvermeidlichen Fragen stellen zu können, vertrieb sich Jake die Zeit, indem er durch die Bankreihen des großen Hörsaals schlenderte und leere Kaffeebecher und zusammengeknülltes Papier einsammelte. Er warf stehengelassene Coladosen in die Wertstofftonne oder steckte einen vergessenen Taschenrechner in seinen Rucksack, um ihn seinem Besitzer beim nächsten Treffen in einer Woche wiederzugeben. Es schien, als habe die IUPUI den kleinsten Hausmeister der Welt engagiert. Bis er beim Rednerpult unten angekommen war, waren die anderen Studenten in der Regel mit ihren Fragen fertig, sodass Dr. Pehl für die seinen Zeit hatte.

Nachdem er Dr. Pehls Seminare ungefähr ein Jahr lang besucht hatte, erzählte Jake ihm von einer alternativen Theorie, auf die er gekommen war, und wollte von ihm wissen, ob er diese für möglich hielt.

»Ich habe nicht die leiseste Ahnung«, sagte Dr. Pehl. Dann nahm er in der ersten Bankreihe Platz und warf Jake einen Whiteboard-Marker zu. »Da ist die Tafel. Nur zu, finde heraus, ob es funktioniert.« Und so saßen wir die nächsten fünfzehn Minuten da und schauten Jake dabei zu, wie er eine Gleichung nach der anderen an das Whiteboard schrieb.

Es war die erste von vielen solcher Sitzungen, und sie stellte für mich einen neuen Wendepunkt dar. Denn zum ersten Mal sprach Jake mit jemandem über seine größte Leidenschaft, der tatsächlich etwas von der Materie verstand. Endlich hatte er jemanden, der seinen Gedankengängen folgen und sie hinterfragen konnte, der ihn korrigierte, herausforderte und sein Wissen wirklich wertschätzen konnte. Hier war er, der lang ersehnte inhaltliche Austausch.

Dank seiner mathematischen Begabung sog Jake neuen Stoff wie ein Schwamm in sich auf, wobei sich sein unersättlicher Wissensdurst unter Dr. Pehls Regie fokussierte. Es gab eine Menge Mathematik, die Jake noch nicht kannte. Schließlich war er damals trotz allem erst neun. Doch das waren für Jake immer nur vorübergehende Hindernisse. Anders als die meisten anderen Studenten konnte er sich eine Notiz machen, sich das nötige Wissen zu Hause aneignen und in der folgenden Woche darauf aufbauen.

»Ich brauche mich nur kurz umzudrehen, und schon ist er wieder eine Niveaustufe nach oben gesprungen«, sagte Dr. Pehl einmal kopfschüttelnd zu mir.

Jake war voller Ideen, und das universitäre Umfeld war der ideale Nährboden dafür. Am Ende jeder Unterrichtsstunde hatte er ein Dutzend Theorien im Kopf, die er zusammen mit Dr. Pehl am Whiteboard durchging. Seine für die Mathematik und Naturwissenschaften so wichtige Gabe, Strukturen zu erkennen, versetzte

Jake auch in die Lage, mögliche Verwandtschaften zwischen ihnen auszumachen, auch dort, wo sie unwahrscheinlich erschienen. Selbst beim kleinsten Hinweis auf eine Verwandtschaft ließ er es auf einen Versuch ankommen, und wenn sich seine Vermutung als falsch erwies, forschte er einfach an anderer Stelle weiter. Dr. Pehl bestärkte ihn darin, neue Theorien auszuloten: »Niemand wird sich an einen Fehler erinnern, der dir mit neun unterlaufen ist«, sagt er lachend.

Wenn ich Jake dort vorne am Whiteboard stehen sah, ließ mich das einmal mehr darüber staunen, wie selbstbewusst und resilient er wirkte. Wenn Dr. Pehl ihn bei einer seiner Theorien auf ein mögliches Problem hinwies oder ihn nach einer Unstimmigkeit fragte, nahm Jake das nie persönlich. Da war kein falscher Stolz, kein »Halt! Das ist meine Theorie!«. Stattdessen war es eher ein »Oh, ein weiteres Rätsel, das es zu lösen gilt! Darüber muss ich eine Sekunde nachdenken«. Ich schätzte Dr. Pehls Unterstützung sehr. Dass Fachleute Jake bereits aufgegeben hatten, schockierte ihn ebenso, wie es mich damals schockiert hatte. Ab und zu wandte er sich mir mit erstauntem Gesicht zu und sagte: »Und das ist das Kind, von dem man glaubte, es würde niemals lesen!«

Auch bei mir gab Dr. Pehl die Hoffnung nicht auf. Nachdem ich seinen Unterricht eine Weile besucht hatte, bestand er darauf, dass auch ich an einem Kurztest teilnahm. »Kommen Sie schon, irgendwoher muss er sein Talent ja haben«, sagte er.

»Von mir nicht, das versichere ich Ihnen. Was immer es ist, meine Generation hat es übersprungen«, antwortete ich.

Ich verbrachte meine Tage nicht mit irgendwelchen hochgeistigen Tätigkeiten. Im Gegenteil, die meiste Zeit meines Arbeitslebens war ich damit beschäftigt, *Die Räder vom Bus* oder andere Kinderlieder zu singen.

Doch Dr. Pehl insistierte, also schrieb ich den Test und beantwortete eine von vier Fragen korrekt. (Für diejenigen, die in Mathematik genauso miserabel sind wie ich: Das entspricht genau 25 Prozent.) Es ist nicht meine Art, nach Ausflüchten zu suchen, wenn ich an etwas scheitere, und in diesem Fall war das auch nicht nötig, denn Dr. Pehl übernahm das nur zu gerne für mich: »Sie waren auf den Test nicht vorbereitet. Passen Sie ab jetzt gut auf, dann versuchen wir es nächste Woche noch einmal.«

Wie sollte ich ihm nur beibringen, dass ich aufgepasst hatte? Doch ich war bereit für eine Herausforderung und legte mich in der folgenden Woche richtig ins Zeug. Ich machte mir Notizen und hatte den Eindruck, zumindest grob verstanden zu haben, um was es ging – bis ich den Test sah. Diese Mal beantwortete ich *keine* der Fragen richtig. Null Prozent – das konnte sogar ich ausrechnen.

»Jeder hat mal einen schlechten Tag«, tröstete mich Dr. Pehl. »Warten wir ab, wie es nächste Woche läuft.«

Also biss ich die Zähne zusammen und hörte während der folgenden Vorlesung so angestrengt zu, dass mir der Kopf brummte. Als der Test vor mir lag, stand mir der Schweiß auf der Stirn. Die Fragen verschwammen vor meinen Augen. Gerade als ich aufgeben wollte, hörte ich eine mitleidsvolle Stimme neben mir sagen: »B. Die Antwort zu Nummer zwei ist B.«

Ich dachte erst, Jake sei der heimliche Souffleur, und wollte schon zu einer Predigt darüber anheben, wie wichtig es sei, die akademische Ehrlichkeit zu wahren und andere ihre eigenen Fehler machen zu lassen. Doch Jake beachtete mich nicht einmal. Er hatte sein Aufgabenblatt in Sekundenschnelle ausgefüllt und las nun im Lehrbuch weiter. Mein Helfer war Dr. Pehl, der mit einem geschlagenen Lächeln den Kopf schüttelte. Er hatte mich als hoffnungslosen Fall erkannt und Mitleid bekommen.

Als ich Dr. Pehl einmal für sein Interesse an Jake dankte, sagte er etwas, das mir im Gedächtnis geblieben ist: »Ein großer Verstand ist ein großer Verstand, egal in welcher Verpackung er steckt.«

An diese Bemerkung musste ich denken, als sich eine ältere Dame in einer Pause zu uns vorbeugte und meinen kleinen Jungen lobte, der sich während des Unterrichts so anständig benommen hatte. Die Tatsache, dass ich im ersten Moment nicht wusste, von wem sie sprach, macht deutlich, wie weit wir gekommen waren. Jake hatte während der Vorlesung sein Heft mit Gleichungen gefüllt, die – soweit ich das beurteilen konnte – indirekt mit dem Thema zu tun hatten, über das Dr. Pehl referierte. Und ich war schon gespannt darauf, was Dr. Pehl nach der Vorlesung zu Jakes Überlegungen zu sagen hatte. Doch alles, was diese Frau sah, war ein neunjähriger Junge mit einem nicht ganz sauberen Gesicht, der Fell-Crocs trug und malte.

In diesem Augenblick wurde mir klar, dass ich Jake nicht mehr als ein kleines Kind oder Studenten betrachtete, sondern das in ihm sah, was er war: ein Wissenschaftler. Endlich hatten wir einen Ort gefunden, an dem Jake einfach nur Jake sein konnte.

Zwei Kuchen

Nachdem sich Jake in seinen Astronomiekursen an der IUPUI eingewöhnt hatte und die meisten anderen Kinder von Little Light erfolgreich reguläre Kindergärten oder Schulen besuchten, begann ich damit, Abendkurse zur Förderung von Kindern mit niedrigfunktionalem Autismus anzubieten. Es lag mir sehr am Herzen, Eltern zu zeigen, wozu ihre Kinder imstande waren, und sie zu ermutigen, an sie zu glauben.

Als Katy, eine nonverbale Siebzehnjährige mit schwerem Autismus, zum ersten Mal mein Haus betrat, lief sie geradewegs in die Küche. Sie öffnete alle Schubladen, schaute sämtliche Töpfe und Pfannen an, und als sie meinen Mixer entdeckte, streichelte sie ihn so zärtlich wie ein lange vermisstes Haustier. Auch hatte Katy einen süßen Zahn, weshalb ihre Mutter stets eine Packung Erdbeerwaffeln für sie in der Handtasche hatte.

Das erinnerte mich an Meaghan und unser vergnügliches Kneteprojekt. Also bereitete ich auf die Schnelle etwas Zuckerguss zu, drückte Katy ein Streichmesser in die Hand und zeigte ihr, wie sie ihre Erdbeerwaffeln glasieren konnte. Am nächsten Tag begrüßte ich sie mit einer riesigen Schüssel voll Zuckerguss sowie einigen Tuben Lebensmittelfarbe. In dieser Woche lernte Katy, dass Gelb und Rot Orange ergibt und dass der Orangeton umso heller und strahlender wurde, je mehr Gelb sie hinzugab. Im Laufe der folgenden zwei Wochen mischten wir alle Farben, die unsere Farbpalette hergab.

Dann gab ich Katy einen Spritzbeutel und zeigte ihr, wie sie damit Sterne und verschiedene Blumen herstellen konnte. Im Laufe der Zeit wurden ihre Dekorationen immer aufwändiger und raffinierter. Schließlich besorgte ich in einem Haushaltswarenladen eine größere Auswahl an Lebensmittelfarben und Spritztüllen. Nun konnte sie richtig arbeiten: Die Farbpalette bot prächtige Edelsteinfarben und Pastelltöne, doch sie verblassten im Vergleich zu den Tönen, die Katy mischte. Es waren Farben, die sonst nur in Werbeprospekten vorkommen: Altlila, Karminrot, Cyan, Coelinblau, Goldgelb, Rehbraun.

Schließlich backten Katy und ich Kuchen, die wir gemeinsam dekorierten. Ich werde nie die Hochzeitstorte aus einer Zeitschrift vergessen, die sie nachgeahmt hatte. Ihre Stiefmütterchen aus Zuckerguss sahen so echt aus, dass ich kurz zögerte, sie in den Mund zu stecken. Ich war überglücklich, als mich Katys Vater einige Monate später anrief und erzählte, sie habe einen Job in der Bäckereiabteilung eines Supermarkts bekommen. Wie so viele Eltern autistischer Kinder hatte er befürchtet, Katy würde für den Rest ihres Lebens auf ihre Eltern angewiesen sein. Sie hatte das ganze Sonderschulprogramm durchlaufen – mit mäßigem Erfolg. Natürlich war es nicht mein Ziel gewesen, ihr einen Job zu verschaffen. Ich hatte lediglich eine Tätigkeit finden wollen, der sie sich den Tag über mit Freude widmen konnte. Dass sie damit so erfolgreich gewesen war, lag daran, dass sie liebte, was sie tat.

»Katy war bei Ihnen, seit sie geboren wurde«, sagte ich zu ihrem Vater. »Sie war auf jeder Party, zu der Sie sie mitgenommen haben. Und sie hat dabei alles mitbekommen, was gesprochen worden ist.« Davon war ich überzeugt, genauso wie ich davon überzeugt war, dass Jake auf jener Geburtstagsfeier mit Clifford, dem großen roten Hund, bei uns war. Als Kleinkind verlor er sich in seinen Alphabetkarten, weil er mit den sozialen Anforderungen nicht zurechtkam; weil er mir nicht sagen konnte, welche Ballonfarbe ihm gefiel oder was für einen Muffin er haben wollte, versteckte er sich hinter seinem Buch. Doch er ist da gewesen, die ganze Zeit.

Ich fing an, mich in den öffentlichen Schulen für einige Little-Light-Kinder einzusetzen. Eine Mappe mit den Arbeiten unterm Arm, die wir zusammen gemacht hatten, begleitete ich ihre Eltern zu den Besprechungen für die Lernförderung. Ich erinnere mich an eine Besprechung für einen kleinen Jungen namens Reuben, der im zweiten Little-Light-Jahr zu uns gestoßen war und mit dem ich einige Zeit an der Förderung seiner Fähigkeiten gearbeitet hatte. Weil Reubens große Leidenschaft Schiffe waren, lernten wir über Monate hinweg alles über Yachten, Segelschoner und Katamarane. Wir ordneten die Schiffe nach Klassen, schrieben Berichte über Schiffe und bastelten Modellboote, wie sie mein Großvater in seiner Garage für uns Enkelkinder gebaut hatte, damit wir mit ihnen am Teich spielen konnten.

Während dieser Zeit hatte Reuben lesen gelernt, motiviert durch ein üppig illustriertes Buch über Luxusliner des frühen zwanzigsten Jahrhunderts. Auch seine Handschrift und Feinmotorik hatten sich dank der winzigen Schrift, mit der er an die Seite unserer selbstgebastelten Boote schreiben musste, enorm verbessert.

Alle, die mit Reubens Therapie und Ausbildung zu tun hatten, saßen an einem großen Tisch zusammen. Neben seinen Physio-, Ergo- und Entwicklungstherapeuten waren auch sein regulärer Klassenlehrer, sein Sonderschullehrer und der Schulpsychologe anwesend. Jeder gab eine aktuelle Einschätzung von Reubens Fähigkeiten ab, anhand derer dann beurteilt wurde, wie viel Prozent des Tages Reuben in einem regulären Klassenzimmer verbringen sollte.

Als die Gruppe zu dem Ergebnis kam, dieser Anteil solle 20 Prozent betragen, räusperte ich mich und schlug Reubens Mappe auf. Sein Ergotherapeut zum Beispiel hatte behauptet, Reuben könne keinen Kreis malen. Das von Reuben wunderschön geschriebene Wort »boat« beinhaltete jedoch ein o und ein a. Reuben war zu viel mehr imstande, als sie es für möglich hielten. Nachdem wir die ganze Mappe durchgegangen waren, wurde die Prozentzahl deutlich nach oben korrigiert.

Auch Rachels Sohn Jerod besuchte mein Fähigkeiten-Förderprogramm und ebenfalls mit großem Erfolg. Rachel und ich waren Freundinnen geworden, und es machte sie wahnsinnig, dass ich für meine Arbeit kein Geld annehmen wollte. Ich versuchte ihr zu erklären, dass ich eben so aufgewachsen war und es nicht anders kannte. Als ich klein war, hatte Großmama Edie jeden Morgen zwei Kuchen gebacken. Den einen verputzte unsere Familie beim Abendessen, und der andere kam einem Mitglied der Gemeinde zugute: einem Mann, der vor kurzem seine Frau verloren hatte, einer Familie, in der ein geliebter Angehöriger ins Krankenhaus gekommen war, oder einem Paar mit einem Neugeborenen.

Dieser zweite Kuchen war für uns kein »gutes Werk«, sondern eine Selbstverständlichkeit. Es machte schließlich keinen großen Unterschied, ob man einen Kuchen backte oder zwei. Anderen Menschen durch eine schwere Zeit helfen, bedürftigen Mitgliedern unserer Gemeinde unter die Arme greifen – das waren keine erhabenen Ideale, über die wir lange diskutierten oder nachdachten, wir taten es einfach.

Nach diesem Vorbild funktionierte auch Little Light. Und ich schätzte mich dabei ehrlich gesagt sehr glücklich. Wie viele Menschen gehen durchs Leben und fragen sich, was ihre Aufgabe ist? Ich musste mich das nie fragen. Schon als ich selbst noch ein Kind war, wusste ich, dass ich auf der Welt war, um Kindern zu helfen. Als Tagesmutter und mit Little Light konnte ich ganz ich selbst sein und dabei einer Arbeit nachgehen, die mir gefiel. Manchmal war es eine harte Arbeit, das stimmt, doch sie machte auch unheimlich viel Spaß. Ich fühlte mich durch sie erfüllt, weil ich wusste, dass ich zu etwas beitrug, das größer war als ich selbst. Und dafür brauchte ich nicht einmal das Haus zu verlassen! Es klingelte an der Tür, und da waren die Kinder – meine Lebensaufgabe. Was konnte wichtiger sein als diese kleinen Wesen?

Weil ich kein Geld von ihr annahm, brachte mir Rachel Sandwiches. Fünf Pfund später bat ich um Gnade, und sie fragte mich, ob sie mir auf eine andere Weise behilflich sein könne, vielleicht im Zusammenhang mit einem Projekt, das wir zusammen aufbauen könnten?

Es gab da tatsächlich etwas, das Familien mit autistischen Kindern meiner Ansicht nach noch fehlte. Das Projekt, das mir vorschwebte, würde diesen Kindern einen Ort geben, an dem sie Erfolge erleben und Freundschaften knüpfen konnten. Ein Ort, der es ihnen erlauben würde, Erfahrungen zu machen, die für andere Kinder selbstverständlich sind.

Michael und ich hatten auch weiterhin darauf geachtet, unseren Jungen glückliche Kindheitserlebnisse zu bieten. Wir wollten, dass sie Erinnerungen sammeln konnten, an die sie ihr ganzes Leben lang froh zurückdenken würden, kleine Traditionen, die sie an ihre eigenen Kinder würden weitergeben können. Zum Beispiel gingen wir gerne zum Fischen an den See, genau wie ich es als Kind getan hatte. Wir fingen Frösche (genauer gesagt fing ich die Frösche, während die Jungs mir angewidert dabei zusahen). Wir spielten Laser-Tag oder gingen ins Schwimmbad. Ich organisierte eine abenteuerliche Ostereiersuche mit echten Hasen, handgemachten Pralinen und dutzenden handbemalten Eiern. In unserem Picknickkorb nahmen wir selbstgebackene Kekse mit zum Holcomb-Observatorium und machten in unserem Garten Kekssandwiches mit geschmolzenen Marshmallows. Und dennoch fehlte Jake etwas, das in einer frohen und gesunden Kindheit nicht fehlen durfte: der Sport.

Die Idee, einen Sportverein für autistische Kinder zu gründen, war mir erstmals gekommen, als Jake zwei Jahre alt war. Seine Altersgenossen hatten Bewegungs- und Musikkurse besucht, und obwohl er damals noch sehr verschlossen war, hatte ich mit ihm an einem Schnupperkurs in einem Erlebniszentrum für Kleinkinder teilgenommen. Ich hatte gedacht, dass er die langen Krabbeltunnel, die Strickleitern und gepolsterten Hindernisparcours vielleicht mögen würde. Dem war auch so. Was er nicht mochte, war der Sitzkreis, bei dem am Anfang und Ende des Kurses Lieder gesungen wurden. Wir hatten damals erst seit kurzem mit Little Light begonnen, und Jake war an Sitzkreise noch nicht gewöhnt, also stand er immer wieder auf und ging zu einem großen aufblasbaren Ball hinüber, der in einer Ecke lag. Sein Verhalten war jedoch nicht störend, und sobald die Kinder aus dem Kreis entlassen wurden, kehrte er wieder in die Gruppe zurück.

Während Jake Trampolin hüpfte, kam ich ins Gespräch mit einem etwa sechs oder sieben Jahre alten Jungen, der mit seiner Mutter auf seine kleine Schwester wartete, die ebenfalls an dem Schnupperkurs teilnahm. Er trug einen schönen Karateanzug, und als ich diesen bewunderte, zeigte er mir mit stolzgeschwellter Brust den gelben Gürtel, den er um die Taille trug.

Am Ende des Schnupperkurses war ich froh, dass es Jake so gut gefallen hatte, und freute mich über seine Fortschritte. Doch als ich uns beim Kursleiter für den eigentlichen Kurs anmelden wollte, sagte er nach einem kurzen, peinlichen Schweigen, er glaube nicht, dass Jake für eine Teilnahme bereit sei. »Wenn er nicht innerhalb der Gruppe bleiben kann, kann er an dem Kurs nicht teilnehmen«, erklärte er.

So naiv das klingt, aber mir wurde damals zum ersten Mal bewusst, dass Jakes Autismus bedeutete, dass er keinen Mannschaftssport würde ausüben können. Vielleicht hätte mich diese Erkenntnis weniger hart getroffen, wenn ich zuvor nicht den kleinen, stolzen Karatekämpfer getroffen hätte, doch als ich mit Jake an der Hand über den Parkplatz ging, war ich wirklich niedergeschlagen. Würde mein Junge niemals erfahren, wie es sich anfühlt, lauthals »Tooooor!« zu rufen oder den Mannschaftskameraden, der den Siegtreffer gelandet hatte, mit Gatorade zu übergießen. Würde er nie erfahren, wie es ist, einen Wimpernschlag vor einem Tag Out die Home Plate zu erobern? Bedeutete sein Autismus, dass Jake nie einen Touchdown landen oder sich Grasflecken auf seinem Fußballtrikot holen würde?

Fünf Jahre später waren meine damaligen Befürchtungen noch immer aktuell. Jake hatte sich zwar erfolgreich in die reguläre Schule integriert und viele Freunde gefunden, sowohl in der Schule als auch in der Nachbarschaft, doch populäre Sportarten waren für ihn, wie für viele andere autistische Kinder, immer noch ein Tabu. Sport war das einzige Fach, in dem ihm sein Autismus weiterhin ein Bein stellte. Beim Völkerball war er ein leichtes Ziel, und er fühlte sich oft schikaniert, wenn sich seine Klassenkameraden gegen ihn verbündeten. Zu glauben, er würde freiwillig an einem Mannschaftssport mit Kindern seines Alters teilnehmen, war deshalb absolut unrealistisch. Selbst im Hobbysport geht es den kleinen Spielern (und oft auch ihren Eltern) hauptsächlich ums Gewinnen, und sie können grausam sein, wenn ein Kind den Ball verliert oder vergisst, wohin es laufen muss, – erst recht wenn es sich um ein autistisches Kind handelt, das unter körperlichen Behinderungen oder auditiven Verarbeitungsstörungen leidet.

Von den Erfahrungsberichten anderer Eltern wusste ich, dass Jake kein Einzelfall war. Doch all die Dinge, die Sport für Autisten so schwer machen, sind auch die Gründe, weshalb er für sie so wichtig wäre. Durch Sport können autistische Kinder erfahren, wie es sich anfühlt zu spielen. Ein Tor schießen (oder verfehlen), einen Ball fangen, einen Freiwurf verwandeln – all das waren Kindheitserfahrungen, die Jake nicht missen sollte. Ich hatte vor Rachels Frage noch nie ernsthaft darüber nachgedacht, ein eigenes Sportprojekt auf die Beine zu stellen. Aber nun ging mir dieser Gedanke nicht mehr aus dem Kopf.

Spielzeit

Im Jahr 2005 entschloss ich mich, mit Rachels Hilfe ein Sportprogramm für autistische Kinder ins Leben zu rufen: Youth Sports for Autism. Beinahe wäre unser Vorhaben aber gleich zu Beginn gescheitert, weil ich keinen geeigneten Veranstaltungsort dafür fand. In der Tagespflege war kaum genug Platz für fünf Kinder und deren Eltern, und auch unser Garten war viel zu klein, um dort Sport zu treiben. Also schlug ich das Telefonbuch auf und rief, beginnend beim Buchstaben A, sämtliche Kirchen und Gemeindeämter an, die ich innerhalb eines Radius von sechzig Meilen finden konnte, und fragte, ob sie einen entsprechenden Raum zu vermieten hätten.

Die Anrufe verliefen alle nach demselben Muster. Oh ja, sie hätten einen Raum, selbstverständlich könnten wir ihn an Samstagvormittagen mieten. Doch kaum fiel das Wort Autismus, sagte die Person am anderen Ende der Leitung: »Oh, mir war nicht klar, dass es sich um behinderte Kinder handelt. Dafür sind wir nicht versichert« oder »Unsere Einrichtungen sind nicht rollstuhlgerecht« oder »Da muss ich erst mit der Verwaltung sprechen«. Ich hinterließ Namen und Telefonnummer, doch keiner von ihnen rief jemals zurück.

Wir brauchten keine rollstuhlgerechten Räume, und wir stellten auch kein größeres Risiko dar als ein Treffen der Anonymen Alkoholiker oder eine Mutter-Kind-Musikstunde. Ich bin mir sicher, hätte ich im Namen einer Pfadfindergruppe angerufen, wären wir ohne Umstände akzeptiert worden. Doch was sollte ich machen?

Ich hatte die Hoffnung schon fast aufgegeben, da fand ich in unserem Briefkasten einen Werbeflyer für einen Frühlingskarneval in einer nahe gelegenen Kirche. Auf dem Flyer hieß es, es würde dort Spiele im Freien und eine Hüpfburg geben, und ich dachte mir, wenn sie für all diese Dinge Platz haben, gibt es dort bestimmt auch einen Sportraum. Ich nahm einen tiefen Atemzug und griff zum Telefonhörer: »Guten Tag, ich suche einen Raum für eine Autisten-Sportgruppe. Haben Sie da was für mich?«

Nachdem ich monatelang immer nur abgewiesen worden war, konnte ich die Zusage des Hausverwalters fast nicht glauben. Und als ich mir das Gebäude anschaute, traute ich meinen Augen kaum. Für ein Sportprogramm für diese Kinder ließ die Northview Christian Life Church wirklich keine Wünsche offen. Hinter der großen modernen Kirche lag ein langes, niedriges Nebengebäude mit zwei Räumen. In einem der Räume befanden sich eine einfache Küche und ein paar Sofas, wo sich Eltern und jüngere Geschwisterkinder aufhalten konnten. Der zweite Raum war leer und groß genug, dass sich eine Gruppe von Kindern nach Herzenslust darin austoben konnte. Draußen führte ein sanft abfallender Hügel zu einem Fußballplatz, einer Tartanbahn, einem Baseballfeld und ein paar Basketballplätzen hinunter. Und das Beste von allem: Es gab eine große freie Rasenfläche, wo die Kinder einfach auf dem Rücken liegen und auf einem Grashalm pfeifen oder in den Wolken nach Tiermotiven Ausschau halten konnten. Das Baseballfeld war voller Butterblumen, es gab genug Platz zum Laufen und Herumtoben und darüber nichts als den weiten, blauen Himmel Indianas. Es war perfekt.

In jenem Frühling standen uns die Anlagen der Kirche nur einmal pro Monat zur Verfügung. Ich hatte vor, bei jedem Treffen eine andere Sportart anzubieten und sie so abzuwandeln, dass sie für autistische Kinder geeignet war. Die Woche über besorgte ich alles, was ich für das Sportprogramm des nächsten Treffens benötigte, und kaum hatte am Samstagmorgen um 4:00 Uhr unser Wecker geklingelt, waren wir auch schon aus dem Haus. Wir beluden das Auto und fuhren nach Northview, wo wir mit Rachels Hilfe den Raum vorbereiteten. Um neun kamen die ersten

Kinder, und meist gingen wir erst heim, wenn die Sonne untergegangen war.

Wie bei Little Light mussten die Eltern bei ihren Kindern bleiben. Youth Sports for Autism war ohne die Mithilfe der Eltern nicht möglich. Die meisten Kinder waren ohnehin auf ständige Betreuung angewiesen, doch auch Betreuungspersonen ersetzten die Eltern nicht. Dies sollte ein Gemeinschaftserlebnis für die ganze Familie sein. Zum ersten Mal, seit ich mit Kindern arbeitete, sah ich *Väter* – Väter mit Jogginghosen und Baseballkappen, die mit ihren Kindern spielten. Das war eine Erfahrung, die viele von ihnen nie für möglich gehalten hätten.

Ich machte den Eltern eines klar: Nach einer Woche voller Ergo-, Physio-, Entwicklungs- und Sprachtherapie war der Samstagmorgen dazu da, um Spaß zu haben. Das war unsere Zeit zum Spielen und Blödsinn machen und für all die Wochenendaktivitäten, die für normale Familien selbstverständlich waren. Viele Eltern fragten misstrauisch: »Ehrlich? Nur Spiele? Keine Therapie?«

»Keine Therapie«, sagte ich. »Hier wird nur gespielt.«

Wenn Sie ein Kind mit Autismus haben, ist es nicht Ihr Terminkalender, in dem Sie für Freizeit sorgen müssen, sondern der Ihres Kindes. Manchmal ist das, was man nicht tut, ebenso wichtig wie das, was man tut. Ich bin mir nicht sicher, ob ich das genauso sehen würde, wenn ich nicht in Indiana aufgewachsen wäre. Oft scherzen wir darüber, dass wir hier mitten in einem großen Kornfeld leben, und das ist beinahe wörtlich zu nehmen. (Eine Straße weiter ist schon das nächste.) Partys gibt es hier nicht viele, dafür aber jede Menge Lagerfeuer. Und abgesehen von ein paar Kühen und Schweinen gibt es nicht viel Sehenswertes – nur Sonnenschein, Himmel und Gras. Das ist es, was Indiana ausmacht.

Und so hatten wir an diesen Samstagvormittagen auch nur ein Ziel: unsere Kinder und ihre Leistungen zu feiern, egal wie diese ausfielen. Es wurden keine Erwartungen gestellt, und es gab nur eine Regel: Jedes Kind wurde von den anderen angefeuert, wenn es an der Reihe war, egal, was passierte.

Das waren bestimmt nicht die schnellsten und athletischsten Kinder. Doch selbst wenn ein Kind an Papas Hand nur einen einzigen Bowlingkegel traf, jubelten wir begeistert. Wenn ein niedrigfunktionaler Autist wie Max einen Baseballschläger auch nur in die Hand nahm, veranstalteten wir Freudentänze, als hätten wir soeben die World Series gewonnen. Und wenn Jerod einen Touchdown landete, selbst wenn da weit und breit kein anderes Kind gewesen war, um den Ball abzufangen, hoben wir ihn jubelnd auf unsere Schultern und feierten ihn wie den Gewinner der Heisman-Trophäe.

Für den ersten Tag hatte ich einen Hindernislauf vorbereitet, den jeder bewältigen konnte. Die Kinder mussten über fünf auf dem Boden liegende Hula-Hoop-Reifen steigen, ohne sie zu berühren, eine Turnmatte überqueren, indem sie auf vier verschiedenfarbige Riesenfüße traten, die ich aus Filz ausgeschnitten hatte, und schließlich einen extragroßen Bohnensack (genauer gesagt ein mit Buchweizen gefülltes Nackenstützkissen) aufheben und ihn zur Gruppe zurückbringen. Ich hatte massenhaft unechte Goldmedaillen besorgt, wie man sie oft in Geschenktüten auf Kindergeburtstagen findet. Jedes Kind bekam eine Medaille, selbst wenn es auf jeden einzelnen Hula-Hoop-Reifen getreten und sämtliche Filzfüße verfehlt hatte.

Einige Wochen später bemerkte ich, dass Adam, ein nonverbaler Dreizehnjähriger, seine Medaille immer noch bei sich trug. An der einen Hand hielt ihn seine Mutter, und mit der anderen umklammerte er fest seine Medaille. Das ohnehin nicht sehr stabile Stück sah dadurch schon ganz mitgenommen aus, und so schmuggelte ich später ein paar übrige Medaillen in die Handtasche seiner Mutter. Als sie sich umdrehte, um mir zu danken, sagte sie mit Tränen in den Augen: »Sie können sich nicht vorstellen, wie viel es ihm bedeutet, eine Medaille zu haben«, sagte sie. »Er nimmt sie sogar mit ins Bett.«

Unter den Teilnehmern am Sportprogramm waren viele Little-Light-Absolventen, doch es kamen auch zahlreiche neue Familien hinzu. Ich hatte mit dem Projekt offenbar einen Nerv getroffen:

Es schien, als hätten sich die Familien schon seit Langem nach einem Angebot wie diesem gesehnt.

Eines der Kinder war ein sechsjähriger Junge namens Christopher. Er war ein Jahr jünger als Jake (trotzdem einen guten Kopf größer) und schon ein richtig guter Basketball-Spieler. Die beiden verstanden sich auf Anhieb prächtig, und Christopher gefiel es in der ersten Woche so gut, dass er überhaupt nicht mehr gehen wollte. Später erfuhren wir, dass er in der Schule gehänselt wurde. Da Jake ohnehin warten musste, bis ich die anderen Kurse beendet hatte, verbrachten die beiden den ganzen Nachmittag zusammen. Sie spielten Verstecken und alberten mit den Sportutensilien herum, die noch von den vorherigen Kursen herumlagen. Als wir schließlich alles wieder zusammenpackten und ins Auto luden, waren die beiden bereits die besten Freunde.

Zum Abschied umarmte mich Christopher bestimmt achtmal, was für ein autistisches Kind ziemlich außergewöhnlich ist und mir gleich zu Beginn des Projekts zeigte, wie viel es diesen Kindern bedeutete.

Christopher und Jake waren bald unzertrennlich. Allein schon das wäre die Arbeit, die wir in dieses Sportprogramm steckten, wert gewesen. Bereits seine Kurse an der Uni und seine Freundschaften mit Kindern in der Nachbarschaft und der Schule hatten Jake weitgehend aus seiner Isolation geholfen. Doch mit Christopher verband ihn eine echte emotionale Beziehung, eine Verbindung, wie er sie mit keinem anderen Freund hatte.

Einige Wochen später öffnete ich das Sportprogramm für Kinder aller Altersstufen. Viele von ihnen waren deutlich älter als Jake, es waren sogar Jugendliche mit knapp unter zwanzig dabei.

Alle Teilnehmer sollten das Gefühl haben, zu einem Team zu gehören. Um das zu erreichen, musste ich die einzelnen Sportarten »autismusfreundlich« machen. Dabei ging ich oft so weit, dass Mike einmal sagte, ich würde den Sport neu erfinden. Da wir keine Eissporthalle zur Verfügung hatten, spielten wir Hockey eben auf dem Boden unserer Turnhalle. Wir konnten auch keine normalen Hockeyschläger verwenden, weil wir sonst mehr Verletzte als Spieler gehabt hätten. Es mussten Besen her. Doch wie bringen Sie ein autistisches Kind dazu, gerne einen Besenstiel in die Hand zu nehmen? Ganz einfach: Sie umwickeln ihn mit Schaumstoffband, damit er sich schön weich anfühlt. Anstatt eines Pucks benutzten wir einen Ball, passten die Torgröße an die Größe der Kinder an und strichen die Torpfosten in ansprechenden Farben.

Unser Budget war nicht groß, doch wie immer war ich inspiriert durch meinen kreativen und findigen Großvater – dem Mann, der für seine Kinder in der Garageneinfahrt ein absolut wasserdichtes und funktionstüchtiges U-Boot zusammengeschweißt hatte. (Aus Angst, jemand könnte darin ertrinken, rief meine Großmutter den Altmetallhändler und ließ es abtransportieren, als mein Großvater beim Fischen war. Doch ich bin sicher, es wäre ein fantastisches Spielzeug gewesen!)

»Wenn Gott eine Aufgabe für dich hat, dann sorgt er auch dafür, dass du sie erfüllen kannst«, pflegte Großpapa zu sagen, wenn er mit seinem Lieferwagen mal wieder rechts ranfuhr, um von einem Sperrmüllhaufen Holz- oder Metallteile aufzuladen. Ich musste oft an ihn denken, während ich Walmart oder Target nach Dingen durchkämmte, die ich für unseren Sport zweckentfremden konnte. Ich kaufte rollenweise Kunstrasen und schnitt ihn zu Miniatur-Golfplätzen zurecht, die ich je nach Jahreszeit und Anlass – Halloween, Valentinstag, Weihnachten – entsprechend dekorierte und auf denen die Kinder mit Luftballons golften.

Kegeln macht zwar Spaß, doch die lauten Kegelbahnen sind für viele autistische Kinder ein Alptraum. Also wurden sie einfach durch bunte Geschenkpapierstreifen aus dem Ein-Dollar-Laden ersetzt. Einmal brachte Mike seinen Kollegen eine Kiste Mountain-Dew-Limonade mit zur Arbeit, damit die Flaschen bis zum Wochenende leer waren. Das grüne Leergut lieferte nämlich einen schönen Kontrast zu den durchsichtigen Zwei-Liter-Flaschen, die sich bereits als optimale Bowlingkegel erwiesen hatten.

Einige Eltern sorgten sich wegen meiner Ausgaben. »Wovon willst du später das College für deine Kinder bezahlen? Und was ist mit deiner Rente?« Doch ich hatte meine Berufung gefunden, und ich vertraute darauf, dass wir auch in Zukunft stets das Geld haben würden, das wir brauchten. Weder ich noch Mike waren mit viel Geld aufgewachsen. Wir hätten nie damit gerechnet, jemals ein eigenes Haus zu besitzen. Alles, was wir hatten, erschien uns als Geschenk. Und ebenso empfand ich es als Segen, gegen falsche Vorstellungen über Autismus ankämpfen und Familien, die damit leben mussten, dadurch helfen zu können. Glücklicherweise ging Michael das ganz genauso, und er unterstützte alles, was ich tat. Bei unserem Besuch im Baumarkt schüttelte er lachend den Kopf und sagte: »Ich sehe schon, mein Bonus geht diesmal für Kunstrasen drauf!«

Auch versuchten wir, Freunde und Bekannte aus unserer Gemeinde für das Projekt zu gewinnen. So gab zum Beispiel der Fußballtrainer unserer ehemaligen Highschool den Kindern eine Trainingsstunde. Wieder benutzten wir anfangs Luftballons, mit denen sie lernten, sich den Ball zuzuspielen und aufs Tor zu schießen. Da sich das Besen-Hockey zu einem Hit entwickelt hatte (Jake war Torwart!), luden wir Spieler der Eishockey-Mannschaft Indiana Ice ein, die der U.S. Hockey League, der wichtigsten Junioren-Eishockey-Liga der USA, angehört. Sie nahmen unsere Einladung an und spielten mit den Kindern auf dem Hallenboden.

Als wir nach draußen aufs Baseballfeld zogen, reizte ich meine Kreditkarte aus, indem ich verschiedenfarbige T-Shirts mit Mannschaftsnamen bedrucken ließ. Die Kinder sollten so ein echtes Mannschaftsgefühl entwickeln. Für viele der niedrigfunktionalen Autisten, die nun auf der Spielerbank saßen, war es das erste Mal, dass sie nicht in Begleitung ihrer Eltern oder einer Betreuungsperson waren. Doch allen ging es gut, denn sie waren ja bei ihrer Mannschaft, und natürlich feuerten ihre Eltern sie von der Tribüne aus wie verrückt an. Zu diesem Zeitpunkt fühlten wir uns alle bereits wie eine große, glückliche Familie.

Aus meiner Erfahrung mit Little Light wusste ich, dass unsere Spiele auf die Denkweise von Autisten zugeschnitten sein mussten. Ich arbeitete deshalb zum Beispiel mit vielen visuellen

Regeln. Klebebänder in zwanzig verschiedenen Farben markierten Grenzen auf den Matten. Fast alles, was wir taten, hatte eine sinnlich erfahrbare Komponente. Es gab aufblasbare Bälle, weiche Matten und Luftballons. Ich verteilte diese sensorischen Spielzeuge auf dem seidig glänzenden Fallschirm, der den Boden bedeckte, um die Kinder dazu zu animieren, sich mit mir dort hinzusetzen.

Natürlich waren all diese Dinge hauptsächlich darauf ausgerichtet, die Spiele für autistische Kinder interessant zu machen, doch ich glaube auch, dass wir durch unsere Sinne geheilt werden können, und zwar nicht nur autistische Kinder oder andere gehandicapte Menschen, sondern jeder von uns.

Bevor Jake geboren wurde, hatte ich ein süßes kleines Mädchen namens Rose in meiner Tagesgruppe gehabt, das Vorbild für die anderen Kinder geworden war. Als bei dem Lebensgefährten ihres Vaters Jim Krebs diagnostiziert wurde, trug Jim sehr schwer an dieser Last. Er war so darauf fixiert, sich um seinen Partner und Rose zu kümmern, dass er sich selbst darüber ganz vergaß. Und irgendwann sah er so schlecht aus, dass ich fürchtete, er würde seinen Job verlieren. An einem Morgen bat ich ihn, sich einen Augenblick zu setzen, und kaschierte die dunklen Ränder unter seinen Augen mit einer Abdeckcreme aus meiner Kosmetiktasche.

Natürlich ging diese belastende Situation auch an Rose nicht spurlos vorüber. Sie wurde teilnahmslos und launisch und gab ihre Vorbildrolle gegenüber den anderen Kindern auf. Ich machte mir ernsthafte Sorgen: Auch ich war verantwortlich für Rose, und es ging ihr offensichtlich nicht gut.

Einmal, als Jim Rose ablieferte, zitterten seine Hände so heftig, dass er Schwierigkeiten hatte, Roses Vesper aus seiner Aktentasche zu bekommen. Ich legte die Hände auf seine Schultern, sah ihm in die Augen und sagte: »Es geht dir nicht gut, und wenn du so weitermachst, wird es deiner Familie bald auch nicht mehr gutgehen. Du musst dich um deine Seele kümmern, damit du die Kraft hast, dich um die Menschen in deinem Leben zu kümmern.«

»Ich weiß nicht, wie ich das machen soll«, sagte Jim verzweifelt.

»Darf ich dir einen Vorschlag machen? Kauf dir auf dem Heimweg heute Abend ein Hühnchen und ein bisschen Rosmarin und Salbei.«

»Ich kann kein Hühnchen zubereiten!«

»Das ist ganz einfach: Du heizt den Ofen auf 250 Grad vor, füllst das Hühnchen mit den Kräutern und reibst es außen mit ein wenig Butter und Salz ein. Dann schiebst du es für eineinhalb Stunden in den Ofen. Während das Hühnchen brät und sich sein wundervoller Duft in der Wohnung verbreitet, nimmst du die weichste Decke, die du hast, und steckst sie für zehn Minuten in den Trockner. Dann wickelst du dich in die kuschlig warme Decke ein, legst deine Lieblingsplatte auf und blätterst in einem Familienalbum. Steh erst auf, wenn das Hühnchen fertig ist. Und wenn es so weit ist, setzt du dich mit deiner Familie an den Tisch und isst zu Abend.«

Zum Schluss gab ich ihm noch ein Paar meiner eigenen flauschigen Chenille-Socken mit auf den Weg.

Jim musste sich wieder mit seinen Sinnen verbinden. Ich bin überzeugt davon, dass wir durch sie das Leben wahrnehmen. Doch wenn wir zu beschäftigt sind oder eine traumatische Situation erleben, wie es bei Jim der Fall war, vernachlässigen wir sie. Wir spüren nicht die wohlige Wärme des Kaschmirschals, wenn wir uns abhetzen, um noch pünktlich zu einer Verabredung zu kommen. Wir nehmen uns nicht die Zeit, im Autoradio nach einem schönen Hit aus den Achtzigern zu suchen, bevor wir den Zündschlüssel drehen und losfahren. Und oft sind wir so angespannt und unter Strom, dass wir überhaupt nichts mehr spüren.

Als Jim Rose am nächsten Tag ablieferte, war er wie ausgewechselt: Er wirkte jünger und viel ausgeruhter und gelassener als in den Monaten zuvor. Und obwohl der Rest des Jahres immer noch sehr hart für ihn und seine Familie war, hatte Jim nun ein Heilmittel, das ihm immer wieder neue Kraft gab. Er konnte es sich selbst warm und gemütlich machen, seine Wohnung heimelig duften lassen und sich und seine Familie mit einem leckeren Essen verwöhnen.

Die eigenen Sinne zu verwöhnen ist kein Luxus, sondern eine Notwendigkeit. Wir müssen unsere Sinne stimulieren, indem wir barfuß durchs Gras laufen, auf unserer Zunge Schnee schmelzen oder warmen Sand durch unsere Finger rieseln lassen. Es tut uns gut, uns auf den Rücken zu legen und unser Gesicht in die Sonne zu halten.

Und genau das war auch der Grund, weshalb die Kinder bei unserem Sportprogramm nichts anderes tun sollten als spielen. Es gab viele Leute, die diesem Ansatz skeptisch gegenüberstanden, und einige Familien, die an Little Light teilgenommen hatten, nutzten die Samstage lieber für mehr Therapie. Nicht wenige waren sogar besorgt, Jake würde nicht das bekommen, was er brauchte, weil ich das Spielerische und gewöhnliche Kindheitserfahrungen so sehr in den Mittelpunkt rückte. Verglichen mit herkömmlichen Methoden schien mein Konzept sehr einfach gestrickt: »Wirf deinem Freund einen Ball zu, und ich werde begeistert Beifall klatschen.« Was für eine Art von Therapie sollte das bitte schön sein? Doch ich wurde nicht müde, es zu wiederholen: »Ihr müsst überhaupt nichts tun. Nur spielen.«

Und es funktionierte. Schon bald konnten wir die ersten Fortschritte verbuchen. Aktivitäten, die uns anfangs völlig unrealistisch erschienen waren, wie etwa Staffelläufe, wurden nicht nur möglich, sondern ein Riesenerfolg. Auf den Fotos aus dem ersten Sommer wandern die meisten Kinder ziellos umher und sind noch ganz in ihrer eigenen Welt versunken. Auf den Fotos um Weihnachten herum sind sie bereits viel mehr bei der Sache: Sie sitzen mir zugewandt auf dem Fallschirm und hören aufmerksam zu.

Schnell stellten wir fest, dass ein Treffen pro Monat nicht genug war. Unser Sportprogramm musste wöchentlich stattfinden. Die Kirche erklärte sich damit einverstanden, solange wir die Räume, die wir benutzten, wieder sauber verließen. Ich musste lachen, als ich das hörte, denn auch früher schon hatten meine Schwester und ich zweimal pro Woche meiner Großmutter beim

Putzen der Kirchenräume helfen müssen. Sie hatte ein Kopftuch aufgesetzt, den Eimer mit den Putzmitteln in den Wagen geladen und war mit uns zur Kirche meines Großvaters hinausgefahren. Dort hatten wir dann den Kehrbesen geschwungen, Gesangbücher abgestaubt und die Kirchenbänke abgewischt und eingeölt. Meine Großmutter sah darin einen Dienst an der Gemeinde.

Youth Sports for Autism war für mich in ähnlicher Weise eine gemeinnützige Arbeit. Seit Jakes Diagnose hatten Mike und ich aufgehört in die Kirche zu gehen (was bei Familien mit einem autistischen Kind keine Seltenheit ist). An einem Sonntag war es dort nämlich mal zu einem Zwischenfall gekommen. Während ich mit Jake im Foyer stand, hatte mich die Mutter eines Mädchens entdeckt, das mit mir auf die Highschool gegangen war. Vor Freude kreischend und von einer Parfümwolke umhüllt war sie mit wehendem knallbuntem Schal auf uns zugeschossen. Als sie mein Gesicht zwischen ihre Hände nahm, um mir einen Kuss auf die Wange zu drücken, war Jake ausgerastet. Er hatte sich auf den Boden fallen lassen und sich die Lunge aus dem Leib geschrien. Als ich versuchte, ihn hochzunehmen, stieß er mit den Füßen nach mir und zerrte an meinem Seidenkleid.

Wenn Ihr Kind bei Target durchdreht, ist das eine Sache, wenn es in der Kirche passiert, eine ganz andere. Ich schämte mich zu Tode. Alle blieben stehen und starrten uns an, und ich hörte sogar jemanden scherzen, man solle Jake mit Weihwasser besprengen. Wir schafften es schließlich den Gang hinunter zu den Toiletten. Dort setzte ich Jake auf die Ablage zwischen den Waschbecken, wischte ihm die Tränen aus dem Gesicht und versuchte, ihn zu beruhigen. Irgendwann lockerte er seinen Griff und gab zwei Händchen voll schweißnassen Kleides frei.

Tobsuchtsanfälle sind meiner Ansicht nach kein Symptom von Autismus, sondern ein Symptom von mangelndem Verständnis von Autismus. Es war nicht so, dass Jake nicht zur Kirche gehen *wollte*, er *konnte* es nicht. Es war einfach zu viel für ihn. Wenn ich ihn dazu gezwungen hätte, hätte ich mir dadurch nur ein unglückliches Kind und noch mehr zerrissene Kleider eingehandelt.

Und wenn er nicht in die Kirche ging, konnte ich – zumindest eine Weile lang – auch nicht gehen. Ich nahm ihn auf den Arm und trug ihn unter den Augen der gesamten Kirchengemeinde durch das Foyer zur Tür hinaus. Dann setzte ich ihn ins Auto und fuhr nach Hause.

Auch wenn wir mittlerweile wieder regelmäßig in die Kirche gingen, erfüllte es mich mit großer Zufriedenheit, auch durch unser Sportangebot einen Akt der Nächstenliebe zu leisten. An diesen Samstagvormittagen dachte ich sehr häufig an meinen Großvater. Von ihm habe ich nicht nur gelernt, wie schön und wichtig es ist, Spaß zu haben, sondern er hat mir auch beigebracht, auf Schicksalsschläge zu reagieren, indem man sich zu einer Gemeinschaft mit anderen zusammenschließt, anstatt sich abzukapseln. Sein Beispiel hat mir gezeigt, dass anderen zu helfen bedeutet, auch sich selbst zu helfen.

Diese Familien hatten schon lange nichts mehr unternommen, was ihnen Freude bereitete. Die Eltern waren ausgelaugt und zermürbt, und ihren wundervollen Kindern war immer wieder eingeredet worden, sie seien nichts wert. War ich nicht beinahe daran gescheitert, für sie einen Ort zu finden, der sie willkommen hieß? Diese Familien zusammenzubringen und für etwas Freude in ihrem Leben zu sorgen bedeutete mir alles. In gewisser Weise war Youth Sports for Autism meine Kirche.

Aber nicht nur ich, unsere ganze Familie war von dem Programm begeistert. Wesley war in seinem Element. Er konnte sich auf den Matten, mit denen wir den Kirchenboden auslegten, nach Herzenslust austoben. Ethan wuchs zwischen allen möglichen verschiedenen Menschen auf, und seine ruhige Art machte ihn zum Liebling der älteren autistischen Kinder. Und ich sah mit Freude, wie auch Jake aufblühte.

Wenn ich heute gefragt werde, woher es kommt, dass Jake trotz seines Autismus so gesellig und unbefangen gegenüber anderen Menschen ist, antworte ich, dass wir viel dem Sport zu verdanken haben. An jenen Samstagen wurde weder auf Mathematik-Olympiaden trainiert noch irgendeine Fachmesse besucht.

Stattdessen waren wir draußen auf dem Fußball- oder Baseballfeld oder dem Basketballplatz, wo es vor allem um Freundschaft, soziale Kontakte, Gemeinschaftsgeist, Teamarbeit und Selbstwertgefühl ging. Hier war Jake kein Wunderkind und kein Autist mit körperlichen Einschränkungen, sondern einfach ein Kind, das im Außenfeld stand und mit der Gummisole seiner Turnschuhe in das sonnenverbrannte Gras tippte, genau wie tausende anderer Kinder überall in Amerika.

Bald wurde aus dem Sport mehr als nur Sport. Wie Christopher blieben von Woche zu Woche mehr Familien auch nach ihrem Kurs noch da. Sie verteilten sich auf dem Fußballfeld, kickten sich ein paar Bälle zu oder spielten Frisbee. Viele hatten Sandwiches dabei und blieben oft bis zum Sonnenuntergang. Im Winter brachten sie Schlitten mit, und die Kinder rodelten so lange den kleinen Hügel hinunter, bis nur noch eine dampfende Tasse heißer Schokolade mit Marshmallows ihre kleinen Hände und Wangen auftauen konnte.

Wir gründeten eine Facebook-Gruppe. Alle paar Tage postete jemand eine Erfolgsgeschichte mit immer demselben Schlusssatz: »Wir zeigen's dir, Autismus!«.

Für viele dieser Familien war es das erste Mal seit Langem, dass sie wieder gemeinsam lachten, hofften, sich neckten oder einfach nur eine sorglose Zeit miteinander verbrachten. Ich beobachtete deshalb mit Freude, wie die Mütter mit einem Becher Kaffee in der Hand auf der Tribüne saßen und sich angeregt unterhielten, während ihre Männer auf dem Baseballfeld mit den Kindern herumtobten. Viele dieser Menschen hatten vergessen gehabt, wie wichtig es ist, Kind sein zu dürfen und Spaß zu haben.

Ich konnte das gut verstehen. Michael und mir war es schließlich ebenso ergangen. Doch dann hatten wir uns selbst und nun auch diese Familien wieder daran erinnert.

Ein Traum wird wahr

Die meisten Paare teilen Zukunftsträume, über die sie abends im Bett sprechen, wenn es im Haus ruhig geworden ist. Für manche ist das vielleicht eine Luxusreise in die Karibik oder ein Lottogewinn. Der Traum von Michael und mir lag nicht ganz so fern.

Im Jahr 2006 gewann ich für Youth Sports for Autism den Gas-America Hometown Hero Award. Zum Preis gehörte ein Tankgutschein in beachtlicher Höhe, über den wir uns sehr freuten. Das Wort »Held« aber beschämte mich ein wenig. In den Nachrichten sah ich Soldaten, die ihre Familien verließen, um in Afghanistan für Freiheit und Demokratie zu kämpfen. Unser Nachbar war ein Feuerwehrmann, der jeden Tag in eine Situation kommen konnte, in der er sein Leben für das Leben anderer riskieren musste. Solche Menschen waren Helden, nicht eine Mutter in Caprihosen, die Miniatur-Golfplätze bastelte.

Michael half mir, in der Auszeichnung einen Ansporn zu sehen, mein Engagement noch auszuweiten. Wir hatten die positiven Effekte erlebt, die Sport auf autistische Kinder haben konnte. Wie viel mehr würden wir erst erreichen können, wenn wir für diese Aktivitäten einen eigenen Ort hätten. Jake und Wesley mussten sich mittlerweile ein Kinderzimmer teilen, weil wir das andere Zimmer als Lagerraum für unsere Sportausrüstung brauchten. Wir hatten die Räumlichkeiten der Kirche unseren Zwecken angepasst, so gut es ging, doch wie viel mehr würden wir in eigenen Räume anbieten können?

Die älteren Autisten, mit denen wir durch unser Sportprogramm in Kontakt gekommen waren, lieferten uns einen Vorgeschmack auf die Zukunft unserer jüngeren Teilnehmer. Es ist nicht leicht ein Teenager zu sein, und ein autistischer Teenager zu sein ist oft noch viel schwerer. Wir wussten, es würde eine Zeit kommen, in der Jake, Christopher und ihre Freunde einen Ausgleich für alle sozialen Schwierigkeiten brauchten, denen sie mit großer Wahrscheinlichkeit in der Schule begegnen würden. Vor diesem Hintergrund erschien unsere Suche nach einer eigenen Sportstätte wie ein Wettlauf gegen die Zeit.

Little Light und Youth Sports for Autism waren für Jake und seine Freunde zu einem sicheren Hafen geworden. Michael und ich wollten noch einen Schritt weiter gehen und ein Freizeitzentrum gründen, in dem autistische Kinder und Jugendliche Sport treiben und Filme anschauen konnten, Hausaufgabenhilfe bekamen oder Fangen spielen konnten, ohne dass irgendjemand versuchte, sie von ihrem Autismus zu »heilen«. Als wir Jahre zuvor nach einem offiziellen Namen für den Wohltätigkeitsverein hinter Little Light gesucht hatten, hatte Melanie den Namen Jacob's Place vorgeschlagen, weil das freundlich klang und nicht wie ein Krankenhaus oder ein Behandlungszentrum. Wir hatten diesen Namen bisher immer nur in unserer Steuererklärung verwendet, doch es war der ideale Namen für ein Freizeitzentrum. Jacob's Place zu verwirklichen wurde zu unserem Traum.

Unser Sportprojekt hatte binnen kurzer Zeit so großen Zulauf bekommen, dass die Kirchenräume während der Wintermonate schier aus den Nähten platzten. Anstatt unseren Zulauf zu limitieren, nahmen wir dies als Ansporn, um zu wachsen. Im Sommer 2008 verkauften wir eines unserer Autos, ließen uns Michaels Rentenversicherung auszahlen und machten uns auf die Suche nach Jacob's Place.

Wir mussten uns mit unserer Suche aufs Umland verlegen, da ich mein Herz an die Vorstellung gehängt hatte, ein ganzes Gebäude zur Verfügung zu haben, unser Budget aber lächerlich klein war. Eine Immobilienmaklerin lachte auch tatsächlich, als sie hörte, was wir ausgeben konnten: 15000 Dollar für das Gebäude und weitere 5000 Dollar für eventuelle Renovierungsarbeiten und die Einrichtung. Das war nicht annähernd genug, um irgendwo in der Nähe etwas Geeignetes zu finden – nicht einmal in Indiana.

Michael war damals beruflich viel unterwegs und hielt stets die Augen offen. Eines Tages rief er mich an und sagte: »Kris, das musst du dir ansehen. Ich glaube, wir haben es gefunden.«

Wir hatten uns als Ersatz für das verkaufte Auto für 500 Dollar einen verbeulten Ford Bronco zugelegt. Ein lärmendes Scheusal, an dem es mehr Rost als Lack gab, doch die Kinder liebten ihn, weil man durch die Löcher im Boden die Straße vorbeiflitzen sah – wie im Auto der Flintstones. Ich traute mich mit dem Monster eigentlich nur bis zum Supermarkt und wieder zurück und wurde deshalb ein wenig nervös, als ich auf der Karte sah, wie weit das Gebäude entfernt lag. Doch dann tuckerte ich langsam vor mich hin und schaffte es schließlich nach gut einer Stunde Fahrt bis zu dem kleinen Städtchen Kirklin – einmal geblinzelt und schon ist man daran vorbei.

Vom Transportmittel mal abgesehen war die Fahrt dorthin wunderschön: Ein Großteil der Strecke führte auf einspurigen Schotterstraßen durch weites Farmland. Ich konnte mir gut vorstellen, dass für gestresste Eltern und Kinder allein die Fahrt dorthin eine Erholung sein würde.

Als ich ankam, sah ich Michaels Auto am Ende der Hauptstraße stehen, die hauptsächlich aus Ladenfronten aufgegebener Geschäfte bestand. Michael stand vor dem heruntergekommensten Backsteingebäude, das ich je gesehen hatte. Es sah alt aus, ich meine so richtig alt, wie aus dem neunzehnten Jahrhundert. Und es war nur allzu offensichtlich, dass sich schon seit etlichen Jahrzehnten keiner mehr darum gekümmert hatte. Keines der Fenster war mehr intakt, die Rückwand hatte nachgegeben und war im Begriff einzustürzen. Der Gehsteig vor dem Haus war von Unkraut überwuchert, nur ab und zu schaute darunter ein Stück Beton hervor. Tapfer wandte ich mich dem Seiteneingang des Gebäudes zu. »Durch diese Tür besser nicht«, warnte mich Mike.

Nachdem ich die Tür geöffnet hatte, sah ich, was er meinte. Dahinter versteckte sich nichts als eine tiefe schwarze Grube. Ein Schritt weiter und ich wäre fünfzehn Fuß tief in den mit Schutt gefüllten Keller gestürzt. (Noch Monate später quälten mich Alpträume, in denen ich in dieses Loch fiel.) Doch es wurde noch schlimmer: Das gesamte zweite Stockwerk im hinteren Teil des Gebäudes hatte nachgegeben, sodass die Decke im ersten Stock wie eine Schüssel herabhing. An ein Betreten des Raumes war nicht zu denken, wollte man nicht riskieren, dass der zweite Stock auf einen herunterbrach. Von der sicheren Türöffnung aus leuchteten wir mit unseren Taschenlampen in die Dunkelheit und entdeckten unheimlich anmutende medizinische Geräte und Möbelstücke, die noch aus der Zeit stammen mussten, als in dem Gebäude die Praxis des Dorfarztes untergebracht gewesen war.

Das Gebäude war verdreckt, stand mitten im Nirgendwo und war baufällig. Doch es steckte voller Geschichte und schien darauf zu warten, dass diese Geschichte weitergeschrieben wurde. Wenn ich die Augen schloss, konnte ich darin die Familien sehen, die uns durch Little Light und Youth Sports for Autism ans Herz gewachsen waren. Ich sah vor meinem inneren Auge, wie sich die Mütter umarmten – erleichtert darüber, einen Ort gefunden zu haben, an dem sie sich nach einer anstrengenden Woche entspannen und ihre Sorgen miteinander teilen konnten. Ich sah Kinder auf Sitzsäcken Filme schauen, und andere, die über einem Schachspiel brüteten oder miteinander Karten spielten. Und dort hinten, wo die Decke herabhing, sah ich Jake und Christopher auf der Halbkreislinie eines frisch aufgezeichneten Basketballfelds Freiwürfe üben.

Ich schaute Michael an und sagte lächelnd: »Das ist es. Das ist unser Freizeitzentrum.«

Jake und Christopher waren mittlerweile unzertrennlich, und auch ich und Phyllis, Christophers Großmutter, bei der er aufwuchs, hatten uns angefreundet. In jenem Sommer lagen wir ab und zu zusammen an ihrem Swimmingpool und unterhielten uns, während die Jungs im Wasser planschten. Für mich waren das seltene Momente der Entspannung, die ich sehr genoss. Ihre Familie besaß ein Autohaus, und sie wohnten in einer großen Villa mit einem Outdoor- und einem Indoor-Basketballfeld, einem Pool und einem Aufzug. Natürlich ging Jake gerne dorthin. Doch Christopher kam auch gerne zu uns, um in unserem kleinen Garten Hotdogs und Marshmallows zu grillen. Es machte riesigen Spaß, mit ihm zusammen zu sein. Er gehörte zu den Menschen, die selbst ein verregnetes Picknick noch in ein großartiges Abenteuer verwandeln können.

Christopher und Jake verband die Tatsache, dass sie oft nicht dazupassten. Autistischen Kindern fällt es häufig schwer zu unterscheiden, ob andere Kinder mit ihnen oder über sie lachen. Wenn Christopher einen Witz erzählte und seine Klassenkameraden daraufhin in Gelächter ausbrachen, wusste er nicht, wie ihr Lachen gemeint war. War sein Witz überraschend gut angekommen, oder lachten ihn die anderen aus? Das Jahr in der Grundschule und die Tatsache, dass er Freunde gefunden hatte, hatten Jake in dieser Hinsicht sehr gutgetan. Zu dem Zeitpunkt, als er Christopher kennenlernte, fühlte er sich in seinem sozialen Umfeld bereits viel wohler und konnte seinem jüngeren Freund helfen, mit den Schwierigkeiten dieses Alters und der Ungewissheit zurechtzukommen, nie genau zu wissen, was die anderen Kinder über ihn dachten. Nichts stand zwischen ihnen.

Jakes Patenfunktion wurde zu einem wichtigen Teil ihrer Freundschaft. Jake sagte oft: »Sieh mal, das hier musst du lernen – so seltsam es auch ist –, sonst wirst du es schwer haben.« Gleich am ersten Tag brachte Jake Christopher bei, wie man mit einem Hula-Hoop-Reifen umgeht. Das mag auf den ersten Blick belanglos klingen, doch man sollte bedenken, dass jede Fähigkeit, die ein Kind wie Christopher beherrscht, für die anderen ein Grund weniger ist, es aufzuziehen oder auszugrenzen.

Umgekehrt half Christopher auch Jake. Er war viel größer als Jake und hatte mehr Talent im Basketball. Unter Christophers Anleitung konnte Jake seine spielerischen Fähigkeiten entscheidend verbessern und lernte, wie viel Spaß Sport machen kann.

Eine andere große Leidenschaft von Christopher war die Zauberei. Jake liebte es, Christopher verschlüsselte Botschaften zu schreiben, die dieser enträtseln musste. Und Christopher war ganz darauf erpicht, Zaubertricks einzustudieren und sie Jake vorzuführen, der dann herausfinden musste, wie sie funktionierten. Christophers Zauberkünste wurden immer raffinierter und professioneller, und er versuchte sich an immer komplizierteren Tricks. Und je komplizierter sie wurden, desto begeisterter war Jake: Es war bisher selten vorgekommen, dass er von einem Gleichaltrigen vor ein Rätsel gestellt wurde, das für ihn eine wirkliche Herausforderung war. Manchmal arbeiteten die beiden einen Zaubertrick auch gemeinsam aus. Zum Beispiel half Jake Christopher, für einen Trick verschiedene Spiegel nach einem präzise ausgeklügelten System in bestimmten Winkeln aufzustellen – eine Aufgabe, für die er genau der Richtige war.

Die beiden gingen auf verschiedene Schulen, aber sie sahen sich jeden Samstag beim Sport und am Tag darauf in der Kirche. Außerdem telefonierten sie jeden Abend miteinander und unterhielten sich über Sport. Ich lege normalerweise viel Wert auf ein gemeinsames Abendessen, doch ich war so froh darüber, dass Jake einen so guten Freund gefunden hatte, dass ich ihm nicht selten ein Putensandwich machte und ein bisschen Gemüse klein schnitt, damit er beim Telefonieren essen konnte.

Michael und ich stellten schnell fest, dass wir uns mit dem Freizeitzentrum übernommen hatten. Die 5000 Dollar, die wir für Renovierungsarbeiten an dem Gebäude zurückbehalten hatten, waren nun alles, was wir noch besaßen. Ich erinnere mich, wie Michael beim Blick auf unseren Kontoauszug den Kopf schüttelte und sagte: »Wenn unsere Heizung kaputtgehen sollte, steht uns ein kalter Winter bevor.« Mikes Vater ist Zimmermann und zeigte sich ersthaft schockiert über das Ausmaß der zu leistenden Arbeit. Als er das Gebäude zum ersten Mal betrat, sagte er: »Das könnt ihr beim besten Willen nicht stemmen. Lasst bloß die Finger davon!«

Doch wir hörten nicht auf ihn. Wie viele Menschen damals in Amerika profitierten auch wir von der Kreditblase. Michael war einige Male befördert worden, und meine Arbeit als Tagesmutter lief so gut, dass ich darüber nachdachte, sie zu erweitern oder gar eine kleine Schule daraus zu machen. Nach Ethans Geburt war es in unserem kleinen Haus sehr eng geworden, und irgendwann stellte ich fest, dass sich die ganze Familie nur dann gemeinsam im Wohnzimmer aufhalten konnte, wenn eines der Kinder auf der Armlehne des Sofas oder zu unseren Füßen auf dem Boden saß. Wenn wir uns nicht einmal mehr gemütlich einen Film zusammen anschauen konnten, brauchten mir mehr Platz, das war klar.

Ursprünglich hatten wir geplant, im Freizeitcenter zu wohnen und es gleichzeitig zu renovieren, doch die Stadt lieferte weder Strom noch Wasser in das Gebäude, bevor es nicht den Bauvorschriften entsprach. Ich bin nicht anspruchsvoll, was Komfort angeht, aber mit drei Jungs in einem unbewohnbaren Gebäude im Zelt zu hausen, schien selbst mir ein wenig verrückt.

Also nahmen wir einen Kredit auf und investierten das Geld in ein im Bau befindliches Haus einer Neubausiedlung in Westfield, einem Mittelklasse-Vorort, der dem Farmland im Norden von Indianapolis abgerungen worden war. Das Haus war ein Traum! Niemals hätte ich es für möglich gehalten, einmal in einem solchen Haus zu wohnen, geschweige denn, es zu besitzen. Jeder von uns hatte darin mehr als genug Platz. Küche, Esszimmer und Wohnbereich waren miteinander verbunden, sodass wir uns alle zusammen in einem Raum aufhalten konnten. Niemand musste aus der Küche verbannt werden, wenn ich das Abendessen vorbereitete. Ethan half mir gerne beim Kochen und konnte mit seinen vier Jahren sogar schon ein paar einfache Gerichte selbst zubereiten. Als ich den Grundriss der Küche sah, musste ich deshalb schmunzeln, wenn ich mir vorstellte, welche Festessen er dort bald schon für uns zaubern würde.

Das neue Haus hatte auch eine große Garage, in der genug Platz war für mehr Tageskinder und eine Mitarbeiterin. Trotz der hohen Kosten beschlossen Michael und ich einvernehmlich, unser altes Haus zu behalten, bis wir in das neue umgezogen waren. Ich wollte die durch den Umzug bedingte Unterbrechung für die Tageskinder so kurz wie möglich halten.

Während wir im Frühjahr und Sommer die Baufortschritte unseres Hauses mitverfolgten, lernten wir nach und nach auch unsere neuen Nachbarn kennen. Nach der Besichtigung der Baustelle gingen wir regelmäßig auf den kleinen Spielplatz am Teich direkt gegenüber von unserem Grundstück und machten dort ein Picknick. Während die Kinder schaukelten und kletterten, unterhielten Michael und ich uns mit anderen Hausbesitzern, die ebenfalls hergekommen waren, um die Fortschritte an ihren Häusern zu begutachten.

Am Tag des Einzugs fühlte ich mich ehrlich gesagt wie ein Einbrecher. Ich war in einem armen Viertel im Osten von Indianapolis aufgewachsen, und irgendwie konnte ich es immer noch nicht richtig glauben, dass ich in diesem wundervollen Haus wohnen würde. Bestimmte Dinge in unserem Haus bringen mich bis heute zum Lächeln. Zum Beispiel gibt mir die Tatsache, dass Mike und ich jeder ein eigenes Waschbecken in unserem Badezimmer haben, das Gefühl, die Königin von England zu sein.

Es zeigte sich bereits in den ersten Tagen nach unserem Einzug, dass wir die meiste Zeit in dem offenen Bereich von Küche, Ess- und Wohnzimmer verbringen würden. Freunde, die mit Einweihungsgeschenken vorbeikamen, ließen sich auf die Wohnzimmercouch fallen und blieben dort bis zum Abendessen sitzen.

Auch mit der Nachbarschaft hatten wir es gut getroffen. Insbesondere an Narnie, die unmittelbar neben uns wohnte, führte kein Weg vorbei. Und das ging nicht nur mir so. (Als ich kürzlich mit ihr bummeln war, hörte ich von der Umkleidekabine aus, wie sie sich jemandem vorstellte. In der Zeit, die ich brauchte, um zwei Kleider anzuprobieren, erfuhr Narnie nicht nur alles über die bevorstehende Hochzeit dieser Frau, sondern auch über ihren Verlobten und darüber, inwieweit dieser die emotionalen Bedürfnisse seiner Braut erfüllte oder nicht. Typisch, dachte ich.)

Kaum war der Möbeltransporter vor unserem Haus vorgefahren, war Narnie auch schon aus der Tür gesprungen und hatte sogleich beim Ausladen mit angepackt. Mit ihrer unbefangenen Art, dem offenen Gesicht und dem tiefen, kehligen Lachen hatte sie meinen Kleiderschrank eingeräumt, bevor ich mich auch nur richtig hatte vorstellen können. Und ich kannte sie noch keine Stunde, da spülte sie schon mein Geschirr. So etwas wie Privatsphäre kennt diese Yoga praktizierende Großmutter mit Mitgliedsausweis der National Rifle Association nicht, doch das macht nichts, denn wenn sie in Ihr Leben tritt, wird sie für Sie da sein, wenn Sie sie brauchen, darauf ist Verlass.

Eine Nachbarin zu haben, die jeden Nachmittag auf eine Tasse Tee (mittwochs Kakao) herüberkam, machte es amtlich: Ich hatte alles, was ich mir je gewünscht hatte. Unser neues Zuhause war erfüllt von Menschen, die ich liebte, und langsam, aber sicher würde das Freizeitzentrum entstehen, von dem wir so lange geträumt hatten. Ich sagte zu Michael: »Okay, so kann es für mich bleiben. Ich habe alles, was ich je wollte.«

Doch dann kam die Rezession, und plötzlich war das Freizeitzentrum das Letzte, worüber wir uns Sorgen machten.

Dunkle Zeiten

Der gesamte Staat Indiana wurde von der Rezession hart und sehr überraschend getroffen.

Michael war eines der ersten Opfer. Ich stand in der Küche und bereitete das Abendessen zu, als in den Lokalnachrichten von der Schließung einer Circuit-City-Filiale berichtet wurde. Meine Hände am Geschirrtuch trocknend näherte ich mich dem Bildschirm.

»Ist das Papas Laden?«, fragte Wesley.

Er war es. Gemeinsam standen wir vor dem Fernseher und schauten zu, wie Michael seinen Job verlor.

Diese Filiale war für Mike mehr als nur ein Job gewesen. Er hatte eine schwierige Situation vorgefunden, als er dort anfing. Die Filiale lag in einem heruntergekommenen Viertel und war im Unternehmen dafür berüchtigt, in einem Jahr mehr Waren durch Diebstahl verloren als tatsächlich verkauft zu haben. Doch Mike hatte das große Potenzial der Belegschaft erkannt. Die schwarzen Schafe hatte er entlassen, die fleißigsten Mitarbeiter befördert und durch eine radikale Umstrukturierung der Filiale für neue Anreize gesorgt. Am bemerkenswertesten war vielleicht sein Versprechen, vor den Kassen einen Rückwärtssalto zu machen, wenn ein Mitarbeiter seine Sollvorgaben für den Verkauf übertreffen sollte.

Sechs Monate nach seinem Arbeitsbeginn war der Laden ein vollkommen anderer gewesen, und im Jahr darauf hatte die gesamte Belegschaft zusammen Thanksgiving gefeiert. Mike hatte das Geschäft so erfolgreich umgekrempelt und ein so dynamisches Verkaufsteam geschaffen, dass Circuit City mit ihm ein Programm zur Personalschulung hatten entwerfen wollen, um dies auch in anderen Filialen anzuwenden.

Und dann war auf einen Schlag plötzlich alles vorbei. Menschen, die um ihren Job fürchten, kaufen keine neuen Fernseher. Also machte der Laden dicht. Die enge Gemeinschaft von Mitarbeitern, die sich beinahe wie eine große Familie gefühlt hatten, fiel auseinander. Einige Wochen arbeitete Michael noch für den Insolvenzverwalter, indem er das Geschäft, das er selbst aufgebaut hatte, systematisch demontierte und Stück für Stück verramschte, – eine schreckliche Erfahrung. Als das erledigt war, gab es auch für ihn nichts mehr zu tun.

Ich hatte von meinem Großvater ein wenig Geld geerbt, das wir für die Anzahlung unseres Hauses verwendeten. Das ermöglichte es uns, dort wohnen zu bleiben. Doch nicht alle unserer Nachbarn hatten so viel Glück. Um uns herum wurde ein Haus nach dem anderen zum Verkauf angeboten. Jedes Mal, wenn ich aus der Tür trat, flatterte ein neues Zu-verkaufen-Schild im Wind und sagte mir, dass eine weitere dieser netten Familien, die ich in jenem Sommer kennengelernt hatte, ihren Traum hatte aufgeben müssen.

Aber auch Michael und ich waren in finanziellen Schwierigkeiten. Wir hatten jeden verfügbaren Penny in das Freizeitzentrum und das Haus gesteckt. Und weil zu der Zeit niemand einen Kredit bekam, fanden wir auch keinen Käufer für unser altes Haus. Das bedeutete, wir mussten mit nur einem Einkommen auskommen und zwei Hypotheken davon abbezahlen. Und schließlich hatten wir gar kein Einkommen mehr, denn je mehr Familien in unserem Umfeld von der Wirtschaftskrise betroffen waren, desto kleiner wurde auch die Zahl der Tageskinder. Es schien kein Tag zu vergehen, an dem nicht ein Vater oder eine Mutter mit blassem, angespanntem Gesicht hereinkam und mir erzählte, dass er oder sie den Job verloren habe.

Kinderbetreuung war bisher stets eine zuverlässige Arbeit gewesen. Seit der Eröffnung meiner Tagespflege war die Nachfrage nach Plätzen immer so groß gewesen, dass ich nie alle Kinder hatte aufnehmen können, die gerne gekommen wären. Der Erfolg von Little Light hatte diese Tendenz nur noch verstärkt. Doch während der Rezession halfen weder mein guter Ruf noch der Erfolg mit den Kindern. Wer keinen Job hat, braucht eben auch keinen Babysitter für seine Kinder. Und in einem Bundesstaat wie Indiana, in dem die Arbeiterklasse vorherrscht, schien 2008 praktisch niemand mehr Arbeit zu haben. Eine Weile machte ich noch mit ein, zwei Tageskindern weiter, bis auch diese irgendwann verschwanden. Als ich hinter dem letzten Kind die Tür schloss, hatte ich zum ersten Mal wirklich Angst.

Als Mike seinen Job verloren hatte, hatte ich Mittel und Wege gefunden, um zu sparen, zum Beispiel indem ich reichlich Chili con Carne kochte. (Wie ich mit Jake nachgelesen hatte, wurde das Gericht während der Weltwirtschaftskrise der 1930er-Jahre erfunden, um das wenige Fleisch zu strecken.) Als wir uns mit abnehmender Anzahl an Tageskindern dann auch Chili con Carne nicht mehr leisten konnten, setzte ich für das Abendessen einen großen Topf voll Wasser auf und warf fünf Packungen Ramennudeln hinein (drei für einen Dollar). Um die Stimmung etwas aufzuheitern, stellten wir den Kindern Quizfragen, wobei Michael den Suppen-Nazi in der Sitcom Seinfeld nachahmte, indem er mit den Augenbrauen zuckte, Grimassen schnitt und die Kinder mit einem lustigen Akzent ausschimpfte, wenn sie eine Frage falsch beantworteten. »Für dich gibt's keine Suppe!«, wetterte er und amüsierte die Jungs damit so sehr, dass sie sich vor Lachen die Bäuche hielten. Wir waren fest entschlossen, die Kinder nichts von unseren Sorgen spüren zu lassen, egal wie groß unsere Ängste waren.

Jener Winter war einer der kältesten, die je verzeichnet wurden, – und das in einem Staat, der für seine harten Wintermonate sowieso schon berüchtigt ist. Den größten Teil der Zeit konnten wir es uns nicht leisten, das Haus genügend zu heizen. Also wärmten wir uns gegenseitig, indem wir uns auf dem Sofa unter einem Berg von Decken dicht aneinanderkuschelten und Filme schauten. Es gab Leute in unserer Nachbarschaft, die alte Tische und Stühle verheizten. Bei vielen war bereits der Strom abgestellt worden, und diejenigen, die noch Strom hatten, benutzten ihn nicht. Die Häuser waren dunkel, nirgends brannte mehr Licht. In den Regalen von Walmart gab es nur noch das Nötigste zu kaufen: Camping-Ausrüstungen, Kaffee, Holzbriketts, Flüssiganzünder, Wasser und für diejenigen, die keine Heizung hatten, billige Heizdecken – und Bier. Etwas anderes nahm das Geschäft erst gar nicht auf Lager. Es wirkte wie ein Verkauf von Restbeständen der Armee.

Dann rief mich mein Bruder an, der damals in unserem alten Haus wohnte. Er hatte seine Arbeit auf dem Bau verloren und die Chancen, eine neue Stelle zu finden, waren gleich null. Für diese Jobs reichten die Schlangen um einen ganzen Block herum. Er hatte sich um unseren gesundheitlich angeschlagenen Vater gekümmert, der in jenem Winter am offenen Herzen operiert worden war. Als klar wurde, dass für das Haus kein Käufer zu finden war, hatte Ben angeboten, mit ein paar Freunden dort einzuziehen und es zu renovieren, in der Hoffnung, daraufhin einen Mieter zu finden. Weil sie aber nicht genug Geld hatten, um das Haus warm zu halten, platzte in einer besonders kalten Nacht, in der die Windchill-Temperaturen minus 30 Grad erreichten und mein Bruder an einem wärmeren Ort übernachtete, eine Leitung. Die geschätzte Wassermenge eines Olympiabeckens rauschte durch unser Haus – es war eine Katastrophe. Sämtliche Wände waren zerstört, die Decke war eingestürzt, und die Treppe führte ins Nichts. Wo man auch hinsah, überall tropfte das Wasser auf dicke Eisschichten. Eine einzige Trockenbauwand stand noch, völlig aufgequollen von der Feuchtigkeit. Als ich die Tür öffnete und den Schaden sah, gaben meine Knie nach. Hätte meine Schwiegermutter mich nicht aufgefangen, wäre ich wohl gefallen.

Wie jeder andere hatte auch unsere Versicherung die Krise zu spüren bekommen und stand kurz vor dem Bankrott. Sie behauptete zunächst, wir seien überhaupt nicht versichert, doch wir hatten unsere Beiträge immer pünktlich bezahlt, sogar in der Zeit, als wir nur Instant-Nudelsuppe aßen. Trotzdem hielt man uns eine Ewigkeit hin, während unser überflutetes Haus langsam von innen heraus verrottete. Es war zum Verzweifeln. Mit jeder Woche, die verstrich, wurde das Haus noch unbewohnbarer, doch woher hätten wir das Geld nehmen sollen, es zu renovieren.

Zu diesem Zeitpunkt arbeitete ich für einen geringeren Stundenlohn als sechzehn Jahre zuvor bei der Eröffnung meiner Tagespflege. Ich ließ alle wissen, dass ich jederzeit zur Verfügung stehe, auch nachts und an den Wochenenden. Mütter, die ich von Little Light und unserem Sportprojekt her kannte, brachten ihre Kinder zu mir, wenn sie noch Arbeit hatten. Das war der unausgesprochene Kodex: Wer noch Arbeit hatte, unterstützte diejenigen, die keine hatten. Um sich nicht wie Almosenempfänger zu fühlen, backte oder nähte man füreinander oder putzte das Haus des anderen. Ich hütete Kinder. Doch viel kam dabei nicht rum.

Zum ersten Mal in meinem Leben bekam ich zu spüren, was Hunger bedeutete. Ich kaufte Vitamintabletten für die Jungs, weil wir uns nicht mehr regelmäßig Fleisch leisten konnten. Und wenn wir welches hatten, tat ich so, als hätte ich Bauchschmerzen und stieß meinen Teller weg, damit sie mehr hatten. Neue Winterkleidung stand nicht zur Debatte, stattdessen wurden die alten Kleidungsstücke hundertfach geflickt. Mein kleiner Kamikaze Wesley sah am schlimmsten aus. Seine Hosen waren übersät von Flicken. Es machte mich krank, die Kinder mit Jacken zur Schule schicken zu müssen, die so klein waren, dass zwischen Ärmeln und Handschuhen die nackten Handgelenke zu sehen waren. Doch zu kleine Jacken waren besser als keine, und viele Leute hatten gar keine.

An Weihnachten kamen wir gerade noch so über die Runden, aber die aufgesetzte Fröhlichkeit der Weihnachtsdekoration in den leeren Geschäften betonte nur, wie verzweifelt und bange sich jeder fühlte. In unserer Familie hat es zu Weihnachten noch nie viele Geschenke gegeben. Weihnachten ist für uns in erster Linie ein religiöses Fest, bei dem wir vor allem darauf bedacht sind, Gutes zu tun. Doch als unsere Kirche uns in jenem Jahr um eine Spende für die Armen bat, mussten wir bekennen, dass wir diesmal nur Gebete schicken konnten. Ich bedauerte es sehr, nicht helfen zu können, doch unser Pfarrer zeigte Verständnis dafür.

Sicherlich waren wir nicht die Einzigen, die sich nicht an der Kollekte beteiligen konnten.

Trotz allem erlebten wir in jenem Jahr unser eigenes kleines Weihnachtswunder. Als Mike am Weihnachtsmorgen vor die Tür trat, um die Einfahrt freizuschippen, streckte er kurz darauf den Kopf wieder zur Tür herein und rief mich leise zu sich, damit es die Kinder nicht hörten. Auf unserer schneebedeckten Veranda stand ein leuchtend roter Nikolaussack. Ich erschrak. Was hatte Mike getan? Ich wusste genau, wir hatten nur noch 32 Dollar auf unserem Konto und keine Aussicht darauf, dass in absehbarer Zeit etwas dazukommen würde. Wenn auch das weg war, hatten wir kein Geld mehr, um Lebensmittel zu kaufen.

Doch Michael sah mich genauso erschrocken an wie ich ihn. »Oh, Kris!«, flüsterte er. »Was hast du dir nur dabei gedacht?«

Ich schüttelte den Kopf, und plötzlich wussten wir, wer dahintersteckte: Narnie.

In dem Sack waren drei bunt verpackte Geschenke, die nicht besser hätten gewählt sein können: ein Lego-Set für Ethan, ein Skateboard für Wesley und ein Teleskop für Jake. Und als Narnie später wie üblich mit ihrer Tasse Tee vorbeischaute und unschuldig fragte, wie unser Weihnachtsmorgen gewesen sei, fiel ich ihr vor Dankbarkeit schluchzend um den Hals. Das war und ist die liebste Geste, die mir je widerfahren ist – und sie machte Narnie endgültig zu einem Mitglied unserer Familie.

Es war ein kurzer Lichtblick in einer dunklen Zeit. Während unsere Facebook-Gruppe für uns einst so eine Ermutigung gewesen war, brachte sie uns jetzt nur noch schlechte Nachrichten. Jeder klagte über finanzielle Schwierigkeiten, und die Angst war allgegenwärtig. Die Nachrichten berichteten jeden Tag von neuen Werksschließungen, die weitere Familien aus unserem Bekanntenkreis betrafen. Sogar der Präsident stattete Indiana einen Besuch ab, was bedeutete, dass unser Bundesstaat in besonders ernsten Schwierigkeiten steckte. Ich hörte einmal, der halbe Staat sei arbeitslos. Mir kam die Situation sogar noch schlimmer vor, doch das lag vielleicht daran, dass die meisten unserer Bekannten – wie wir selbst – der Arbeiterklasse angehörten. Doch so ernst die Lage auch war, wir mussten die Ohren steifhalten. Und so postete ich stets: »Ihr seid jederzeit willkommen, auf einen Teller Nudelsuppe vorbeizuschauen!!!«

Im Januar schienen unsere schlimmsten Befürchtungen wahr zu werden. Bis tief in die Nacht hinein diskutierte ich am Telefon mit meiner Schwester Stephanie darüber, was wir tun sollten, wenn wir obdachlos würden. Die Gefahr bestand tatsächlich, einige unserer Bekannten hatten ihr Zuhause bereits verloren. Die Mutter eines meiner Tageskinder hatte ihr Haus räumen müssen und mit ihren Kindern auf der Straße gestanden. Sie war bei Freunden untergekommen, doch für wie lange, war unklar, denn auch diese Familie war in Schwierigkeiten. Im Notfall, überlegten Stephanie und ich, konnten wir unsere Familien für eine Weile in der ungenutzten Chorempore der Kirche meines Großvaters unterbringen. Ich behielt während des Gesprächs die Fassung, doch als ich den Hörer aufgelegt hatte, begann ich zu zittern und konnte lange nicht damit aufhören. Die Vorstellung, wir könnten mit unseren Kindern obdachlos werden, machte mir schrecklich Angst.

Es war unerbittlich kalt. An den Wochenenden gruben Christopher, Jake und Wes komplizierte Tunnelsysteme in den Schnee in unserem Garten und dachten sich dazu Spionagespiele aus. Durch die anhaltende Kälte wurde der ›geheime Iglu-Unterschlupf‹, den sie gebaut hatten, zu einem festen Bestandteil unseres Grundstücks. Alle Mütter in meinem Bekanntenkreis sorgten sich wegen der gefährlichen Zustände auf den Straßen, doch weil die Schulen für das Mittagessen bezahlt wurden, blieben sie geöffnet, obwohl es so glatt war, dass wir nicht einmal bis zum Ende unserer Einfahrt kamen, ohne auszurutschen. (Wes »surfte« auf einem Pappkarton den eisbedeckten Hügel hinunter.) Mehr als einmal nahm ich meine Jungen gleich wieder mit nach Hause, als ich den Schulbus auf die Haltestelle zuschlittern sah – Schulpflicht hin oder her.

Unsere Superbowl-Party anlässlich des Meisterschaftsendspiels der National Football League war ein weiterer kurzer Lichtblick in jenem schrecklichen Winter. Der Superbowl wird bei uns seit jeher groß gefeiert. Michael ist Football-Fan, und unsere Jungs stehen ihm da in nichts nach. Ich mache jedes Jahr das zum Anlass passende Essen: Chicken Wings, Ofenkartoffeln und zum Nachtisch Football-Muffins, und dann schauen wir uns gemeinsam mit Freunden das Spiel an. In diesem Jahr gab es nur eine Schüssel voll Salzbrezeln, doch das machte nichts. Wir hatten auch so einen Riesenspaß zusammen. Jubelnd und kreischend saßen wir vor dem Fernseher, und die Jungs wetteiferten miteinander um den albernsten Cheerleader-Tanz.

Auch Christopher war mit von der Partie – zumindest fast. Da Phyllis ihn nicht wie geplant hatte herfahren können, rief Jake ihn an und schaltete die Freisprechanlage ein. So blieben wir den ganzen Tag mit Christopher verbunden: Mike tat so, als klatsche er ihn übers Telefon ab, und Christopher öffnete ebenfalls eine Packung Salzbrezeln. Nach einer Weile vergaß ich sogar, dass er eigentlich gar nicht da war. Es war ein wunderschöner Tag.

Kurz darauf teilte uns die Gemeinde Kirklin in einem offiziellen Schreiben mit, das Gebäude für unser Freizeitzentrum müsse aus Sicherheitsgründen abgerissen werden. Ich schloss die Augen und stellte mir vor, wie eine Abrissbirne über dem Basketballplatz schwang, den wir hatten bauen wollen. Und der Witz daran war: Sie verlangten nicht nur, dass unser Gebäude abgerissen wurde, wir sollten den Abriss auch noch selbst bezahlen. Als ich so dastand mit dem Brief in der Hand, die Augen noch immer geschlossen, dachte ich: Schlimmer kann es nicht mehr werden.

Eine Woche später hätte ich alles dafür gegeben, diesen Gedanken zurückzunehmen.

Eifersüchtige Engel

Ende Februar rief mich meine Freundin Rachel an und meinte, ich solle den Fernseher einschalten. Ich verdrehte die Augen. »Bitte nicht noch mehr schlechte Nachrichten!«, sagte ich in der Erwartung, von der Schließung eines weiteren Betriebs zu erfahren, in dem einer unserer Bekannten seinen Lebensunterhalt verdiente. Doch die Worte erstarben auf meinen Lippen, als ich am anderen Ende der Leitung nur ein Schluchzen hörte.

Ich schaltete die Lokalnachrichten ein und las im Lauftext: »Schüler der Spring-Mill-Grundschule von Schulbus erfasst und getötet«. Selbst als ich seinen Namen las und sein Bild eingeblendet wurde, konnte ich nicht glauben, dass sie von Christopher sprachen.

Der Schulbus hatte ihn auf dem Parkplatz herausgelassen und nicht an der Bushaltestelle, wie Christopher es gewohnt war. Eltern, die ein autistisches Kind haben, können sich sicher denken, wie Christopher auf diese ungewohnte Situation reagierte: Er verlor die Orientierung, versuchte, zwischen den parkenden Autos hindurch zum vertrauten Schulgebäude zu gelangen, und rannte dabei vor einen anderen Bus.

An den Rest dieses Tages kann ich mich kaum erinnern. Ich stand unter Schock. Wie sollten wir es Jake sagen?

Als er nach Hause kam, stand ich mit einigen Frauen aus der Nachbarschaft und der Sportgruppe noch immer vor dem Fernseher im Wohnzimmer. Narnie rieb mir weinend den Rücken, doch ich war immer noch zu fassungslos, um mich zu rühren oder zu sprechen.

»Hat es einen Busunfall gegeben?« Jake sah uns fragend an.

Wie zur Antwort erschien Christophers Foto auf dem Bildschirm. Ich schaute in Jakes Gesicht: Er hatte begriffen. Mit einem Schmerzensschrei, wie ich ihn noch nie zuvor bei einem Menschen gehört hatte und ihn hoffentlich auch nie wieder werde hören müssen, warf sich Jake auf die Couch.

Er blieb stundenlang dort liegen, das Gesicht in den Kissen vergraben, bevor Mike und ich ihn schließlich überreden konnten aufzustehen, und ich mit ihm zu Phyllis fuhr. Wir waren uns so vertraut, dass wir nicht einmal anklopften, bevor wir das Haus betraten. Noch immer in Morgenmantel und Pantoffeln saß Phyllis regungslos im Wohnzimmer, während ununterbrochen das Telefon klingelte. Wir setzten uns neben sie und nahmen ihre Hand, Jake die eine, ich die andere, und so saßen wir bis spät in die Nacht hinein stumm beieinander.

Jakes Trauer um seinen besten Freund brachte seinen Autismus wieder stärker zum Vorschein. Sein Schmerz war so groß, dass er alles andere überlagerte. Vermutlich hatte er einfach nicht mehr den emotionalen Rückhalt, um sich sozial so gut zurechtzufinden wie zuvor. In seinem Innern war nur für ein Gefühl Platz, und das war Trauer. Dass dies für andere Menschen nicht so war, war ihm unbegreiflich.

Zum Beispiel war er bei der Trauerfeier schockiert über das Verhalten anderer Trauergäste. Natürlich herrschte eine bedrückte Stimmung im Raum, aber es gab auch das übliche Büffett, an dem sich die Leute bedienten, um dann zum gemeinsamen Essen Platz zu nehmen. Für mich und die große Mehrheit der Anwesenden war dies eine Geste der Gemeinschaft und Verbundenheit, von Menschen, die selbst angesichts dieser schrecklichen Tragödie das Leben bejahten. Doch Jake konnte das nicht verstehen. Dass andere Menschen diesen ungeheuren Verlust empfinden konnten und dennoch ein Stück Hühnchen aßen oder ihr Gegenüber fragten, wie es den Enkelkindern in der Schule gehe, befremdete ihn. Er verbrachte die meiste Zeit des Nachmittags neben Phyllis und den übrigen Familienmitgliedern, die die Gäste empfingen und Beileidsbekundungen entgegennahmen, so als gehöre er ebenfalls zur Familie, was in gewisser Weise auch stimmte.

Auf der Heimfahrt sagte Jake: »Ich hätte nicht gedacht, dass Engel eifersüchtig sind.«

Ich begriff nicht, was er meinte. »Wovon redet du, Liebling? Engel sind nicht eifersüchtig.«

»Ich glaube schon«, sagte er. »Sie haben meinen besten Freund geholt, weil sie mit ihm spielen wollen.«

Nachdem wir Christopher beerdigt hatten, schien es, als lege sich eine große Stille über die Welt. Ich konnte es nicht fassen, dass dieser fröhliche, liebenswerte Junge nicht mehr da war. Es schien einfach unmöglich, ein Verstoß gegen jede Regel der Natur. Wenn ich morgens die Augen öffnete, vergaß ich manchmal für einen kostbaren Augenblick, dass dieses Licht erloschen war. Doch dann kam die Erinnerung zurück und mit ihr der Schmerz.

Einige Wochen später rief mich ein Bauunternehmer namens Chip Mann an. Er sagte, er plane, einige der älteren Gebäude in Kirklin zu restaurieren und sei auch an unserem interessiert.

Wie benommen fuhr ich nach Kirklin hinaus, um ihn zu treffen. Die weite Hügellandschaft, die mir immer so friedlich und schön erschienen war, wirkte plötzlich hässlich und öde. Ich verstand nun, was Menschen meinen, wenn sie sagen, sie fühlen sich innerlich leer.

Als ich den Wagen vor dem Gebäude parkte und ausstieg, kam ein stattlicher Mann mit grauem Haar und durchdringenden blauen Augen auf mich zu und streckte mir die Hand entgegen. Ich gab ihm die Schlüssel zu dem Gebäude, ohne ihm in die Augen zu schauen. »Sie können hineingehen, aber ich kann Sie nicht begleiten. Das ertrage ich nicht«, sagte ich zu ihm.

Als ich ihn darin verschwinden sah, dachte ich: »Das war's mit unserem Traum.«

»Ich biete Ihnen tausend Dollar«, sagte er entschieden, als er herauskam. Das war ein Bruchteil dessen, was wir für das Gebäude bezahlt und darin investiert hatten, doch was blieb mir für eine Wahl? Eintausend Dollar zu bekommen war besser als den Abriss zu bezahlen. Und bei unserer damaligen Finanzlage schien selbst dieses Almosen ein Vermögen.

Auf einmal kamen mir die Tränen. Ich stand mitten auf der Straße vor einem Mann, den ich erst seit fünf Minuten kannte, und mir liefen die Tränen in Strömen über die Wangen. Ohne es zu wollen, platzte ich mit all den Plänen heraus, die wir für das Haus gehabt hatten. Schluchzend erzählte ich Chip von unserem langjährigen Traum, ein Freizeitzentrum für autistische Kinder wie meinen Sohn Jake zu bauen, einen Traum, für den wir lange gespart hatten. Ich erzählte ihm, wie wir uns gewünscht hatten, Jacob's Place würde für diese Kinder zu einem sicheren Hafen werden, wo sie einfach sie selbst sein durften. Ich erwähnte auch, dass wir vor kurzem eines dieser wundervollen Kinder verloren hatten.

»Entschuldigen Sie bitte«, sagte ich schließlich, als ich mich wieder ein wenig gefasst hatte, und wischte mir die Tränen aus dem Gesicht. »Das ist nicht gerade eine der besten Phasen in meinem Leben.«

Chip sah mich lange an, dann nahm er meinen Arm und führte mich zu einem anderen alten Gewerbegebäude direkt gegenüber. Es war ausgebrannt und fast genauso baufällig wie unseres.

»Dieses Gebäude gehört mir ebenfalls«, sagte er. »Wenn ich darin ein Basketballfeld baue, finden Sie die Kinder, die darauf spielen?«

Ich nickte, noch immer schniefend.

»Gut, dann machen wir das. Ich werde Jacob's Place bauen.«

Chip war ein erfolgreicher Unternehmer, der dank seines Geschäftssinns noch eine ganze Reihe anderer Anreize schuf, um Kirklin neu zu beleben. Es dauerte lange, bis ich wirklich glauben konnte, dass es ihn gab. Meine Gebete waren erhört worden. Die Bauarbeiten begannen im Frühjahr.

Im März bekam Michael einen Job bei T-Mobile. Wir atmeten auf. Zumindest hatten wir nun wieder genug zu essen. Und nach Monaten, in denen wir immer wieder Angebote von Bauunternehmern hatten ablehnen müssen, schickte uns die Versicherungsgesellschaft endlich einen Scheck für den Schaden an unserem alten Haus. Zwar reichte die bewilligte Summe bei Weitem nicht aus – nicht einmal, um den Fußboden instand zu setzen –, aber es war besser als nichts. Nun, so glaubten wir, war das Schlimmste überstanden.

Doch jener schreckliche Winter hatte noch eine weitere böse Überraschung für uns im Gepäck. Weil wir sie nicht besonders gut bezahlen konnten, verlangten die Handwerker, die wir für die Renovierungsarbeiten engagierten, in unserem Haus übernachten zu dürfen. Das taten sie dann auch, und zwar mitsamt ihren bissigen Hunden, weshalb wir uns nie ins Haus trauten, um uns den Fortgang der Arbeiten anzusehen. Es endete damit, dass sich die Handwerker mit den ersten zwei Raten und allem Inventar, das nicht niet- und nagelfest war, aus dem Staub machten: Lampen, Türklinken, Heizkörperverkleidungen und die Schränke, die wir als Ersatz für die alten gekauft hatten. Und bevor sie sich davonmachten, legten sie in der Garage Feuer.

Es war ein herber Schlag, zumal wir gedacht hatten, es würde langsam wieder aufwärtsgehen. Inzwischen war es Sommer geworden. Es wurde immer wärmer, und das Haus rottete vor sich hin. Also beschlossen Michael und ich, die Renovierung selbst in die Hand zu nehmen. Wir kauften die billigsten Materialien, die wir finden konnten, und gaben unser Bestes. Michael rief unsere Freunde auf Facebook dazu auf, uns zu helfen: »Bitte, wir brauchen eure Hilfe! Wir müssen das Haus renovieren. Wenn ihr irgendwie handwerklich begabt seid, dann meldet euch.«

Am darauffolgenden Samstag kamen sie – hunderte von Menschen, fast alles Eltern, deren Kindern ich über die Jahre hinweg mit der Tagespflege, Little Light und dem Sportprogramm geholfen hatte. Es war wie bei einem traditionellen Scheunenbau. Die Leute hatten ihr eigenes Werkzeug dabei und alles, was sie in ihren Kellern oder Garagen an Nützlichem gefunden hatten:

Schränke, Leuchten, Farbe. Einige von ihnen brachten Freunde mit: »Das hier ist mein Nachbar Al. Er wird das Verputzen übernehmen«. Sie rissen die Wände nieder und setzten neue Trockenbauwände ein. Sie kauften Teppichböden und verlegten sie. Während diese fantastische Gemeinschaft von Menschen unser Haus renovierte, verteilte ich unter Tränen Pizza, Kaffee und Donuts.

Einige Monate später fuhr ich nach Kirklin, um zu sehen, wie die Arbeiten am Freizeitzentrum vorangingen, und begegnete dabei durch Zufall Chip.

»Das musst du dir ansehen, Kris. Du wirst nicht glauben, was wir in deinem alten Gebäude gefunden haben.«

Er begleitete mich hinüber und zeigte mir, was sich inzwischen getan hatte. Ich traute meinen Augen kaum. Das gesamte zweite Stockwerk, das im hinteren Gebäudeteil kraterförmig herabgehangen hatte, war vollkommen restauriert. Es war doch erstaunlich: Da hatte ich dieses Gebäude anderthalb Jahre lang besessen und war wegen der Einsturzgefahr noch nie bis dort hinten vorgestoßen. Und auch jetzt musste Chip erst auf und ab springen, um mich davon zu überzeugen, dass der Boden wirklich hielt.

Das Holz war sehr alt und schön, weshalb sich Chip trotz der Schäden dazu entschlossen hatte, das zweite Stockwerk nicht abzureißen, sondern zu renovieren. Seine Handwerker legten die verbogenen Holzdielen frei, spannten sie gerade und schmirgelten sie ab, um ihnen zum alten Glanz zu verhelfen. Und wissen Sie, was beim Abschleifen der Lackschichten zum Vorschein kam? Gemalte Linien. Irgendwann hatte es in diesem Haus einmal ein Basketballfeld gegeben.

Ich war so baff, dass ich wahrscheinlich kerzengerade umgekippt wäre, wenn man mich angetippt hätte. Chip erzählte mir, er sei auf die Knie gefallen, als er die Linien zum ersten Mal gesehen habe. »Das war wie ein Zeichen – ein Zeichen, dass ich für diese Kinder ein Freizeitzentrum in Kirklin bauen soll.«

Als ich zum anderen Gebäude hinüberging, lächelte ich so fröhlich, wie ich es den ganzen Winter über nicht getan hatte. Es schien wirklich ein Zeichen – als schaue Christopher von dort oben auf uns herab und sagte, er wolle seine Freunde spielen sehen.

Fett gedruckt und unterstrichen

»Cheetos oder Chips?«

Egal wie besessen er von der Vorlesung über elektromagnetische Physik auch sein mochte, eine Frage, die den zehnjährigen Jake ebenso sehr interessierte, war, welche Art von Junk Food er in den Pausen mit seiner Mutter teilen sollte – zu meinem Glück, denn als Jake in der fünften Klasse war, gehörten Fragen über Zwischenmahlzeiten zu den wenigen, die ich ihm noch beantworten konnte. Er hatte alle Astronomieseminare der IUPUI erfolgreich absolviert, die von Dr. Pehl sogar mehrfach. Als uns klar wurde, dass es für ihn an der Zeit war, einen Schritt weiter zu gehen, fragte ihn Professor Rhoads, ob er an einem Kurs über elektromagnetische Physik interessiert sei.

Natürlich war er interessiert – oder besser gesagt fasziniert. Ich dagegen verstand in dem Kurs nur Bahnhof. Der Dozent, Professor Marcos Betancourt, begann die wöchentlichen Sitzungen stets mit einer kurzen Vorlesung. Dann fanden sich die Studenten in kleinen Gruppen vor den Whiteboards an den Seiten des Hörsaals zusammen, um Gleichungen zu lösen, die abschließend gemeinsam besprochen wurden. Es handelte sich um eine Abendveranstaltung, und ich vermute, diese Unterrichtseinteilung sollte die Studenten wachhalten – eine Strategie, die bei mir leider fehlschlug. Selbst die einfachsten Grundkonzepte entzogen sich meinem Verständnis, und mit den Gleichungen an den Whiteboards war es nur noch schlimmer. Und so brachte ich schließlich mit Erlaubnis von Dr. Betancourt ein Buch mit in den Unterricht und nahm am Ende gar nicht mehr teil. Jake war im siebten Himmel, und ich war mir sicher, er würde sich anständig benehmen.

Etwa zwei Wochen vor Kursende sagte mir Dr. Betancourt, Jakes Aufmerksamkeit bei den Vorlesungen habe nachgelassen und er bleibe während des Übungsteils an seinem Platz sitzen und vertiefe sich in sein Lehrbuch, anstatt mit den anderen Studenten ans Whiteboard zu gehen. Wann immer sich die Möglichkeit bot, löcherte er Dr. Betancourt mit Fragen. Offenbar war er an einem der Konzepte, die sie behandelt hatten, hängengeblieben und nicht in der Lage, sich auf etwas anderes zu konzentrieren. Alle seine Fragen betrafen das Licht und dessen Bewegung im Raum.

Als er das Fachwissen (und vielleicht auch die Geduld) der Professoren des IUPUI erschöpft hatte, musste ich sein Untersuchungsfeld erweitern. Wieder griff ich für Jake zum Telefonhörer, mit einer Bitte, die verrückt klingen musste. Ich kontaktierte Dr. Alexei Filippenko von der University of California in Berkeley sowie Dr. Philippe Binder von der University of Hawaii in Hilo. Beide Gespräche begannen auf dieselbe Weise: »Bitte hängen Sie nicht auf, ich habe einen zehn Jahre alten Sohn...«

Sie müssen sich vorstellen, wie ungewohnt solche Gespräche für mich waren. Ich hatte noch nie mit Weltklasse-Astrophysikern zu tun gehabt, und nun rief ich sie einfach an, weil Jake eine Frage hatte, die seine eigenen Professoren nicht beantworten konnten. Noch bemerkenswerter aber ist, dass die Wissenschaftler Jake in seiner Arbeit tatsächlich ermutigten und sich zwischen ihnen sogar eine Art Freundschaft entwickelte. Ihre Antworten schienen Jake vorerst weiterzuhelfen, doch unser Pac-Man suchte nach immer neuen Punkten, die er verschlingen konnte.

Anfang 2009 rief mich Dr. J. R. Russell von der IUPUI an und bat mich um ein Treffen.

Vor allem wegen der zum Teil schwerbehinderten Kinder in meiner Tagespflege war es nicht leicht, eine Vertretung zu finden, wenn ich wegmusste. Ein kleiner Junge namens Ty zum Beispiel hatte eine Ernährungssonde, für deren Auswechslung man geschult sein musste.

Zusätzlich zu den normalen Tageskindern hatten wir im Rahmen eines Projekts unserer Kirche eine Gruppe stark benachteiligter Kinder in Pflege genommen. Das Projekt nannte sich »Safe Children« und bot Familien in einer vorübergehenden Notlage eine kostenlose Kinderbetreuung. Wir kümmerten uns um ein kleines Mädchen, dessen alleinerziehende Mutter operiert werden musste, und ein Geschwisterpaar, dessen Familie durch die Wirtschaftskrise ihr Zuhause verloren hatte und ihren Kindern keine Obdachlosenunterkunft zumuten wollte.

Die Betreuung dieser Kinder war Mikes Idee gewesen. Wir hatten unser altes Haus inzwischen verkaufen können, und er war so dankbar, dass wir unsere finanziellen Schwierigkeiten los waren, dass es ihm ein Bedürfnis war, Menschen zu helfen, die noch nicht so viel Glück gehabt hatten. Ich sah das genauso. Wir hatten so viel Liebe zu geben, und die Kinderbetreuung war eine schöne Art, unser herrliches, großes Haus sinnvoll zu nutzen. Erst als wir diese Kinder bei uns aufnahmen, fühlte ich mich wirklich berechtigt, darin zu wohnen, und konnte endlich das Wohnzimmer in dem mädchenhaften Pfirsichton streichen, den ich schon als Kind so gemocht hatte.

Die Pflegekinder bei uns zu haben war für uns alle eine außergewöhnliche Erfahrung. Mike und mir war es wichtig, dass unsere Kinder lernten, was es hieß, bedürftigen Menschen zu helfen, und es war wunderbar, unsere Söhne in diesem neuen Zusammenhang zu erleben. Jakes Geduld, Wesleys Offenherzigkeit und Großmut und Ethans liebenswerte, friedliche Art waren uns bekannt. Doch zu sehen, mit welcher Selbstverständlichkeit und Freude sie sich dieser Kinder annahmen, machte mich tausendmal glücklicher als alles, was wir hätten kaufen können.

Einige der Kinder, die wir bei uns aufnahmen, waren Lebensumstände gewöhnt, die wir uns zuvor nicht hatten vorstellen können. Ich erinnere mich, wie wir uns in betroffenem Schweigen abwandten, als ein kleiner Junge, der noch nie eine Toilette im Haus gesehen hatte, in der Küche die Schiebetür öffnete, um seine Notdurft im Garten zu verrichten. (Doch er war ein Engel und lernte schnell.)

Durch die Tagespflege und unsere Pflegekinder bedurfte es

damals also einiger Planung, um das Haus zu verlassen. Doch am Morgen meines Treffens mit Dr. Russell schaffte ich es, mir etwas Zeit freizuschaufeln. Ich zog mir schnell noch eine saubere Bluse über, trug ein wenig Lippenstift auf und fuhr zur Universität.

Um ehrlich zu sein, hatte mich der Anruf zunächst etwas beunruhigt. Wir hatten für keinen der zahlreichen Kurse, an denen wir an der IUPUI teilgenommen hatten, bezahlt und uns stattdessen auf die Großzügigkeit der jeweiligen Professoren verlassen. Wie es schien, störte sie unsere Anwesenheit nicht – im Gegenteil. Doch man konnte ja nie wissen. Eines war jedenfalls klar: Wir hätten uns diese Kurse nicht leisten können, wenn wir sie hätten bezahlen müssen. Nach einer langen schwierigen Zeit ging es uns finanziell wieder besser, was jedoch nicht hieß, dass wir schuldenfrei gewesen wären. Wir waren weder in der Lage, für künftige Kurse an der Universität zu bezahlen noch die Kurse nachzubezahlen, die Jake bereits besucht hatte.

Doch ich bin ein optimistischer Mensch, und so hatte ich auf dem Weg dorthin schon bald positivere Gedanken. Vielleicht wollen sie ihm seine Leistung in dem Astronomiekurs anrechnen, den er besucht hat, überlegte ich. Schließlich hatte er ja wie die anderen Studenten die Prüfung absolviert. Wäre es nicht fantastisch, wenn dieser zehnjährige Junge schon drei College-Punkte in der Tasche hätte?

Als ich das Auto parkte, dachte ich: Nun, das wird entweder eine richtig angenehme oder eine wirklich unangenehme Unterhaltung. Doch wie dem auch sei: Wir würden eine Lösung finden, um Jake das zu verschaffen, was er brauchte.

Wie sich herausstellte, leitete Dr. Russell ein Programm namens SPAN, der Abkürzung für Special Programs for Academic Nurturing, einem speziellen Förderprogramm für den akademischen Nachwuchs. Die Professoren der Universität hatten ihm von Jake berichtet, und er war sich sicher, sein Programm, das es hochbegabten Highschool-Schülern erlaubt, Kurse an der Universität zu belegen, sei genau das Richtige für ihn. »Wir würden uns freuen, wenn sich Jacob über das SPAN-Programm an der IUPUI bewerben würde«, sagte er.

Als ich ihn daraufhin nur verblüfft anstarrte, präzisierte Dr. Russell sein Angebot und fragte, ob wir bereit wären, Jake aus der Grundschule zu nehmen und ihn auf die Universität zu schicken.

Ich glaubte zunächst, das alles sei nur ein Scherz, und hätte mich nicht gewundert, wenn plötzlich jemand mit einer Videokamera hinter einem Bücherregal hervorgekommen wäre. Zwar hatte auch ich meine Zweifel daran, ob die Grundschule für Jake der richtige Ort war – nicht umsonst hatte ich ihn ja an College-Kursen teilnehmen lassen – , doch ich hatte diese Kurse immer nur als eine Art Hobby betrachtet, so wie andere Kinder leidenschaftlich gerne zum Ballett oder Turnen gehen oder Fußball spielen. Für mich waren unsere Besuche an der Uni lediglich eine Freizeitbeschäftigung gewesen, wenn auch eine ungewöhnliche.

»Sie wissen schon, dass er erst zehn ist, nicht wahr?« Ich konnte mir diese Frage nicht verkneifen.

Dr. Russell lachte. »Ja, wir wissen sehr gut, wie alt er ist.«

Mir schwirrte der Kopf, als mir Dr. Russell das Bewerbungsverfahren erklärte. Wenn wir an dem Programm teilnehmen wollten, gab es einiges zu tun. Zunächst würde Jake einige formelle Prüfungen über sich ergehen lassen müssen, allem voran eine Evaluation seines derzeitigen akademischen Wissensstandes. Des Weiteren müssten wir nachweisen, dass Jake in der Lage war, ohne fremde Hilfe eine ganze Vorlesung durchzuhalten, und wir bräuchten Empfehlungsschreiben von Professoren, bei denen er bereits Seminare besucht hatte.

Beim Abschied entschuldigte ich mich bei Dr. Russell für meine Verwirrung. Als ich die Tür hinter mir geschlossen hatte, ließ ich mich auf einen Stuhl sinken, der vor Dr. Russells Büro stand. Wie sollte ich das alles nur Michael beibringen?

Wir hatten bereits darüber gesprochen, Jake aus der Grundschule zu nehmen. Oder besser gesagt: *Ich* hatte darüber gesprochen. Immer wenn ich sah, wie gelangweilt Jake war, oder wenn ich Anzeichen von regressivem Verhalten bemerkte, schlug ich Michael vor, Jake zu Hause zu unterrichten. Es war offenkundig, dass Jake nicht das bekam, was er brauchte, und ich hielt es für unsere Pflicht, nach anderen Optionen Ausschau zu halten. War es nicht sinnvoller, dass er tagsüber lernte, anstatt die ganze Nacht lang wach zu bleiben, um zu lesen?

Ich kann durchaus temperamentvoll werden, wenn ich von etwas überzeugt bin, und ich habe keinen Abnicker geheiratet. Ich habe schon viele Paare erlebt, die sich darüber streiten konnten, welche Vespertüten sie kaufen sollten. Michael und ich stritten nie über Belangloses, was aber nicht heißt, dass wir immer einer Meinung sind. Beim Thema Schule war Michael unnachgiebig und kompromisslos. Er war stolz darauf, seinen Kindern die Art von Kindheit bieten zu können, von der er selbst früher nur träumen konnte. Und Jake aus der Grundschule zu nehmen und ihn zu Hause zu unterrichten, gehörte nicht zu diesem Traum. Außerdem fürchtete er, Jakes Freundschaften könnten darunter leiden. Jake blieb in der Schule, und damit war die Sache erledigt.

Mit jedem Jahr wurde es jedoch deutlicher, dass die Grundschule für Jake nicht das richtige Umfeld war. Dennoch konnte ich verstehen, dass Michael noch nicht bereit war, etwas zu verändern. Nun sah es ganz danach aus, als würden wir darüber noch einmal sprechen müssen.

Es war nicht so, dass ich selbst davon gänzlich überzeugt gewesen wäre. Im Gegenteil – spontan hätte ich Michael sicher Recht gegeben. Niemals, auf keinen Fall! Hier ging es ja nicht um Heimunterricht, hier ging es ums College! Die Vorstellung, Jake würde zur Uni gehen, schien absurd. Die meisten Leute in unserer Gegend haben mit der Uni nichts am Hut. Viele heiraten gleich nach der Highschool, und die Mehrzahl von ihnen arbeitet in Fabriken oder der Automobilindustrie. Und obwohl Michael und ich aufs College gegangen sind, arbeiten wir beide wie die meisten unserer Nachbarn im Dienstleistungsbereich.

Ich wurde noch mehr verunsichert, als ich auf der Heimfahrt an einer roten Ampel warten musste und eine wütende Auseinandersetzung zwischen zwei Obdachlosen beobachtete, was mich daran erinnerte, dass ich noch gar nicht darüber nachgedacht hatte, wie wir Jake schützen konnten. Ich konnte nicht zulassen, dass mein kleiner Junge zwischen den Vorlesungen allein auf einem Unicampus in der Innenstadt umherirrte.

Doch einfach ignorieren konnte ich diese Chance auch nicht. Ich wusste, Jake würde sich sofort dafür begeistern, aufs College zu gehen, daher erzählte ich ihm erst einmal noch nichts von dem Angebot. Zuvor mussten Michael und ich uns darüber einig werden, was zu tun war.

Den ganzen Tag grübelte ich darüber nach. Als Michael nach Hause kam, setzten wir uns mit einer Decke auf die Veranda und schauten den Jungs dabei zu, wie sie auf dem Spielplatz gegenüber mit ein paar Freunden spielten. Auch Jakes Freund Luke war dabei. Luke war ein echter Football-Junge, und der Größenunterschied zwischen den beiden ließ es noch absurder erscheinen, Dr. Russells Angebot auch nur in Erwägung zu ziehen.

»Es ist absurd, nicht wahr?«, sagte ich zu Mike.

»Absolut. Die sind doch verrückt. Ein Zehnjähriger hat auf dem College nichts verloren.«

Ich stimmte zu. »Sieh ihn dir an. Er ist noch nicht einmal so groß wie seine Altersgenossen. Und so ein Kind soll aufs College.«

Natürlich war das Hauptproblem nicht seine Größe, sondern seine soziale Reife. Wie sollte er dort Freunde finden? Was würde aus seinen jetzigen Freundschaften werden? Und was das Wichtigste war: Was würde aus seiner Kindheit werden? Je mehr ich über das Angebot nachdachte, desto verrückter erschien es mir. Natürlich war Jake intelligent. Aber sollte er nicht die Chance haben, ganz normal die Highschool zu durchlaufen mit all den Erfahrungen, die damit verbunden waren? Eine Klasse zu überspringen war eine Sache, sieben Klassen zu überspringen eine andere.

So lächerlich es klingt, doch die Vorstellung, dass Jake keinen Highschool-Abschlussball haben würde, konnte ich nur schwer ertragen. Als Jake früher so unerreichbar geschienen hatte, hatte es für mich zu den schlimmsten Erkenntnissen gehört, dass er möglicherweise nie eine Partnerin finden würde, die ihn liebte und unterstützte und mit der zusammen er sein Leben verbringen konnte, so wie es bei Michael und mir der Fall war. Von Freunden wusste ich, dass es autistischen Teenagern und jungen Erwachsenen oft schwerfiel, sich auf eine romantische Beziehung einzulassen. (Nicht dass es für neurotypische Menschen einfach wäre!) Seit Jake aus seiner Isolation gefunden hatte, hatte ich wieder Hoffnung, er würde eines Tages in dieser Hinsicht sein Glück finden. Vielleicht wollte ich ihn deshalb so gerne zu seiner Abschlussfeier gehen sehen. Ich stellte mir vor, wie ich von Jake und seiner Begleiterin ein Foto schießen würde, bevor sich die beiden gemeinsam zum Ball aufmachen. (Und natürlich würde Jakes Ansteckstäußchen zu ihrem Kleid passen.)

Für Michael war die Sache klar: Jake sollte in der Grundschule bleiben. Und obwohl ich ihm einerseits Recht gab, hatte ich andererseits auch den Jake vor Augen, der sich in unser Bücherregal zwängte. Ich wusste, dass ihn der Unterricht an der Universität dort herausgeholt hatte. Viel zu oft hatte ich schon beobachtet, wie er gelangweilt seinen Bleistift in der Hand drehte und aus dem Fenster starrte, während ein Schulfreund, dem er bei den Hausaufgaben half, angestrengt über einem Blatt mit Bruchrechnungen brütete. Ich konnte nicht umhin, diesen teilnahmslosen Jungen mit dem Energiebündel zu vergleichen, das nach dem Astronomieseminar mit Dr. Pehl auf Augenhöhe fachsimpelte. Natürlich gingen zehnjährige Kinder normalerweise nicht aufs College, doch Jake war nicht wie die anderen Kinder.

Ich wollte nicht, dass Michael und ich in dieser Sache nicht einer Meinung waren. Als ich mit Jake am Tisch saß und Wäsche zusammenlegte, während er Matheaufgaben löste, fragte ich mich, ob ich wohl deshalb andere Ansichten hatte, weil ich mehr Zeit mit ihm verbrachte als Mike. Michael bekam es nicht mit, wenn mich Jake nachmittags anflehte, Algebra lernen zu dürfen, und er war auch nicht dabei, wenn er die Professoren an der Universität in Staunen versetzte. Ich wusste aufgrund meiner Beobachtungen, dass unser Sohn ein Wissenschaftler war, während Michael in ihm nur den kleinen Jungen sah.

Ohne Hilfe von außen würden wir nie zu einer Entscheidung kommen. Es war Zeit für eine objektive Evaluation. Und so begleitete ich Jake im August 2009 zu Dr. Carl Hale, einem Neuropsychologen, der ihn einer Reihe von Leistungstests unterzog.

Wie gewöhnlich wartete ich vor Ort, bis Jake mit seinem Termin fertig war. Allerdings hatte ich nicht damit gerechnet, dass es so lange dauern würde. Geschlagene viereinhalb Stunden saß ich in dem kahlen Vorraum, noch lange nachdem ich mein mitgebrachtes Buch ausgelesen und die Zeitschrift durchgeblättert hatte, die ich in den Tiefen meiner Handtasche fand.

Als ich aus dem Fenster schaute, entdeckte ich zwei Blocks weiter eine Tankstelle und stellte mir sehnsüchtig vor, mir dort einen Kaffee und eine neue Zeitschrift zu holen. Doch ich konnte nicht weg. Ich wusste nicht, wie lange es noch dauern würde, und wollte da sein, wenn Jake herauskam.

Als er schließlich aus Dr. Hales Büro trat, machte er einen sehr zufriedenen Eindruck. Dr. Hale versprach, er würde uns in etwa einer Woche einen offiziellen Bericht zukommen lassen, zeigte sich jedoch schon jetzt zutiefst beeindruckt von Jakes Leistung. Seine Testergebnisse lagen weit über der Norm, vor allem in Mathematik und Naturwissenschaften.

Dann stellte mir Dr. Hale eine seltsame Frage. Er wollte wissen, wie ich die Zeit im Wartezimmer erlebt hatte. Ich antwortete zunächst mit einer ironischen Bemerkung zu meinem ungeduldigen Fingertippen auf der Stuhllehne, doch er meinte es ernst. Er wollte hören, was ich während des stundenlangen Wartens in dem kahlen Raum empfunden hatte. Als ich schließlich zugab, wie gelangweilt und unwohl ich mich gefühlt hatte, sagte er etwas, was meine Meinung für immer veränderte.

»Jetzt wissen Sie, wie sich Jake in der fünften Klasse fühlt. In einer regulären Schule zu sitzen ist für ihn wie aus dem Fenster zu starren und sich nach einer Tasse Tankstellen-Kaffee zu sehnen. Ihren Sohn in der Schule zu lassen wäre die schlechteste

Entscheidung, die Sie treffen können. Er fühlt sich unterfordert, und wenn Sie nichts unternehmen, ersticken Sie damit das ganze kreative Potenzial, das in ihm steckt.«

Die Vorstellung, Jakes Schultage könnten auch nur annähernd so langweilig sein wie die Stunden, die ich in diesem Raum verbracht hatte, erschütterte mich zutiefst. Ich wusste sofort, dass Dr. Hale Recht hatte, und ich bin ihm auf ewig dafür dankbar, dass er mir auf so kreative Art seinen Standpunkt klargemacht hat. Sein Wartezimmer war nämlich normalerweise nicht so kahl. Doch weil er wusste, dass es um die Frage ging, Jake aufs College zu schicken oder nicht, hatte er vor unserer Ankunft sämtliche Zeitschriften und alles andere, was meiner Unterhaltung hätte dienen können, aus dem Zimmer entfernt.

Im Bericht, den er uns kurz darauf zuschickte, sprach Dr. Hale eine eindeutige Empfehlung aus. Jake hatte einen Wert von 170 auf der Wechsler-Skala erreicht, einem IQ-Test, der die allgemeine akademische Leistung des Teilnehmers ermittelt und dabei sowohl sprachliche als auch mathematische Fähigkeiten prüft. Ein normales Testergebnis liegt zwischen 90 und 109, von einem überdurchschnittlichen Ergebnis spricht man bei Werten zwischen 110 und 124 und von begabt bei Werten zwischen 125 und 130. Punktzahlen über 150 fallen in die Kategorie der Hochbegabten. Außerdem vermutete Dr. Hale, dass Jakes Wert bei numerischer Intelligenz vermutlich sogar noch höher lag als 170, was er jedoch aufgrund des sogenannten Deckeneffekts nicht nachweisen konnte: Mehr als 170 Punkte konnte ein Kind in Jakes Alter bei diesem Test nicht erreichen.

Dr. Hales Schlussfolgerung: »Es wäre **nicht** in Jacobs Interesse, ihn dazu zu zwingen, eine schulische Laufbahn zu vollenden, deren Inhalte er schon längst beherrscht. Ein für ihn angemessenes Lernniveau wäre ein postgradualer Studiengang in Mathematik, also ein Aufbaustudium. Seine Mathematikkenntnisse entsprechen im Wesentlichen denen eines Doktoranden in Mathematik, Physik, Astronomie oder Astrophysik.«

Nun hatten wir es schwarz auf weiß. Nun war es nicht mehr

nur meine Meinung, sondern das objektive Urteil eines Experten: Jake gehörte aufs College. (Tatsächlich empfahl Dr. Hale, Jake direkt auf eine Graduiertenfakultät zu schicken, doch das war nicht der Moment für Haarspalterei.) Ich nahm einen tiefen Atemzug und brachte Michael das Gutachten.

»**Nicht** in Jacobs Interesse. Das ist fett gedruckt und unterstrichen«, sagte Michael mit hochgezogenen Augenbrauen. Ich nickte. Er schüttelte immer noch den Kopf, doch sein Gesichtsausdruck schien bereits nachgiebiger, und ich wusste, dass sich dank Dr. Hale die Tür einen Spalt breit geöffnet hatte.

Nach dem Erhalt des Gutachtens erzählten wir Jake schließlich von Dr. Russells Angebot. Wie wir es erwartet hatten, strahlte er wie ein Honigkuchenpferd und rief: »Oh, bitte Mama! Darf ich aufs College gehen? Darf ich aufs College?«

Michael war nun zwar bereit, darüber zu sprechen, doch wirklich überzeugt war er noch lange nicht. Ich argumentierte, dass es für Jakes Zukunftschancen nur von Vorteil sein konnte, früh aufs College zu gehen. Er war seinen Klassenkameraden weit voraus, selbst im Begabtenprogramm der Grundschule. Und sollte es auf dem College nicht klappen oder er keine Freunde finden, konnte er jederzeit in die Schule zurückkehren und wie alle anderen die Mittelstufe abschließen. Paradoxerweise war es für Jake auch von Vorteil, dass er so jung war.

»Ich befinde mich so weit außerhalb meiner Wohlfühlzone, dass ich sie schon gar nicht mehr sehe«, brummte Michael. Trotzdem hielt er Jake und mich nicht davon ab, über SPAN die Bewerbungsunterlagen für die Universität zusammenzustellen.

Sieben Klassen überspringen

Ab da ging alles schnell. Nachdem mir klar geworden war, wie sehr sich Jake in der Grundschule langweilte und dass sein aufblühender Geist einen Ort brauchte, an dem er sich frei entfalten konnte, schien mir das College die einzig richtige Entscheidung.

Michael zu überzeugen war schon eine Hürde gewesen, und die Bewerbung an sich eine weitere. Dr. Russell wollte sicher sein, dass Jake eine ganze Vorlesung durchhalten konnte, ohne den Unterricht zu stören. Jake besuchte damals bereits seit zwei Jahren Vorlesungen an der Universität und war noch nie störend aufgefallen, allerdings hatte ich bisher auch meistens neben ihm gesessen. Nun musste er beweisen, dass er es auch alleine konnte.

Ein Dekan unserer Highschool hatte seine Kinder in meine Tagespflege gebracht, als sie klein waren, und kannte deshalb unsere Jungen. Als ich ihm von dieser Herausforderung erzählte, bot er an, Jake in einer Mathestunde hospitieren zu lassen, in der der Stoff für die Abschlussprüfung in Mathematik wiederholt wurde. Ich war mir nicht sicher, wie es laufen würde. Stillzusitzen war für Jake kein Problem, doch der Mathematikunterricht, an dem er bisher teilgenommen hatte, beschränkte sich auf Bruchrechnungen der fünften Klasse. Dort hingegen würde der Stoff eines kompletten Semesters wiederholt werden, eines Semesters, in dem die Schüler auf die härteste Matheprüfung von Indianas Schulsystem vorbereitet worden waren.

Es waren noch zwei Wochen bis zum Termin. Ich erklärte Jake die Situation: »Keine Sorge, du musst dort keine Analysis beherrschen. Du musst dich während des Unterrichts nur ruhig verhalten, das ist alles.«

Jake sah mich an. »Ich werde dort nicht hingehen, wenn ich nicht weiß, worum es geht«, sagte er.

Ich seufzte. Natürlich nicht.

Wir mussten ihm Lehrbücher kaufen, mit denen er sich dann in der Frühlingssonne auf die Veranda setzte und die Fachsprache von Geometrie, Algebra, Algebra II, Trigonometrie und Analysis studierte. Er brachte sich alles selbst bei und das in nur zwei Wochen. Wie wir später herausfanden, hatte sich Jake die Grundprinzipien der Mathematik bereits eigenständig erschlossen. Genauso wie man das Prinzip von Addition verstehen kann, ohne zu wissen, was ein Pluszeichen ist, hatte Jake schon sein eigenes, persönliches Rechensystem entwickelt. Er wusste nur noch nicht, wie er es niederschreiben musste, damit andere Mathematiker es verstehen konnten.

Jake nahm wie die übrigen Schüler an der Abschlussprüfung teil und bekam eine Eins. Da er als Einziger der Klasse auch die schwere Zusatzaufgabe korrekt beantwortet hatte, bat ihn der Lehrer, an die Tafel vorzukommen und seinen Lösungsweg zu erklären.

Als ich ihn von der Abschlussprüfung abholte, war er von einer Traube bewundernder Highschool-Schüler umgeben, die ihn allesamt bei Weitem überragten. Doch auch nachdem wir diese Hürde genommen hatten, war noch viel zu tun, um die Bewerbungsunterlagen zu vervollständigen.

Eines Abends erzählte Jake beim Essen, er sei im Internet auf das Advanced-Placement-Programm der Indiana-University-Highschool gestoßen, das Online-Kurse auf College-Niveau anbiete. »Ich möchte mich für den Kurs über die Geschichte der USA einschreiben«, sagte er. Wir erlaubten es ihm. Ein paar Wochen später kam er dann mit einer weiteren Bitte auf uns zu. Die Universität verfügte über ein computergestütztes Prüfungszentrum für die Prüfungen des sogenannten College-Level Examination Program (CLEP), einem Prüfungsprogramm, das College-Studenten die Möglichkeit bietet, in Fächern, in denen sie bereits über Kenntnisse verfügen, eine Befreiungsprüfung abzulegen, damit sie keine Zeit und kein Geld in einen Kurs investieren müssen. Jake wollte dort die Prüfung für den Kurs über die Geschichte der USA machen, an dem er online teilgenommen hatte.

Am nächsten Wochenende fuhren wir zum Campus. Die Dame hinter dem Tresen des CLEP-Büros fragte, ob sie weiterhelfen könne, und ich sagte: »Ja, wir würden gerne an der Befreiungsprüfung für US-Geschichte teilnehmen.«

»Wir?«, fragte sie verwirrt.

»Na ja, eigentlich nur mein Sohn.«

»Tut mir leid, aber er muss sich persönlich zum Test anmelden. Sie können das nicht für ihn übernehmen.«

Wir schauten uns einen Augenblick verdutzt an, bis plötzlich eine zarte Stimme sagte: »Hier unten!«

Die Dame stand auf und schaute über den Tresen, wo Jake ihr lächelnd zuwinkte. »Oh! Hallo!«, sagte sie.

Da Jake weder einen Studentenausweis noch einen Führerschein noch einen anderen Lichtbildausweis vorweisen konnte, (»Gilt mein Büchereiausweis?«, fragte er), musste die Dame ihre Vorgesetzte rufen, damit ihm eine Login-Nummer zugeteilt werden konnte. Es dauerte eine Weile, das Computersystem dazu zu bringen, Jake zum Test zuzulassen, doch offensichtlich beeindruckte es die Damen, dass dieser kleine Junge an einer College-Prüfung teilnehmen wollte. Und am Ende klappte es. Ich erinnere mich, wie Jake seine kleinen Füße unter dem Stuhl vor und zurück baumeln ließ, während er sich durch die Prüfungsfragen klickte. Gleich nach Beendigung des Tests lieferte der Computer das Ergebnis: Jake hatte an jenem Morgen die Freistellungsprüfung für US-Geschichte bestanden. Die gesamte Belegschaft des CLEP-Büros jubelte, als sei Jake dort ein alter Bekannter.

Das spornte ihn natürlich an. Er ging online und belegte jeden Kurs, den er finden konnte, um dann am Wochenende die entsprechende Prüfung abzulegen, bis ich schließlich eingreifen musste. Eine CLEP-Prüfung kostete zirka 75 Dollar. Das war nur ein Bruchteil dessen, was der Kurs gekostet hätte, doch wir konnten es uns einfach nicht leisten, ihm jede Woche eine Prüfung zu bezahlen. Wir einigten uns auf einen Kompromis: ein Test alle zwei Wochen.

Besonders lustig war die Astronomieprüfung. Jake erledigte die zweistündige Prüfung in nur fünfzehn Minuten und erreichte fast die volle Punktzahl. Die Mitarbeiter des CLEP-Büros, die inzwischen unsere Freunde geworden waren, kamen aus dem Staunen gar nicht mehr heraus.

Als wir alle Punkte auf Dr. Russells Checkliste erfüllt hatten, reichte ich Jakes Unterlagen ein: den IQ-Test und Dr. Hales Gutachten, die Empfehlungsschreiben der Professoren, bei denen Jake Kurse belegt hatte, sämtliche CLEP-Prüfungen und einen Bericht, in dem der Mathelehrer der Highschool bezeugte, dass Jake in der Lage war, sich im Unterricht angemessen zu verhalten. Als Jake ein paar Wochen später das Aufnahmeschreiben erhielt, hüpfte er jubelnd auf und ab. Kurz darauf lud uns Dr. Russell zu einem kurzen Begrüßungsgespräch in sein Büro ein.

Am Tag des Gesprächs hatte ich Jake damit beauftragt, etwas Kleingeld für die Parkuhr mitzunehmen (er liebte es, die Münzen in die Parkuhr zu stecken). Vor lauter Aufregung nahm er viel zu viele Münzen mit. Als er dann auf dem Stuhl vor Dr. Russells Schreibtisch Platz nahm, fielen sie klimpernd aus seinen prall gefüllten Hosentaschen. Bevor sich Jake auf das Gespräch mit Dr. Russell konzentrieren konnte, musste er erst sämtliche Münzen wieder aufsammeln und in seinen Taschen verstauen. Nachdem er sich schließlich wieder gesetzt hatte, purzelten sie erneut zu Boden. Unbeirrt klaubte Jake abermals Münze für Münze vom Linoleumboden auf und füllte sie in seine Baseballkappe. Doch natürlich fielen sie sofort wieder durch die Öffnung am Verschluss der Kappe.

Dieses unselige Unterfangen ging scheinbar endlos so weiter wie eine Szene aus der Komödie *Die Stooges – Drei Vollpfosten drehen ab*. Unter anderen Umständen wäre es vielleicht lustig gewesen, nicht jedoch während Jakes Vorstellungsgesprächs fürs College. Dr. Russell unternahm mehrere Versuche, Jake eine Baseballkappe und einen Rucksack mit dem SPAN-Logo zu überreichen, doch dieser war so damit beschäftigt, den durchs Büro rollenden Münzen hinterherzulaufen, dass er seinem Gegenüber keinerlei Aufmerksamkeit schenkte. Als Jake seine Münzen endlich wieder unter Kontrolle hatte, nahm er brav Rucksack und Kappe sowie eine dreieckige IUPUI- Fahne der Jacksonville Jaguars für seine Zimmerwand entgegen.

Als Dr. Russell mir nach diesem desaströsen Vorstellungsgespräch die Hand auf den Arm legte, erwartete ich nichts Gutes.

»Nach dem, was wir soeben erlebt haben, schlage ich vor, dass wir es im ersten Semester langsam angehen lassen und uns auf drei Semesterwochenstunden beschränken«, sagte er. »Wir sollten Jake gegenüber fair sein und seinen sozialen Kompetenzen und seiner Statur Zeit geben aufzuholen.«

Die Nachricht, dass Jake während dieses ersten Semesters nur einen einzigen Kurs besuchen konnte, war niederschmetternd, nicht zuletzt deshalb, weil wir ihn bereits aus der Grundschule genommen hatten. Ich machte mir Vorwürfe. Normalerweise gingen wir jede neue Situation vorher durch, doch wie hätte ich dieses Parkmünzen-Desaster vorhersagen sollen? Jake war natürlich außer sich. Er konnte das gelobte Land sehen, aber er wurde nicht hineingelassen. Obwohl ich Jakes mangelnde Reife eingestehen musste, hatte ich Zweifel daran, ob es fair war, ihn von den Kursen fernzuhalten. Er hatte das Aussehen eines kleinen Jungen und bei dem Gespräch nicht gerade brilliert, doch drei Monate würden weder an seiner Größe noch an irgendetwas anderem viel ändern.

Nichtsdestotrotz meldete er sich für den einen Kurs an, den er besuchen durfte: einen Einführungskurs in multidimensionaler Mathematik. Als ich das Lehrbuch durchblätterte, staunte ich nicht schlecht. Da waren sie, die geometrischen Formen, von denen Jake schon als Kleinkind besessen gewesen war. Es hat etwas Surreales an sich, ein College-Lehrbuch aufzuschlagen und sich mit Dingen konfrontiert zu sehen, mit denen sich der eigene Sohn schon als Kleinkind beschäftigt hat. Ich hatte Jakes geometrische Formen im Geiste stets in dieselbe Kategorie eingeordnet wie seine Legos oder Lincoln Logs, mit denen er sie manchmal baute: lustige kleine Spielzeuge, die den Staubsauger verstopften und wehtaten, wenn man barfuß darüber stolperte.

Bereits nach den ersten drei Vorlesungen hatte Jake eine Lerngruppe um sich geschart, der er Nachhilfe gab. Zudem bot der Professor ihm an, samstagvormittags an einem von ihm geleiteten Mathe-Club teilzunehmen, in dem Highschool-Schüler für die Mathematik-Olympiade trainierten. Ich dachte, er würde in dem Kurs vielleicht Kinder kennenlernen, mit denen er sich gut verstand, daher fuhr ich ihn an einem Samstag dorthin, damit er sich die Sache anschauen konnte. Als mir der Professor den Kaffeeautomaten zeigte und den Weg zur Universitätsbuchhandlung erklärte, läuteten bei mir die Alarmglocken. Geschlagene fünf Stunden später war mir klar, dass Jake für diesen Mathekurs seinen ganzen Samstag opfern müsste – und das, um in einem stickigen Kellerraum mit einer Handvoll anderer Kinder Mathe zu büffeln.

Ich liebe unsere Familiensamstage. Zum Frühstück gehen wir gemeinsam in ein kleines Café, wo wir Pancakes essen, und den Nachmittag verbringen wir dann entweder im Freizeitzentrum, am See gegenüber von unserem Haus oder mit unseren Nachbarn im Garten beim Barbecue. Wenn es kalt ist, besorgen wir uns in der Buchhandlung neuen Lesestoff, in dem wir später bei einer Tasse heißer Schokolade mit Schlagsahne schmökern. Oder wir backen zu Hause Kekse und laden Freunde zu einem Brettspiel ein. Nun, da Jake die Grundschule verlassen hatte, erschien mir diese gemeinsam verbrachte Zeit sogar eine noch größere Bedeutung zu haben als zuvor. Es war uns wichtig, dass er die Freundschaften pflegte, die er dort geschlossen hatte, und das Wochenende bot sich dafür an.

Als ich mich auf den Weg machte, um Jake abzuholen, wappnete ich mich deshalb dafür, ihm zu sagen, dass er an dem Kurs wahrscheinlich nicht teilnehmen könne. Doch das war gar nicht notwendig, denn er kam mir zuvor. Als wir ins Auto stiegen, sagte er: »Das war cool, aber ich glaube, ich muss da nicht mehr hingehen.« Am Vorabend hatte er im Internet eine Musteraufgabe der Mathematik-Olympiade gefunden und war bis zwei Uhr morgens aufgeblieben, um sie durchzugehen. Ihre Lösung war für ihn keine große Herausforderung gewesen, und er wollte den Schülern, die so hart arbeiteten, um an dem Wettkampf teilzunehmen, nicht den Sieg stehlen. »Sie bemühen sich wirklich sehr, Mama. Das wäre nicht fair.«

Ich war in jenem Augenblick stolzer auf ihn, als wenn er die Fields-Medaille, den renommiertesten Mathematikpreis der Welt, gewonnen hätte. Jake wusste, er würde in dieser Welt noch seine eigenen Siege erringen, und er spürte intuitiv, dass dieser nicht für ihn bestimmt war.

Eine neue Theorie

Durch die Beschränkung auf drei Semesterwochenstunden, in denen er einen Einführungskurs in Mathematik besuchte, hatte Jake plötzlich sehr viel freie Zeit. Oft saßen wir noch am Frühstückstisch, wenn sich Wesley, Ethan und alle anderen Kinder in der Nachbarschaft für die Schule fertig machten und zur Bushaltestelle trotteten. Ich musste mir deshalb von Mike, der von der College-Idee nie ganz überzeugt gewesen war, so manche spöttische Bemerkung gefallen lassen. »Strenges Programm, das du hier durchziehst, Kris«, stichelte er. Und zu Jake gewandt: »Solltest du nicht ein Heft oder so was Ähnliches vor dir haben?«

»Michael, er frühstückt gerade. Dafür braucht er kein Heft«, sagte ich.

»In der Schule trägt man keine flauschigen Froschpantoffeln«, brummte Mike kopfschüttelnd beim Hinausgehen.

Wenn er außer Hörweite war, wandte ich mich zu Jake und fragte: »Jetzt im Ernst: Was sind deine Pläne für heute?«

Jake sagte dann etwas wie: »Ähm, supermassive Schwarze Löcher?«

Ich machte mir keine Sorgen, Jake könne dem Müßiggang verfallen. Mike wusste genauso gut wie ich, dass Jakes Geist niemals stillstand. Selbst wenn er mit seinen Brüdern am Pool lag, dachte er über Strömungslehre nach. Außerdem hatte sich für ihn mit iTunes U, einer Reihe von Video-Podcasts, die über iTunes erhältlich sind, eine neue, interessante Bildungsquelle aufgetan. Bei diesen kostenlosen Vorlesungen sprachen Professoren von Spitzenuniversitäten wie Stanford, Yale, Harvard, MIT, UC Berkeley und Oxford über hunderte von Themen. Neben Vorlesungen über Sprachen, Shakespeare und Philosophie gab es auch Beiträge über die Relativitätstheorie, die spezielle Relativitätstheorie, die Stringtheorie oder die Quantenmechanik – mit anderen Worten über alles, was einen von Astrophysik besessenen Grundschulabbrecher interessieren konnte.

Jake war Feuer und Flamme. Kaum hatte er sein Frühstück beendet, setzte er sich an den Computer, ganz nach der Devise: »Die wollen mich nicht an der IUPUI? Gut, dann gehe ich eben ans Institut für Technologie Massachusetts.«

Die Frage, wie sich Licht im Raum bewegt, der Jake bereits während Dr. Betancourts Unterricht nachgegangen war, war auch jetzt noch Gegenstand seines Interesses. Er war mit der Relativitätstheorie und der speziellen Relativitätstheorie zwar bereits vertraut, doch die Vorlesungen darüber ergänzten seine eigenen Nachforschungen und ermöglichten es ihm, diese Themen noch weiter zu vertiefen. Angetrieben durch seinen unstillbaren Wissensdurst suchte er nach immer neuen Informationen und verschlang gierig alles, was er finden konnte. Es schien, als wolle er keine Sekunde seiner wertvollen Zeit vergeuden. Immer wieder musste ich ihn daran erinnern, zu essen, ein Bad zu nehmen oder zu spielen. Das Problem war also nicht, ihn zum Lernen zu kriegen, sondern vielmehr, ihn davon abzubringen.

Jake war so begeistert von den Dingen, die er lernte, dass er sie unbedingt mit jemandem teilen musste. Wenn ich, während die Tageskinder ihren Mittagsschlaf hielten, in der Küche sauber machte und dabei fernsah, platzte oft er herein und nahm kurzerhand den Fernseher in Beschlag, indem er seinen Laptop daran anschloss. Dann schleppte er mich zur Couch und zeigte mir die Vorlesung, die er morgens angeschaut hatte. »Mathe- und Naturwissenschafts-Vorlesezeit mit Mama!«, sagte er dann.

»Ach nein, Liebling«, flehte ich ihn dann an. »Bitte keine organische Chemie. Können wir denn nichts anderes anschauen?« (Als wäre die Stringtheorie besser gewesen.) Manchmal war er von dem, was wir anschauten, so gefesselt, dass ich mich heimlich davonschleichen konnte, um die Spülmaschine auszuräumen, doch meistens blieb ich neben ihm sitzen, bis mir der Kopf schwirrte, während Jake sich eifrig Notizen machte.

Oft stöhnte ich über das komplizierte Zeug und sagte zum Spaß, er quäle mich damit, doch in Wahrheit genoss ich diese gemeinsamen Momente sehr. Es machte mich sprachlos, mit welcher Leichtigkeit Jake in die Rolle des Lehrers schlüpfte. Er liebte es, neben seinem kleinen Whiteboard zu stehen und mir zu zeigen, was er gelernt hatte. »Erkläre es mir, als sei ich ein Cheeseburger, Jake«, sagte ich, und das tat er dann auch. Er erklärte mir die Konzepte so langsam und anschaulich, bis ich sie verstanden hatte. Dabei bewies er große Geduld, denn ich war keine besonders begabte Schülerin. Es war offensichtlich, dass ihm das Unterrichten Spaß machte.

Für Noah, eines meiner damaligen Tageskinder, war Jake ein Held. Noah tat nichts lieber, als vor Jake auf dem Boden zu liegen – das Kinn in die Hände gestützt, die Füße in der Luft – und ihm beim Rechnen zuzusehen. Und während ich ihn anflehen musste, seine Arbeit zu unterbrechen, um ein Sandwich zu essen oder unter die Dusche zu gehen, fand Jake immer die Zeit, Noah den Unterschied zwischen einem spitzwinkligen und einem stumpfwinkligen Dreieck zu zeigen oder ihm zu erklären, wie man Umfang und Durchmesser eines Kreises berechnet. Ihn dabei zu beobachten ließ mich verstehen, was Jake zum Lehren motivierte. Es war ganz einfach seine Begeisterung für die Inhalte, die er vermittelte.

Vielen von uns fällt es schwer, das nachzuvollziehen, aber für Jake zählen Mathematik und Naturwissenschaften wirklich zu den schönsten Dingen der Welt. So wie sich ein Musikliebhaber für ein Crescendo begeistern kann oder ein Büchernarr vor Entzücken seufzt, wenn er eine perfekte Formulierung liest, so fasziniert Jake die Mathematik. Er ist ein Junge, der von Tesserakten und Hyperwürfeln träumt. Zahlen und numerische Konzepte sind für Jake wie Freunde. Das Passwort seines iPads ist momentan siebenundzwanzigstellig und setzt sich aus Zahlen und Formeln zusammen, die er gerne mag. Wenn er es eintippt, scheint es jedes Mal, als begrüße er einen seiner Kumpels. Ich sage ihm immer: »Jake, du verstehst das nicht. Die meisten Leute finden Mathe abschreckend – ich übrigens auch.« Ich glaube, das ist der Grund, warum er sich bei jeder Gelegenheit so leidenschaftlich darum bemüht, das auszurotten, was er »Mathe-Phobie« nennt. Er ist fest davon überzeugt, dass ich Mathe ebenso lieben würde wie er, wenn ich nur anders darin unterrichtet worden wäre.

Wenn ich müde wurde und mir vor lauter Zahlen der Kopf brummte, bekam der Hund Matheunterricht. Da ich unsicher war, wie Jake auf das Verlassen der Grundschule reagieren würde, und weil ich wollte, dass er außer mir noch jemand anderen hatte, der jederzeit für ihn da war, hatte ich ihm einen Bernhardinerwelpen geschenkt, den er Igor nannte. Ich muss zugeben, mir war nicht ganz klar gewesen, worauf ich mich mit einem Bernhardiner einließ. Igor fraß wie ein Scheunendrescher und wurde größer und größer, bis er Jake bald überragte. Die Hundehaare, die ich täglich aufsaugte, hätten für ein ganzes Hundefell gereicht. »Wie schafft es dieses Tier nur, immer noch Haare am Körper zu haben«, wunderte sich Mike immer, wenn er mal wieder den Staubsaugersack wechseln musste. Wenn ich im Frühling, einer Zeit, in der es in Indiana häufig regnet, den Küchenboden frisch gewischt hatte, kam es nicht selten vor, dass ich ihn fünf Minuten später schon wieder wischen musste.

Igor und Jake waren unzertrennlich, und ich fand mich damit ab, dem riesigen Hund regelmäßig in der Küche zu begegnen, wo Jake gerne Mathe lernte. Igor saß dann gewöhnlich vor seinem Herrchen auf dem Boden und schaute mit schräg gelegtem Kopf und klugem Gesichtsausdruck zu ihm auf, während aus Jake die Gleichungen nur so heraussprudelten. Ich war dem Hund so dankbar für die Treue und Aufmerksamkeit, die er Jake schenkte, dass mich nicht einmal sein Sabbern störte. Narnie amüsierte sich beim Anblick der beiden immer köstlich: »In diesem Haus studiert sogar der Hund Astrophysik«, sagte sie. Beide hielten wir es durchaus für möglich, dass bei Igor mehr davon hängen blieb als bei uns.

Narnie, die es glücklicherweise immer schaffte, diese endlosen Wissenschaftsvorträge mit einer Tasse heißer Schokolade zu unterbrechen, verwunderte Jakes Leidenschaft fürs Unterrichten nicht. »Er musste den anderen sein ganzes Leben lang erklären, wie er denkt«, sagte sie einmal. »Das ist doch auch eine Art von Unterrichten.«

Sie hatte wie immer Recht. Doch meiner Ansicht nach hatte Jakes Drang zu unterrichten auch noch einen anderen Grund, denselben, der uns auch an die Uni gebracht hatte: Er sehnte sich nach Austausch. Da Mathematik für die meisten Menschen eine Fremdsprache ist, hatte Jake niemanden, mit dem er sich auf Augenhöhe darüber unterhalten konnte. So versuchte er, den Menschen um sich herum beizubringen, Mathematik zu »sprechen«. Die Vorlesungen, die er aus dem Internet herunterlud, mochten vielleicht seinen ernormen Lerneifer befriedigen, doch solange er diese Konzepte nicht auch anderen begreiflich machen konnte, würde er sich nie wirklich über sie austauschen können.

Bedauernswerterweise beschränkte sich sein Publikum auf Igor und mich, und je tiefer er in die Materie eindrang, umso offensichtlicher wurde, dass er in uns nicht die richtigen Gesprächspartner hatte. Als Michael und ich eines Abends vor dem Fernseher saßen und uns durch die Kanäle zappten, blieben wir an dem Film *Ich bin Sam* hängen, in dem Sean Penn den geistig zurückgebliebenen Sam spielt, der der Vater eines gesunden fünfjährigen Mädchens ist. In einer sehr berührenden Szene des Films liest die Tochter Sam aus Dr. Seuss' Buch *Grünes Ei mit Speck* vor, und während der Lektüre werden sich beide bewusst, dass sie ihn intellektuell überholt hat. Nach dieser Szene bemerkte ich, dass ich mich derart in Michaels Hand verkrallt hatte, dass meine Fingernägel Spuren auf seiner Handfläche hinterließen. Ich konnte mir nur allzu gut vorstellen, was Sam in diesem Moment empfunden haben musste: eine seltsame, bittersüße Mischung aus Stolz und Entfremdung.

Ich war so stolz auf Jake und seine Erfolge, und ich war froh über die tolle Zeit, die wir zusammen verbracht hatten, doch nun waren wir erneut in einer Situation, in der er nicht mit mir kommunizieren konnte. Dieses Mal freilich aus einem anderen Grund. Obwohl ich meinen großartigen Sohn für nichts in der Welt eingetauscht hätte, fühlte ich mich durch Jakes sprunghafte akademische Entwicklung dennoch ein wenig betrogen. Alles, was Kindern Schritt für Schritt dabei hilft, selbstständig zu werden und sich von den Eltern zu lösen – das erste Übernachten bei Freunden, der Führerschein, das erste Date –, all das bereitet gleichzeitig auch ihre Eltern auf die unvermeidliche Trennung vor. Ich erlebte solche Schritte mit Wesley und Ethan, doch mit Jake war es anders. Bei ihm war alles auf einmal passiert. Das war auch der Grund, weshalb ich so gerne neben ihm auf der Couch saß, während er die Vorlesung eines Professors der Princeton oder Harvard University anschaute. Zwar hatte ich oft keine Ahnung, worum es ging, doch ich konnte meinem Sohn über die Locken streichen und ein wenig Zeit mit ihm verbingen. Auch wenn ich nicht mitreden konnte, konnte ich ihm dennoch für eine kleine Weile eine Mutter sein.

Das Freisemester war für Jake in intellektueller Hinsicht eine unglaublich wertvolle Zeit. Er konnte sich von seiner natürlichen Neugier leiten lassen und hatte genügend Zeit, das, was ihn interessierte, so intensiv zu erforschen, wie er wollte. Es war, als hätten wir ein Rennpferd, das wir jahrelang im Zaum gehalten hatten, endlich freigelassen.

»Schalt mal einen Gang zurück, Junge, dir kommt ja schon der Rauch aus den Ohren«, neckte Michael ihn. Manchmal schien es uns fast, als hörten wir es zwischen den Synapsen funken, wenn Jake eine Erleuchtung nach der anderen hatte und eine Erkenntnis zur nächsten führte. Er war Feuer und Flamme, und alles, was er anschaute, las oder lernte, schürte dieses Feuer. Viele der Konzepte, die Jake entwickelte, existierten bereits und waren auch schon belegt. In anderen, die es noch nicht gab, versteckte sich häufig ein Fehler, den er drei oder vier Tage später fand. Wenn er sich geirrt hatte, ärgerte er sich nicht darüber, sondern machte mit einer solchen Leichtigkeit weiter, dass die Rückschläge überhaupt nicht ins Gewicht fielen. Vielleicht folgte er einem Weg, den nur er sehen konnte, doch er war sich seiner Sache sicher.

Dieser kreative Unruhezustand schien seine eigentliche Wirklichkeit zu sein, während die Dinge des täglichen Lebens für ihn zweitrangig blieben. Manchmal sprang er auf dem Spielplatz plötzlich von der Schaukel und rannte, so schnell er konnte, über die Straße und ins Haus, um die Flut an Gleichungen zu Papier zu bringen, die ihm eingefallen war. Genauso sprang er eines Abends ohne ein Wort vom Tisch auf und ritzte die Zahlen mit der Gabel in sein Whiteboard, weil er sich nicht die Zeit genommen hatte, sie gegen einen Stift auszutauschen. Ich gab ihm ein Notizheft, in das er seine Einfälle jederzeit notieren konnte, um bei der Fülle seiner Ideen den Überblick zu behalten. Doch diese Strategie funktionierte nur bedingt, denn während er einen Gedanken zu Papier brachte, fiel ihm auch schon der nächste ein, und ließ ihn plötzlich in eine ganz andere Richtung denken.

Ich hatte Jake noch nie so konzentriert erlebt wie in jenem Semester. Trotzdem schien seine Arbeit stets von einer spielerischen Freude geleitet. Wenn seine Gleichungen zu ausladend wurden, um auf sein Whiteboard zu passen, schrieb er einfach auf unseren Fensterscheiben weiter. Ich stand oft still im Türrahmen und sah ihm bei der Arbeit zu. Er schrieb so flüssig, dass man den Eindruck hatte, er bekomme die Zahlen diktiert und müsse gar nicht darüber nachdenken. Gebremst schien er allein durch seine Schreibgeschwindigkeit.

Er schien mir bei dieser Arbeit ähnlich unbeschwert und entspannt, wie er es gewesen war, als er mit Christopher zusammen Körbe geworfen hatte. Die beiden hatten dieser Beschäftigung stundenlang nachgehen können, wobei sie allenfalls für einen Schluck Limonade oder eine Handvoll Salzbrezeln eine kurze Pause eingelegt hatten. Manche Würfe waren Treffer gewesen, andere nicht. Manchmal hatten sie miteinander gesprochen, manchmal war nur das Aufspringen des Balles und das Quietschen ihrer Turnschuhe zu hören gewesen. Es war das erste Mal seit Christophers Tod, dass von Jake eine solche Leichtigkeit und Freude ausging. »Es macht ihm wirklich Spaß«, sagte Narnie einmal, als sie ihn staunend dabei beobachtete, wie er unsere Scheiben mit Zahlen füllte.

Einmal saß ich morgens bei einer Tasse Kaffee in dem sonnigen kleinen Raum, in dem wir manchmal frühstückten, als Jake hereinkam, sich ein Croissant schnappte, sich neben mich setzte und die Füße auf meinen Schoß legte.

»Mama, du musst mir zuhören«, sagte er. »Es geht um Mathe, aber ich erkläre es dir so, dass du es verstehen kannst, wenn du gut aufpasst. Ich habe eine Struktur entdeckt.«

Jake besaß schon immer eine besondere Gabe, Strukturen zu erkennen, was von all seinen Begabungen diejenige war, in der die Professoren, bei denen er bisher studiert hatte, den Hauptgrund für seinen Erfolg sahen.

Was er mir erzählte, war wirklich erstaunlich. Und dabei hatte ich noch keine Ahnung, woran Jake eigentlich arbeitete. Ich begriff nur, dass es sich um etwas Bedeutendes handeln musste, und soweit ich wusste, hieß »etwas Bedeutendes« ein Crashkurs in Hochschulphysik. Schon das wäre für einen Elfjährigen beeindruckend genug gewesen, doch wie sich bald herausstellte, war es weit mehr als das.

Jakes Theorie auf dem Feld der Relativität war einerseits verblüffend simpel – klar und anschaulich genug, dass sogar ich sie verstehen konnte –, andererseits aber auch ausgesprochen komplex. Sollte sich seine Theorie bewahrheiten, würde er ein völlig neues Teilgebiet der Physik erschaffen, ebenso wie Newton und Leibniz die Mathematik revolutioniert haben, indem sie die Infinitesimalrechnung begründeten.

Meine erste spontane Reaktion auf Jakes Ausführungen überraschte mich selbst. »Jakey, das ist wundervoll!«

Auch das Lächeln, das mir Jake daraufhin schenkte, war wundervoll.

Jake hatte ein Bild vor Augen, doch es fehlten ihm noch die mathematischen Bezeichnungen, um beschreiben zu können, was er sah. Ich habe inzwischen verstanden, dass Mathematik tatsächlich eine Sprache ist. Eine Sprache, die das beschreibt, was Menschen wie Jake sehen. Er kannte sämtliche Grundlagen, doch ein Konzept von dieser Komplexität bedurfte eines Vokabulars, das er noch nicht beherrschte.

Ich übertreibe nicht, wenn ich sage, dass Jake ab diesem Zeitpunkt von seiner Theorie geradezu besessen war. Die Unbeschwertheit, die ich zuvor so an ihm bewunderte hatte, war plötzlich verflogen. Verbissen versuchte er das Bild, das er im Geiste so deutlich vor sich sah, in Formeln zu fassen, die für andere Wissenschaftler nachvollziehbar waren. Er begann, Raumzeitmodelle und mehrdimensionale Raummodelle zu erstellen, und die Gleichungen auf unseren Fensterscheiben wurden länger und länger.

Er schlief nicht mehr. Er war schon immer ein Nachtschwärmer gewesen, doch diesmal war es anders. Er ging erst gar nicht ins Bett. Wenn Michael morgens Jakes Zimmer betrat, um ihn zu wecken, saß er immer noch kerzengerade am selben Ort, an dem er ihn acht Stunden zuvor verlassen hatte. »Jake, hast du wieder vergessen, dich hinzulegen?«, fragte Michael dann. Am Frühstückstisch oder im Auto überkam ihn dann der Schlaf, doch nachts war er wieder hellwach und vertiefte sich in seine Arbeit.

Wir brachten ihn zum Kinderarzt, der unsere Besorgnis teilte und vorschlug, wir sollten ihn in einem Schlaflabor untersuchen lassen. Jake verbrachte eine Nacht im Krankenhaus, angeschlossen an Kabel, Schläuche und Elektroden. Die Untersuchung bestätigte unseren Verdacht: Er schlief nicht. Physisch war jedoch alles in Ordnung mit ihm. Was ihn wachhielt, war allein die Mathematik.

Am Ende nahm Jake seine gigantische Gleichung so sehr in Anspruch, dass ich mir ernsthafte Sorgen machte. Während ich von der Tür aus beobachtete, wie Jake unermüdlich hieroglyphenartige mathematische Symbole an die Fensterscheibe kritzelte, sah ich durchs Fenster hindurch, wie seine Altersgenossen auf dem Spielplatz gegenüber ausgelassen hintereinander herjagten und kopfüber von der Schaukel hingen.

Ich hatte den Eindruck, dass er sich verzettelt hatte und mit seiner Gleichung nicht mehr weiterkam. Vielleicht fehlte ihm für den nächsten Schritt eine wichtige Information, die ihm nur jemand geben konnte, der sich auf diesem Gebiet auskannte. Vielleicht brauchte er jemanden, der ihm einen Rat geben und beurteilen konnte, ob er mit seiner Theorie möglicherweise auf dem Holzweg war. Um die Gleichung ging es mir dabei nicht. Über sie wusste ich nur, dass sie irrsinnig lang war und Jake viel zu sehr in Anspruch nahm. Doch wenn ich ihm dabei half, würde ich ihn vielleicht vom Fenster weg und hinaus auf den Spielplatz bekommen.

»Jake, so kann es nicht weitergehen«, sagte ich. »Lass uns jemanden suchen, der dir helfen kann. Vielleicht sieht ja jemand anderes, wo du feststeckst.«

Er schaute mich verwundert an. »Ich stecke nicht fest, Mama. Ich versuche zu beweisen, dass ich mich irre.« Das also hatte er mit dieser Gleichung bezweckt! Er kontrollierte seine Arbeit immer und immer wieder auf der Suche nach einem Fehler, der die ganze Theorie widerlegen würde.

Ich insistierte trotzdem, weil ich fand, wir sollten wenigstens herausbekommen, ob an seiner Theorie überhaupt etwas dran war, bevor er weitere sechs Monate in sie investierte. Jake räumte ein, dass es hilfreich sein könnte, mit jemandem zu sprechen, und er wusste auch sofort mit wem: Dr. Scott Tremaine, ein weltbekannter Astrophysiker vom Institute for Advanced Study in Princeton, New Jersey, wo Einstein bis zu seinem Tod unterrichtet hatte. Also rief ich Dr. Tremaine an und berichtete ihm von meinem außergewöhnlichen Elfjährigen und seiner Theorie. Selbstverständlich wollte ich seine Zeit nicht unnötig in Anspruch nehmen und betonte, dass ich ihn lediglich darum bitten wolle, einen kurzen Blick auf diese Gleichung zu werfen und Jake zu sagen, woran er noch arbeiten müsse. Auch stellte ich klar, dass ich ihn nicht der Wissenschaft wegen um Hilfe bat, sondern wegen Jakes Autismus. Ich musste meinen Jungen von diesem Fenster wegbekommen.

Wenn wir ihm per E-Mail ein kurzes Video zukommen ließen,

so versprach Dr. Tremaine, würde er sich die Sache anschauen. Bevor wir das Gespräch beendeten, erklärte er mir, dass in so populären Fächern wie Physik neue Theorien eine Seltenheit seien. Und um ehrlich zu sein, erleichterte mich diese Nachricht! Wenn dieses Fachgebiet bereits gut erforscht war, würde es für Dr. Tremaine, so glaubte ich, relativ leicht sein zu beurteilen, wo Jakes Fehler lag.

Wir waren alle so mit Jakes Theorie beschäftigt, dass wir ganz überrascht waren, als die Prüfungsresultate von Jakes erstem offiziellem College-Kurs bei uns eintrafen. Wie vorherzusehen war, hatte Jake in Multidimensionaler Mathematik eine Eins bekommen. Außer seinen Vater überraschte das niemanden.

»Er hat in einem Mathematikkurs am College eine Eins bekommen, Kristine«, erklärte mir Michael fassungslos und wedelte mit dem Studienbuch vor meiner Nase herum. »Das ist doch nicht zu fassen!«

Ich unterdrückte ein Schmunzeln. »Das ist nichts Neues, Schatz. Was glaubst du, was wir an der Uni machen. Ich habe dir doch erzählt, dass er Fragen beantwortet, die sonst keiner beantworten kann, und Lerngruppen leitet und alle Tests besteht.«

»Aber eine Eins, Kris, – eine Eins! Auf dem College!«

Michael war so stolz, dass er sogleich sämtlichen Bekannten die Neuigkeit mailte und Jakes Note sogar auf Facebook postete. Wenn er seitdem morgens die Treppe herunterkam und Jake und mich am Frühstückstisch sitzen sah, rieb er sich die Hände und fragte: »Na, was gibt's Neues an der berühmten Barnett-Akademie, dem Zuhause des gefürchteten Moose?« (Ich kann selbst nicht glauben, dass ich das hier öffentlich mache, aber Igors voller Name lautet Igor von Moosenflüfen – mit einem Umlaut.)

Michaels Verwunderung steigerte noch meine Wertschätzung für das Tauziehen, das er sich mit mir geliefert hatte, bevor wir uns schließlich darauf geeinigt hatten, Jake aus der Grundschule zu nehmen. Wir waren beide sehr willensstarke Menschen, die ein Grundprinzip vereinte: Nichts war uns wichtiger, als für unsere Kinder das Richtige zu tun. Wir hatten miteinander gerungen, um herauszufinden, was für Jake das Beste war, – und wir waren dabei erfolgreich gewesen. Ich war beinahe ebenso stolz auf uns, wie ich es auf unseren Sohn war.

Obwohl sich Jake in diesem ersten College-Seminar vorbildlich verhalten hatte, informierte uns SPAN, dass er im nächsten Semester nur sechs Leistungspunkte erwerben konnte, und diese mussten sich aus Grundlagenkursen zusammensetzen. Damit war das Seminar über Moderne Physik, an dem er unbedingt hatte teilnehmen wollen, gestrichen. Als er von der Nachricht erfuhr, sagte Jake kein Wort, doch die Enttäuschung war ihm ins Gesicht geschrieben. Er drehte sich um, trottete langsamen Schrittes die Treppe hinauf in sein Zimmer und schloss leise hinter sich die Tür.

Ich sah Michael an. »Das ist lächerlich«, sagte ich. »Wir haben uns verbogen, um diese Bewerbungsunterlagen zusammenzustellen, er wurde mit Glanz und Gloria aufgenommen, und jetzt soll er an nichts teilnehmen dürfen? Wir machen das doch nicht wegen des Autoaufklebers! Was soll das Ganze, wenn er am Ende keine Kurse besuchen darf?«

Ich schimpfte noch eine Weile, bis mir plötzlich eine Idee kam. »Er ist ein College-Student, wieso melden wir ihn dann nicht direkt im College an?«

Das schien tatsächlich die einfachste Lösung zu sein, die sogar noch einen entscheidenden Vorteil mit sich bringen würde. Wenn sich Jake auf normalem Wege an der IUPUI immatrikulierte, konnte er sich auch für ein Stipendium bewerben. Das SPAN-Programm sah keine finanziellen Hilfen vor, und anders als College-Studenten kamen SPAN-Teilnehmer auch nicht für eine staatliche Unterstützung infrage. Die Unterrichtsgebühr und die Lehrbuchkosten für das Seminar in Multidimensionaler Mathematik zusammenzukratzen, hatte uns bereits einige Opfer gekostet, und das war nur ein Kurs gewesen. Ich bedauerte, dass unsere finanzielle Situation nicht besser war, doch mal ehrlich: Wer hat für seinen elfjährigen Sohn schon das Geld für die College-Ausbildung angespart?

Also stellte ich für Jake eine offizielle College-Bewerbung zusammen und gab mir dabei sogar noch mehr Mühe, als ich es bei der Bewerbung für Dr. Russell getan hatte, denn nun wollte ich es wissen. Diese Bewerbung sollte ein für alle Mal klarstellen, dass es sich hier nicht nur um eine fixe Idee von einer stolzen Mutter handelte, die sagte: »Schaut euch meinen begabten Sohn an!« Ich wollte den unangreifbaren Nachweis erbringen, dass Jake aufs College gehörte und dass er erst dann wieder richtig zufrieden sein würde, wenn wir ihm das ermöglichten.

Weil ich keine Ahnung hatte, was eine College-Zulassungsstelle sehen wollte, gab ich einfach alles an. Diese Bewerbung ist auch der Grund, warum Jake Mensa beigetreten ist, einem internationalen Verband für Menschen mit hohem Intelligenzquotienten. (Narnie liebte es, Jakes E-Mails durchzugehen, unter denen immer auch Newsletter von Mensa und einem anderen exklusiven Verein für hochintelligente Menschen namens Intertel waren. »Dieser Junge bekommt die interessantesten Werbemails, die ich je gesehen habe«, sagte sie.)

Mit Wesley im Schlepptau traf sich Jake an den Wochenenden manchmal mit der hiesigen Mensa-Ortsgruppe, um an deren Projekten teilzunehmen. Einmal sollte die Gruppe für ein Ehepaar ermitteln, ob ein umgestürzter Baum auf deren Grundstück lag oder auf dem angrenzenden Gelände der kommunalen Naturschutzbehörde. Die Naturschutzbehörde bestand in solchen Fällen normalerweise auf einem Gutachten von einem Ingenieur, doch in diesem Fall hatte sie sich einverstanden erklärt, die Entscheidung der Mensa-Mitglieder zu akzeptieren. Also machte sich die Gruppe auf, um mit einem selbstgebastelten Kompass und einem Winkelmesser das Gelände zu vermessen, auf dem sich auch eine stark bewaldete Schlucht befand. (Als Fan alternativer Fortbewegungsarten war Wesley dabei natürlich in seinem Element: Hier konnte er springen, klettern, rutschen und sich abseilen.)

Jake übernahm die Führung. Er entwickelte auf seinem Notizblock eine Formel und zeigte, wo es langging. Unter seiner Regie steckten die Mensa-Mitglieder mit einer Schnur das Gelände ab und entschieden über den Grenzkonflikt. Das Ehepaar hatte Recht gehabt: Für den umgestürzten Baum war die Naturschutzbehörde verantwortlich. Es erschien kurios, dass sich eine Behörde dem Urteil eines Elfjährigen und dessen achtjährigem Adjutanten beugte.

Als ich ein paar Tage später mit Wesley und dessen Freund zum Supermarkt fuhr, um Eis zu kaufen, hörte ich Wesley von seinem Wochenende erzählen: »Da ist so eine Gruppe, der mein Bruder und ich manchmal helfen müssen.« Ich musste mich abwenden, um mein Schmunzeln zu verbergen. Als ich von der Mensa-Ortsgruppe gebeten wurde, einen Beitrag für ihren Newsletter zu schreiben, überraschte es viele, dass ich darüber schrieb, wie wichtig es sei zu spielen.

Dr. Tremaine hielt sein Versprechen. Er schaute sich Jakes Gleichung an, mailte ihm eine Liste mit Nachschlagewerken und wies ihn auf bestimmte Dinge hin, über die er noch nachdenken sollte. Und auch mir schrieb er eine E-Mail. Er erklärte darin, dass Jake an einer bislang unbekannten Theorie arbeitete, und prognostizierte, Jake habe Aussichten auf einen Nobelpreis, falls sich diese bestätigen sollte. Abschließend ermunterte er mich, Jake, wo immer ich konnte, zu unterstützen, denn er war überzeugt davon, dass Jake durch seine Arbeit einmal einen bedeutenden Beitrag für die Wissenschaft leisten würde.

Einer der renommiertesten Astrophysiker der Welt hatte sich die Theorie meines Sohnes nicht nur angeschaut, sondern sie als ernstzunehmend befunden. Ich kann Ihnen sagen, das war ein Hühnersuppenmoment der Extraklasse.

Kurz darauf erhielten wir noch mehr gute Nachrichten. Die IUPUI hatte Jake nicht nur offiziell als Studienanfänger aufgenommen, sondern er hatte auch ein Stipendium bekommen, das seine Studiengebühren übernahm.

Jake würde aufs College gehen – und diesmal richtig.

Ein zweites Zuhause

»So geht das nicht.«

Jake stand im Wohnzimmer neben dem Rucksack, den wir am Morgen gekauft hatten. Er war mit allen mathematischen und naturwissenschaftlichen Büchern gefüllt, die er für seinen ersten College-Tag brauchen würde. Ich hatte schon befürchtet, es würden gar nicht alle hineinpassen, zumal allein das Physiklehrbuch so dick war wie zwei Telefonbücher, doch Jake hatte es schließlich geschafft, alles unterzubringen. Jetzt brauchte er nur noch jemanden, der den Rucksack für ihn trug.

Wie man es von Jake nicht anders erwarten würde, versuchte er auszurechnen, über welchen Angelpunkt er das Ding am besten auf den Rücken bekäme, doch wie sehr er sich auch bemühte, er brachte den Rucksack nur vom Fleck, indem er ihn an den Riemen hinter sich herschleifte. Auch ich richtete nicht viel aus, und so riefen wir Mike, um den Rucksack auf Jakes Schultern zu hieven. Kurz darauf mussten wir jedoch mitansehen, wie das arme Fliegengewicht Jake unter dem Gewicht des Rucksacks ins Taumeln geriet und seitwärts auf die Couch kippte, wo er – den Kopf in den Kissen – theatralisch mit allen vieren strampelte und vergeblich versuchte, sich aufzurichten. (Dabei sollte ich vielleicht erwähnen, dass sich Jake für eine gelegentliche Showeinlage durchaus nicht zu schade ist.)

»Ich glaube, er hat Recht. Wir müssen eine andere Lösung finden«, überlegte Mike, als das Rudern und die erstickten Klagelaute auf der Couch immer dramatischer wurden. Wesley, der sich eine solche Gelegenheit nicht entgehen lassen konnte, schlug einen Haken und ließ sich mit voller Wucht auf den Rucksack fallen, der seinen großen Bruder ohnehin schon fast zerquetschte. Ethan hingegen, vom Theater seiner Brüder vollkommen unbeeindruckt, saß daneben und las.

Ich drückte meinem Mann einen Kuss auf die Wange. »Eine andere Lösung?«, fragte ich. »Das kennen wir ja schon.«

Und so wurde Jake zum einzigen Studenten der IUPUI, der seine Bücher in einem Rollkoffer über den Campus transportierte. Irgendwann wird auch er groß genug sein, um sie in einem Rucksack zu tragen. Nur ist das höchstwahrscheinlich erst nach seinem Abschluss der Fall.

Das Transportproblem der Bücher schien jedoch eine Kleinigkeit, verglichen mit der beängstigenden Vorstellung, mein elfjähriger Sohn würde bald mutterseelenallein auf einem Campus mitten in der Innenstadt umherirren.

Jake sagte, er sei ja nicht auf den Kopf gefallen und passe schon auf sich auf, doch in Wahrheit konnte ihm sein Autismus gerade in dieser Hinsicht leicht in die Quere kommen. (Wir haben heute einen grauen Tag mit Schneeregen, trotzdem musste ich Jake noch einmal nach oben schicken, damit er seine kurzen Hosen und Flip-Flops gegen warme Kleidung tauschte, bevor er das Haus verließ.) So clever er in intellektueller Hinsicht ist, im Alltag ist er es nicht immer. Dort draußen, wo wir wohnen, ist das halb so schlimm. Doch selbst als in den Medien noch nicht über ihn berichtet wurde, zog Jake neugierige Blicke auf sich und gab Anlass zu Gesprächen hinter vorgehaltener Hand. Wenn er allein war, würde er noch mehr prüfenden Blicken ausgesetzt sein, das war klar. Ich machte mir daher ernsthafte Sorgen um seine Sicherheit.

Wir gingen das Problem technologisch an: Jake bekam ein eigenes Handy, damit er mich nach dem Unterricht anrufen konnte und wir dann gewissermaßen gemeinsam den Campus überqueren würden. Weil wir iChat benutzten, würde ich ihn sogar sehen (und ihn daran erinnern können, sich ein Sandwich zu kaufen). Doch das Hauptproblem war, dass er keinen Ort hatte, an den er sich in der unterrichtsfreien Zeit zurückziehen konnte.

Wenn Jake nur ein Seminar am Tag besuchen würde, hätten Mike oder ich ihn zum Campus begleiten und, solange er Unterricht hatte, ein paar E-Mails schreiben oder in einem Buch lesen können. Doch das war bei einem Vollzeitstudium wohl eher unrealistisch. Er würde Freistunden haben und nicht wissen, wo er diese verbringen sollte. Sosehr ich die Erinnerung verdrängte, musste ich dennoch immer wieder an jene streitenden Obdachlosen an der Straßenecke denken, und wenn ich nachts wachlag, kamen mir noch weit schlimmere Szenarien in den Sinn. »Ein College ist kein Film ohne Altersbeschränkung«, sagte ich immer wieder zu Mike.

Mit neunzehn wird Jake sicherlich allen möglichen pubertären Unsinn mitmachen, ich mache mir da nichts vor. Mir ist klar, dass auch er einmal in dieses Alter kommen wird, mit allem, was dazugehört. Doch Jake war erst elf, und ich wollte ihn nicht Situationen ausgesetzt sehen, denen er emotional noch nicht gewachsen war. Meine größte Sorge war, man würde ihn schikanieren oder ihm einen Streich spielen. Was, wenn sich jemand einen Spaß daraus machte, dem Kind in der Bibliothek einen Sechserpack Bier zu geben?

Während ich mal wieder in einer schlaflosen Nacht sorgenvoll durchs Haus wanderte, erkannte ich, dass dieses Problem das ganze Vorhaben tatsächlich noch zu Fall bringen konnte. Ohne sicheren Rückzugsort auf dem Campus würde Jake wohl von zu Hause aus lernen müssen.

Also machte ich mich an der Uni auf die Suche nach einem sicheren Hafen – einem Aufenthaltsraum vielleicht oder einem Foyer, wo Jake ungestört lernen und sich entspannen konnte. Doch ich fand nichts, was mich wirklich überzeugt hätte, und meine Besorgnis wuchs. Als der Sommer dem Ende zu ging und ich meine Suche schon fast aufgegeben hätte, bekam ich von einer Bibliotheksmitarbeiterin den entscheidenden Tipp.

»Ich habe Sie hier schon öfters gesehen«, sagte sie. »Wonach suchen Sie?«

Als ich es ihr erklärte, verwies sie mich ans Honors College, eine ganz neue Einrichtung der Universität, wo besonders talentierte Studenten an eigenen Forschungsprojekten arbeiten konnten. Nicht nur das Programm selbst schien wie geschaffen für Jake, es fand auch an einem sicheren Ort statt, und zwar in Räumen im Untergeschoss der Bibliothek, zu denen nur befugte Studenten mit einem Kartenschlüssel Zugang hatten.

Es klang zu gut, um wahr zu sein, doch als ich mir das Honors College ansah, war ich begeistert. Vom Gang aus konnte man in die verschiedenen Räume hineinsehen, in denen die Studenten genügend Platz hatten, um in Ruhe zu arbeiten und zu lernen oder sich miteinander zu unterhalten. Auch gab es Rückzugsmöglichkeiten, wenn jemand für sich sein wollte. Im Aufenthaltsraum standen Smart-Boards auf dem neuesten Stand der Technik, und in der Küche wartete heiße Schokolade. Das Honors College war alles in einem: Ideenschmiede, Studentenvereinigung und ein zweites Zuhause. Die Seele dieses eindrucksvollen Ortes war Dr. Jane Luzar, die Gründungsdekanin des Honors College. Sie setzte sich unermüdlich für das Gelingen des Ganzen ein. Die Studenten nannten sie nicht Dekanin Luzar, sondern Jane – und oft sogar Mama Jane.

Ich war so froh, Jane und diesen wunderbaren Ort gefunden zu haben, den sie für die hochbegabten Jugendlichen geschaffen hat, dass wir seither nie ernsthaft darüber nachgedacht haben, Jake an eine andere Universität zu schicken. »Er ist jetzt unterwegs«, informierte mich Jane telefonisch, und dann wusste ich, dass Jake das Honors College verlassen hatte.

Jane passte auf Jake auf, so wie sie es mir versprochen hatte. Aber nicht nur auf den jüngsten ihrer Schützlinge hatte sie ein Auge: Einmal hörte ich, wie sie mit einem Zwanzigjährigen schimpfte, weil er das Mittagessen hatte ausfallen lassen.

Jane kümmerte sich auch in akademischer Hinsicht um Jake. Er muss eine bestimmte Anzahl von Anforderungen erfüllen, um das nächste Niveau zu erreichen, was ihn mitunter langweilt. So war er zum Beispiel nicht gerade begeistert von den auf Algebra basierenden Vorgaben in Physik, die er in jenem ersten Jahr umsetzen musste. Anstatt die Aufgaben auf die klassische Weise zu lösen und die einfachere, weniger präzise Newton'sche Physik anzuwenden, arbeitete Jake mit der Quantenphysik, die zwar ein genaueres Ergebnis lieferte, jedoch seitenfüllende Gleichungen erforderte, weshalb ihn der Professor schließlich darum bat, sich im Rahmen des Seminars an den einfacheren Rechenweg zu halten. Weil Jane wusste, dass er in solchen Unterrichtsstunden unruhig war, ging sie besonders auf ihn ein und fragte ihn beispielsweise, was er mit dem behandelten Stoff außerhalb des Seminarraums anstellen würde.

Jane verstand, dass für Jake nicht die üblichen Zeitraster galten und es keinen Leitfaden gab, in dem stand, wie wir vorzugehen hatten. Wir mussten Schritt für Schritt selbst herausfinden, was zu tun war. Wenn Jake sein Interesse an Physikseminaren des Masterstudiengangs bekundete, sorgte Jane daher dafür, dass er in diesen weiterführenden Kursen hospitieren durfte. Das war zwar ungewöhnlich für einen Studienanfänger, doch sie glaubte an ihn, so wie sie an alle ihre Studenten glaubte.

Andere Universitäten, darunter einige sehr renommierte, haben schon um Jake geworben. Doch nirgends fanden wir Rahmenbedingungen, die für uns vergleichbar gut funktioniert hätten. Eine Ivy-League-Hochschule an der Ostküste – sie zählt zu den besten der Welt – hätte Jake mit Handkuss genommen, und ihr Angebot war durchaus verlockend. Nicht nur die finanzielle Unterstützung war ausgesprochen attraktiv, auch das Lehrpersonal und die Ausstattung, zu der Jake Zugang gehabt hätte, waren kaum zu überbieten. Der Haken wäre gewesen, dass Jake dort in einem Studentenwohnheim hätte wohnen müssen, und das erschien mir so absurd, dass ich das Angebot ablehnte.

Dass ein Wohnheim für mich nicht infrage kam, liegt wahrscheinlich an meiner Herkunft: Der Tradition nach gibt es bei den Amish nicht einmal Altenheime. Man zieht erst die eigenen Kinder auf, dann hilft man, die Enkelkinder großzuziehen, und schließlich, wenn man alt ist, wird man von den Kindern und Enkelkindern versorgt. Ich lebe zwar nicht mit meiner Mutter und meiner Schwester zusammen, aber ich spreche mehrmals am Tag mit ihnen. Meinen elfjährigen Sohn an die Ostküste zu schicken und ihn allein in einem Studentenwohnheim unterzubringen war für mich deshalb unvorstellbar.

»Er gehört in seine Familie«, protestierte ich. Der Headhunter zeigte sich davon unbeeindruckt. Unsere Familie könne sich gerne in der Nähe des Campus eine Wohnung suchen, sagte er, doch Jake müsse wie alle anderen Studienanfänger in ein Studentenwohnheim ziehen. Ich sah zu Jake hinüber, der sich gerade ein Stück Brownie aus Ethans Eisbecher stibitzte, dann dankte ich dem Headhunter für seine Zeit. Es war ein großartiges Angebot, doch es passte nicht zu uns.

Vielleicht müssen wir irgendwann woanders hinziehen, doch für den Augenblick bleibt unser Zuhause, wo es ist.

Dr. Pehl sagte immer, die anderen Studenten nähmen an seinen Kursen teil, um die Studienvorgaben zu erfüllen, Jake dagegen besuche sie, um zu lernen. Jake ist wie ein Schwamm, der alles aufsaugt und von Mathematik und Astrophysik nie genug bekommen kann. Oft müssen wir ihn bremsen: »Hey Kumpel, mach mal eine Pause. Es gibt Abendessen.« Doch ich habe noch nie daran gezweifelt, dass er das Richtige tut oder wir das Richtige für ihn getan haben.

Noch immer fürchte ich mich ein wenig, wenn Jake allein auf dem Campus herumläuft, doch mittlerweile kennen ihn so viele Leute, dass ich weiß, dass er nie wirklich alleine ist. Ich bin auch recht häufig dort, nicht zuletzt weil Ethan und Wesley ebenfalls ins SPAN-Programm aufgenommen worden sind. Jake muss für seinen Abschluss ein Chemieseminar belegen, bei Ethan ist es Voraussetzung für sein Wunschstudienfach Mikrobiologie, und auch in Meteorologie, für die Wesley sich begeistert, wird Chemie verlangt. Das heißt, dass vielleicht alle drei Jungs gemeinsam ein Chemieseminar besuchen werden, was sicherlich lustig wird. Wenn ich nicht selbst dort bin, um seine Brüder zu begleiten, ruft Jake mich an, wenn er auf dem Campus unterwegs ist.

Ansonsten führt er ein normales Studentenleben. »Normal« für

Jake, versteht sich. Letztes Jahr ging er beim Studentenwerk vorbei, um sich ein Hähnchensandwich zu holen, und stieß dabei auf einen Wettbewerb anlässlich des Pi-Tags (14. März – na, klingelt es bei Ihnen? 3/14?). Der Student, der die meisten Nachkommastellen der Kreiszahl Pi aufsagen konnte, gewann ein Pi-T-Shirt.

Er rief mich an. »Ich versuche es«, sagte er. »Ich kann bis zu vierzig Nachkommastellen von Pi auswendig.«

»Ach, tatsächlich?« Noch so eine Überraschung. »Na dann, viel Glück! Aber vergiss das Mittagessen nicht.«

Kurz darauf rief er mich wieder an. »Wie lief's?«, fragte ich. »Hast du dein Sandwich gegessen?«

»Ich habe es vorwärts und rückwärts aufgesagt, sodass sie es als achtzig Stellen gezählt haben.« Dann musste er schnell auflegen. In der Zeit, in der er etwas hätte essen sollen, hatte er Pi aufgesagt. Und so musste er sein Sandwich (bitte ohne Essiggurken, vielen Dank!) auf dem Weg zurück zum Unterricht verspeisen.

An diesem Abend kam Narnie auf eine Tasse Tee vorbei. Sie saß mit Jake an der Küchentheke, und ich erzählte ihr, dass er ein T-Shirt gewonnen hatte, weil er vierzig Nachkommastellen von Pi vor- und rückwärts auswendig aufsagen konnte.

»Jetzt kann ich zweihundert auswendig«, unterbrach mich Jake.

»Wie denn das?«, fragte ich verdutzt.

Die Organisatoren des Wettbewerbs hatten allen Teilnehmern eine kleine Visitenkarte gegeben, auf der in winziger Schrift die Zahl Pi mit zweihundert Nachkommastellen stand. In Sorge, achtzig Stellen würden nicht ausreichen, um das T-Shirt zu gewinnen, hatte Jake auf dem Weg zum Unterricht auch die restlichen Stellen auswendig gelernt. Vierhundert Nachkommastellen – vorwärts und rückwärts – würden ausreichen, da war er sich sicher.

Narnie und ich mussten lachen, als wir uns vorstellten, wie Jake mit dem Hähnchensandwich in der einen und einem Rollkoffer in der anderen Hand über den Campus läuft und vierhundert Nachkommastellen von Pi auswendig lernt.

Als ich Jake am nächsten Tag zur Uni fuhr, ging mir eine Sache nicht aus dem Kopf. Ich betrachtete ihn im Rückspiegel, wie er auf seinem iPad Angry Birds spielte.

»Hey, Jake«, sagte ich. »Warum hast du dir eigentlich nur vierzig Nachkommastellen von Pi gemerkt?«

»Ich habe mir nicht nur vierzig gemerkt, sondern zweihundert.«

»Ich meine, davor. Warum hast du dir davor nur vierzig gemerkt?«

»Es waren vierzig, die drei eingeschlossen. Also eigentlich neununddreißig Nachkommastellen.«

»Okay, aber warum hast du an der Stelle aufgehört?«

»Weil man mit neununddreißig Nachkommastellen den Umfang des beobachtbaren Universums bis auf ein Wasserstoffatom genau abschätzen kann. Ich dachte, mehr würde ich nicht brauchen.«

Der Glückscent

Was mir am Honors College von Anfang an aufgefallen ist, sind die hohen Erwartungen, die in die Studenten gesetzt werden. Aus ihnen sollen einmal bedeutende Erdenbürger werden, und man erwartet von ihnen, dass sie sich Zeit nehmen, um anderen zu helfen.

Gleich zu Beginn seines Studiums hatte Jake daher begonnen, seinen Kommilitonen im Mathe-Labor Nachhilfe zu geben. Die Studenten, die zu ihm kommen, machen normalerweise erst eine ironische Bemerkung über sein Alter, bevor sie ihm erklären, wo ihr Problem liegt. Jakes Talent im Unterrichten, das mir zum ersten Mal in unserem Wohnzimmer aufgefallen war, hat sich weiterentwickelt. Das kann man jedes Mal beobachten, wenn er jemandem ein neues Konzept erklärt und demjenigen plötzlich ein Licht aufgeht.

Wenn ich Jake betrachte, muss ich oft an Großpapa John denken. Mathematik und Naturwissenschaften sind für ihn so schöne, spannende, ja geradezu elektrisierende Fächer, dass er sich wünscht, der Funke möge auch auf seine Mitmenschen überspringen und sie ebenso begeistern wie ihn. Als eine seiner arbeitsintensivsten Nachhilfeschülerinnen (ein ziemlich hoffnungsloser Fall, wie sie selbst zugibt), Analysis II bestand, kamen sowohl ihr als auch Jake vor Erleichterung die Tränen. Auch die Geduld scheint Jake von meinem Großvater geerbt zu haben. »Du kommst da schon noch drauf. Nimm dir Zeit!«, ermuntert er seine Nachhilfeschüler. Und dann lehnt er sich mit seiner Chipstüte zurück und schaut ihnen dabei zu, wie sie sich durch ein Problem arbeiten. Manchmal sind seine Lerngruppen so voll, dass es für die Letzten nur noch Stehplätze gibt. Wie mein Großvater hat auch Jake die Fähigkeit, Menschen zusammenzuführen, die sich gegenseitig helfen können. Niemand weiß besser als er selbst, dass man es alleine nicht schaffen kann.

Jane sagte einmal, die Mühelosigkeit, mit der Jake unterrichtet, gebe uns einen Eindruck davon, wie er Mathematik sehe. Wenn sich herausstellt, dass bei einem Nachhilfeschüler eine bestimmte Herangehensweise an ein Problem nicht fruchtet, lässt er sich eben eine andere einfallen und noch eine andere und noch eine, bis irgendwann der Groschen fällt. Für ihn scheint das überhaupt kein Problem zu sein. Während sich selbst gute Mathematiker einen alternativen Lösungsweg meist mühsam erkämpfen müssen, hat Jake die verschiedenen Lösungsmöglichkeiten sofort vor Augen. Im Gegenzug für die Nachhilfe bringen ihm seine Kommilitonen bei, dass man Erdnussbutter auch direkt aus dem Glas löffeln kann. (Herzlichen Dank, Leute!)

Wir hätten es ehrlich gesagt nicht für möglich gehalten, dass Jake auf dem College Freunde finden würde. Doch es gehört zum Konzept des Honors College, dass alle Studenten eine Gemeinschaft bilden, in der sie sich sowohl in akademischer als auch in menschlicher Hinsicht gegenseitig unterstützen, und Jake ist ein bedeutender Teil dieser Gemeinschaft geworden. Auch der Altersunterschied fällt nicht so sehr ins Gewicht, wie wir es erwartet hatten. Jake wird von den übrigen Studenten wie ein kleiner Bruder behandelt, was ich sehr sympathisch finde und was auch Jake sichtlich genießt. Da er Zuhause der Älteste ist, ist das für ihn eine ganz neue Erfahrung. Jane erzählte mir kürzlich von einem Gespräch unter Studenten, das sie per Zufall in der Küche mitgehört hatte. Es ging darum, dass Jake bei seinem Abschluss ja noch keinen Führerschein haben würde, und die Studenten diskutierten eifrig darüber, wer von ihnen Jake zu den Feierlichkeiten fahren dürfe.

Genau wie Jane es vorausgesehen hat, scheint es meinem von Mathematik und Physik besessenen Sohn gutzutun, mit Studenten der verschiedensten Fachrichtungen Kontakt zu haben. Eine junge Literaturstudentin des Honors Colleges erzählte ihm von Madeleine L'Engles wundervollem Jugendroman *Die Zeitfalte* und zeigte ihm sogar, wo das Buch in der Bibliothek zu finden ist. Ob er es auch tatsächlich lesen wird, muss sich erst noch zeigen. Wie viele Autisten hat auch Jake Schwierigkeiten mit Erzählliteratur. Eine erfundene Geschichte zu lesen ist für ihn, wie er es ausdrückt, als würde er ein Word-Dokument in eine Excel-Tabelle konvertieren.

Doch worüber ich mich am meisten freue, ist, dass Jake am Honors College seinen Sinn für Humor entdeckt hat. Als Tagesmutter mit drei eigenen Jungs würde ich es ohne Humor nicht einmal bis zur Mittagspause schaffen. Ich glaube zwar nicht, dass die Komiker hierzulande die Jungs fürchten müssen (es sei denn, Mathe-Witze werden einmal mega-in), doch es rührt mich zu Tränen, wenn ich sehe, wie einer von Jakes neuen Freunden sich seine Baseballkappe schnappt und sie ihm »falsch herum« aufsetzt (was bei Jake bedeutet, dass das Schild nach vorne zeigt), während sich beide darüber schieflachen, warum das Huhn über die Möbiusschleife läuft. (Natürlich, um auf dieselbe Seite zu kommen.)

Die größte Veränderung ist, dass Jake nun endlich zu einer echten Unterhaltung fähig ist. Wenn ich ihn heute frage, wie sein Tag war, rattert er mir nicht etwa seinen Stundenplan herunter, sondern erzählt mir von dem Streich, den sein Freund Nathaniel seinem Freund Tracy gespielt hat, oder was sein Kumpel Owen getan hat, als er durch den unangekündigten Mathe-Test gefallen ist, und was Owen glaubt, dass seine Eltern tun werden, wenn sie davon erfahren. Er fragt mich, wie es mit meinen Tageskindern läuft, und erzählt mir dumme Blondinenwitze, weil er weiß, dass ich dabei die Augen verdrehe. Dank der Diskussionsrunde, die Jake an der Uni besucht, führen wir endlich die Art von Unterhaltung, wie ich sie mir zwischen uns immer gewünscht hatte.

Und auch seine Brüder profitieren von dieser Veränderung. Als wir eines Nachmittags den Fernseher einschalteten, stießen wir per Zufall auf eine Live-Übertragung der Mecum-Autoauktion.

Auf einmal konnte Wesley stillstehen! (Mir war, beinahe, als hörte ich das Halleluja der Englein.) All seine Traumautos waren dort versammelt: Corvetten, Camaros, Sammlerstücke wie das Auto von Knight Rider und natürlich seine geliebten Maseratis. Als wir hörten, dass die Auktion in Indianapolis stattfand, saßen wir fünf Sekunden später im Auto. Ihre Schuhe schnürten die Jungs auf dem Rücksitz.

Um eingelassen zu werden, mussten wir uns als »Bieter« anmelden – ziemlich witzig, wenn man bedenkt, dass wir nur rund 5000 Dollar auf dem Bankkonto hatten. Doch die Kinder wussten, dass wir nur zum Zuschauen hergekommen waren. Die drei strahlten vor Aufregung, als wir die Auktionshalle betraten. Ich muss zugeben, es war wirklich ein beeindruckendes Spektakel. Es gab dort sämtliche Autos, von denen ich jemals gehört hatte, und viele andere, von denen ich noch nie gehört hatte. Wes übernahm die Führung, indem er jedes Auto umkreiste und bis ins Detail unter die Lupe nahm. Viele der Aussteller ließen ihn sogar einen Blick unter die Motorhaube werfen. Währenddessen fütterte Jake sein enzyklopädisches Gedächtnis mit sämtlichen Informationen, die er über die ausgestellten Wagen in Erfahrung bringen konnte.

Ich hätte nicht gedacht, dass mir auf einer Autoauktion einmal die Tränen kommen würden, doch es rührte mich zutiefst, wie meine drei Jungen die Köpfe zusammensteckten und sich begeistert darüber austauschten, was sie sahen. Es schien, als hätten Jake und Wes endlich eine Leidenschaft gefunden, die sie teilten.

An den folgenden beiden Tagen besuchten wir die Auktion erneut, bis schließlich auch die letzten Autos versteigert wurden. Wir schauten zu, wie ein Oldsmobile für 3000 Dollar und ein Volkswagen für 2500 Dollar weggingen. Dann rollte ein blaugrauer Nissan Z über den roten Teppich, der kaum alt genug war, um ein Oldtimer zu sein. Die Versteigerung begann bei 500 Dollar, dann ging es in 100-Dollar-Schritten hinauf bis 1000 Dollar. Ich warf einen Blick auf Wesley. Er war bis über beide Ohren verliebt. Ich suchte Mikes Blick, weil ich wusste, dass auch er es bemerkt hatte.

Bei 1500 Dollar machte sich der Auktionator bereit zu rufen: »Zum Ersten ... zum Zweiten ...«

Ohne ein Wort hob Mike Wesley auf seine Schultern und half ihm, unsere Bieterkarte hochzuhalten. Der Auktionshammer schlug auf, und der Nissan gehörte uns. Mike und ich grinsten uns an. Mir nichts, dir nichts hatten wir unserem mittleren Sohn gerade ein Auto gekauft.

Hatten wir vollkommen den Verstand verloren? Wahrscheinlich. Die übrigen Zuschauer drehten sich zu uns um und lächelten dem kleinen Jungen auf den Schultern seines Vaters zu. Ich bin sicher, auch sie konnten sich noch gut daran erinnern, wie sie sich zum ersten Mal in ein Auto verliebt hatten – doch wahrscheinlich wussten die wenigsten, wie es sich anfühlte, es auch zu bekommen! Wes jedoch interessierte in diesem Moment nur, was Jake von dem Kauf hielt, und der strahlte von einem Ohr zum anderen. Während wir den Schriftkram erledigten, hielten sich die beiden die ganze Zeit an der Hand.

Als wir nach Hause kamen, rannte Wesley in sein Zimmer hinauf und schüttete sein Sparschwein aus. »Was machst du denn da?«, fragte ich von der Zimmertür aus.

»Ich suche meinen Glückscent«, sagte er und kramte in seinem Kleingeld.

Ich lächelte. Mein Großvater hatte für jedes seiner dreizehn Enkelkinder stets einen auf Hochglanz polierten Vierteldollar in der Tasche gehabt und hatte uns immer darauf aufmerksam gemacht, wenn irgendwo ein Glückscent auf dem Boden lag. (Damals schöpfte ich keinen Verdacht, doch heute frage ich mich, wo in einer ländlichen Gegend in Indiana nur ständig diese Pennys herkamen...) Wenn wir an einem Brunnen vorbeigingen, drückte uns Großpapa John jedes Mal eine Münze in die Hand, damit wir sie ins Wasser werfen und uns etwas wünschen konnten.

Ich hatte diese Tradition bei meinen Kindern beibehalten. Jake hatte sich nie dafür interessiert, und auch Ethan schien davon nicht sonderlich beeindruckt. Wesley aber hatte das Geschäft mit den Wünschen schon immer sehr ernst genommen. Im Krankenhaus, in dem er als kleiner Junge seine Therapie gemacht hatte, gab es einen Brunnen, und oft hatte er davor gestanden und sorgfältig seinen Wunsch formuliert, bevor er die Münze hineinwarf. Auch als er schon größer war, steckte ich ihm jedes Mal eine Münze zu, wenn wir an einem Brunnen vorbeikamen.

Schließlich entdeckte Wes in dem Münzhaufen seinen Glückscent. Er polierte ihn, betrachtete ihn prüfend und polierte ihn erneut. »Ich fasse es nicht, Mama. Heute ist der Tag, an dem mein Wunsch in Erfüllung gegangen ist!«

In der Annahme, er habe sich ein schnelles Auto gewünscht, neckte ich ihn ein wenig. »Ach, wirklich? Du hast dir einen Nissan Z gewünscht?«

Er schaute mich einen Moment verwirrt an und schüttelte dann den Kopf.

»Ich habe mir keinen Nissan gewünscht. Ich habe mir gewünscht, dass Jake und ich zusammen mit Autos spielen.«

Thanksgiving

Michael legte den Arm um mich, während wir durch ein kleines Innenfenster im zweiten Stock von Jacob's Place schauten. Unter uns war die Sporthalle, wo vierzig autistische Kinder und deren Familien spielten oder einfach nur eine schöne Zeit zusammen hatten.

»Fühlt es sich für dich so an, wie du gedacht hast?«, fragte ich ihn.

»Besser.«

»Mir geht es genauso. Ich kann das Gefühl nicht in Worte fassen. Wie würdest du es beschreiben?«

»Thanksgiving«, sagte er. »Es fühlt sich an wie Thanksgiving.«

Zwei Tage vor der Eröffnung von Jacob's Place im Januar 2011 hatte mich der Vorsitzende des Stadtrats von Kirklin angerufen. Er wollte, dass auf der Einweihungszeremonie ganz traditionell auch ein rotes Band zerschnitten würde.

Das Zentrum war zu diesem Zeitpunkt alles andere als fertig, nicht mal Möbel hatten wir. Also klapperte ich noch schnell unsere Freunde ab und sammelte alle Einrichtungsgegenstände ein, die sie entbehren konnten. Dann zückte ich unsere Kreditkarte und kaufte ein riesiges, lippenstiftrotes Rundsofa. Es rührte uns, dass die Stadt einen solchen Wirbel um die Einweihung machte. Erst wenige Jahre zuvor war niemand zu finden gewesen, der uns für unser Sportprojekt einen Raum zur Verfügung stellen wollte, und nun hatten wir unser eigenes Gebäude.

Die Einweihungszeremonie fand morgens statt. Viele Familien von Little Light und Youth Sports for Autism waren gekommen. Der Bürgermeister hielt eine Rede, und die Pastoren der Stadt sprachen gemeinsam ein Gebet. Zirka zwanzig Kinder halfen mir beim Zerschneiden des Bandes, und dann standen Mike und ich Hand in Hand da und sahen zu, wie unser jahrelanger Traum in Erfüllung ging.

Am Nachmittag desselben Tages bekamen wir einen Vorgeschmack auf die künftigen Wochenenden in Jacob's Place. Der Aufenthaltsraum im Eingangsbereich des Gebäudes ist dank der großen Fassadenfenster lichtdurchflutet. Eine Seite des Raums wird von einer antiken Mahagonitheke mit einem Coca-Cola-Spiegel eingenommen, die wir als Spende erhalten haben. Wir wollen dort Süßigkeiten verkaufen, um mit dem Erlös einige der Aktivitäten zu finanzieren. Außerdem gibt es eine alte Popcornmaschine, die wir an Spieleabenden anwerfen. Passend zum geplanten Süßigkeitenverkauf haben wir einen Künstler beauftragt, ein buntes Wandbild aus Geleebohnen zu kreieren, wie ich es mit meinen Tageskindern gemacht habe. An der Wand gegenüber steht das rote Samtsofa.

Durch die vielen Innenfenster können sich Eltern und Kinder im Auge behalten, ohne sich zu dicht auf der Pelle zu sitzen. Neben dem Aufenthaltsraum befindet sich ein kleines Zimmer, in dem die Kinder Filme schauen oder sich zu Spielen treffen können, und auf der Holzbühne im Obergeschoss gibt es ein Lernzimmer mit großen Tischen, an denen sie lesen oder Nachhilfe bekommen können. Das Zentrum verfügt außerdem über einen kleinen Entspannungsraum mit schummrigem Licht, vielen weichen Kissen und Sitzsäcken. Dorthin können sich die Kinder verkriechen, wenn sie reizüberflutet sind und Ruhe brauchen.

Einmal im Monat verwandeln wir das Basketballfeld in einen Kinosaal und die hohe Rückwand in eine Leinwand. (Filmlizenzen sind zwar teuer, doch bei der HBO-Produktion über die Autismus-Aktivistin Dr. Temple Grandin hat sich die Investition definitv gelohnt: Sämtliche Mütter im Raum waren bei der Vorführung zu Tränen gerührt.) Das Geld für unser Projekt ist noch immer knapp, und es gibt noch viel zu tun. Zum Beispiel könnte das Treppenhaus einen neuen Anstrich vertragen, und ein Teil der gespendeten Möbel müsste dringend repariert werden. Doch schon jetzt ist das Zentrum ein Ort, an dem mehrmals im Monat Mütter zu einem entspannten Plausch auf dem Sofa zusammenkommen können, während die Popcornmaschine leise vor sich hin rattert und sich ihre Kinder nebenan austoben. Das ist die Verwirklichung meines Lebenstraums: autistischen Kindern einen Ort zu bieten, an dem ihnen niemand vorschreibt, was sie zu tun oder zu lassen haben, oder sie zu »heilen« versucht. Jake wünscht sich, dass es überall im Land solche sicheren Häfen für autistische Kinder geben möge, denn wir alle brauchen die Hilfe anderer Menschen und den Rückhalt einer starken Gemeinschaft, um im Leben Erfolg zu haben.

Zu der Eröffnung hatte eine kleine Lokalzeitung namens *Frankfort Times* eine Reporterin geschickt, die sowohl Michael und mich als auch Jake interviewte. Immer wieder hatten kleine Lokalzeitungen über Little Light und das Sportprogramm berichtet, und wir freuten uns über diese Werbung. Die Menschen in unserer Gegend sollten erfahren, dass wir für sie da waren. Der Artikel beschrieb in knappen Worten das Gebäude und was wir darin anboten.

Kurze Zeit später bat uns die Regionalzeitung *The Indianapolis Star* um ein Interview. Selbstverständlich luden wir den Reporter zu uns ein. Im *Star* zu erscheinen war eine aufregende Sache, selbst wenn es nur ein kleiner Artikel auf der letzten Seite sein würde. Als der Reporter bei uns auftauchte, befanden Michael und ich uns gerade in einem Gespräch mit unserem Steuerberater, weshalb ich nach ein paar kurzen Fragen das Interview an Jake übergab. Ich war mir sicher, dass er unseren Wohltätigkeitsverein gut vertreten würde. Er wusste alles darüber, und ich dachte, es wäre vielleicht sogar interessanter für den Reporter, aus erster Hand zu erfahren, was die Kinder dort zusammen unternahmen.

»Vergiss nicht, ihm von unserer Spielenacht zu erzählten«, erinnerte ich Jake noch, bevor ich ihn mit dem Journalisten allein ließ. Eine knappe Viertelstunde später hörte ich die Haustür ins Schloss fallen. Als ich Jake später nach dem Interview fragte, sagte er nur, es sei gut gelaufen, und ich fragte nicht weiter nach, worüber sie gesprochen hatten.

Ein paar Tage später, als ich gerade meine Tageskinder in Empfang nahm, tauchte der Reporter erneut bei uns auf und bat mich um ein paar Bilder von Jake für einen Artikel in der Sonntagsausgabe. Am selben Abend rief mich Dr. Darold Treffert an und fragte, ob wir einverstanden seien, wenn er mit einem Journalisten des *Indianapolis Star* über Jake spreche. Dass die Zeitung für einen Artikel über ein Wohltätigkeitsprojekt für Autisten in dem 800-Seelen-Dorf Kirklin einen solchen Rechercheaufwand betrieb und sogar Dr. Treffert in Wisconsin kontaktierte, beeindruckte mich ganz ordentlich.

So standen wir am Sonntagmorgen allesamt früh auf und fuhren gemeinsam zu einem nahe gelegenen Kiosk, um die Zeitung zu holen. Selbst wenn der Artikel noch nach den Kleinanzeigen kam, war dies für uns ein spannender Moment. Als wir aus dem Auto stiegen, hörten wir Leute in der Nähe rufen: »Da ist er! Da ist er!«

Mike und ich schauten uns verwundert um. Berühmtheiten verirren sich selten in unsere Stadt, nur ab und zu kommt mal ein NASCAR-Fahrer hier durch, von dem die Leute dann viel Aufheben machen. Doch da war kein NASCAR-Fahrer. Diese Leute starrten auf Jake! Auf Jake, der gerade seine Shorts hochzog und Ethan mit einem seiner Lieblingssongs von Katy Perry nervte. Bevor wir es uns versahen, war unser Sohn von einer Traube von Menschen umringt, die ihn aufforderten, Pi aufzusagen.

Als ich Jakes Gesicht auf der Titelseite des *Indianapolis Star* sah, war ich fassungslos. »Warum?«, fragte ich Michael verwirrt. »Warum interessieren die sich für Jake?«

Natürlich hielt auch ich ihn für etwas Besonderes, aber das war ja klar, schließlich war ich seine Mutter. Ich wusste, dass Jake außergewöhnlich war, doch ich hatte ihn nie für so außergewöhnlich gehalten, um auf der Titelseite des *Indianapolis Star* zu landen. All unsere Freunde wussten, wozu er imstande war, doch niemand hatte je einen großen Wirbel darum gemacht. Ihn auf der Titelseite zu bringen, schien mir daher etwas übertrieben.

Als wir nach Hause kamen, klingelte ununterbrochen das Telefon. Nicht nur unsere Freunde riefen uns an, auch ehemalige Grundschullehrer von Jake und Eltern, deren Kinder Jake kaum kannte, hatte ich am Telefon. Alle wollten sie uns sprechen. Mit vielen der Anrufer hatten wir schon lange keinen Kontakt mehr gehabt, weshalb sie erst aus der Zeitung von Jakes Fähigkeiten erfahren hatten. Eine frühere Lehrerin von ihm dachte sogar, er habe die Schule nur deswegen verlassen, weil wir umgezogen seien. Während dieser Gespräche wurde mir klar, wie seltsam Jakes Geschichte auf einen Außenseiter wirken musste. Die meisten reagierten mit Skepsis: »Kann er all diese Dinge wirklich?«

Am Nachmittag war ich dann völlig erschöpft. Es schien, als hätten wir mit sämtlichen Leuten gesprochen, die wir in unserem Leben je kennengelernt hatten – und das alles unmittelbar nachdem wir Jacob's Place eröffnet hatten, was ja schon für sich genommen ein spektakuläres Ereignis gewesen war. Am frühen Abend war die Geschichte von der größten Nachrichtenagentur des Landes aufgenommen worden und damit von fast allen wesentlichen Pressekanälen der Welt. Als wir am nächsten Morgen aufwachten, war die Nachricht überall.

Ganz ehrlich, etwas wie die folgenden drei Tage hatte ich noch nie erlebt. Jede Morgenshow, von der ich je gehört hatte, jede Zeitung, jede Fernsehstation – alle riefen sie bei uns an. Wir nahmen den Hörer ab, und ein Radiosprecher sagte: »Sie sind live auf Sendung!« Wir leben in einer sehr ruhigen Gegend. Außer Vogelgezwitscher und gelegentlichem Kindergeschrei ist in unserer Nachbarschaft nicht viel zu hören. Von Tumult geweckt zu werden war für uns deshalb eine völlig neue Erfahrung.

»Ich werd verrückt!«, hörte ich Mike von unten sagen. In unserem Vorgarten hatten ein paar Journalisten tatsächlich ihre Zelte aufgeschlagen.

Leute aus Hollywood riefen an. Jake bekam Job- und Stipendienangebote aus der ganzen Welt. Forschungsgesellschaften und Denkfabriken kontaktierten uns, und auch Stephen Wolfram, der Entwickler des Softwarepakets Mathematica und der rechnenden Wissensmaschine WolframAlpha meldete sich. Später schickte mir ein Freund einen chinesischen Zeitungsartikel zu, wo inmitten einer Flut von chinesischen Schriftzeichen die Worte »Jacob Barnett, 12 Jahre« zu lesen waren.

Wir konnten kaum das Haus verlassen. Draußen standen Mädchen, die »Wir lieben Jacob!«-Schilder hochhielten. Wo auch immer wir uns aufhielten – ob bei Dunkin' Donuts, in unserem Frühstückscafé oder im Supermarkt – überall kamen Leute auf uns zu, die Jake um ein Autogramm baten oder ein Foto von ihm schießen wollten. (Ich muss es Wes hoch anrechnen, dass er nur ein einziges Mal versuchte, aus der unverhofften Prominenz seines Bruders Profit zu schlagen. »Vielleicht lernen wir jetzt Tony Hawk kennen!«, sagte unser Skateboard-Fan hoffnungsvoll.)

Eine Therapeutin, die seit gut einem Jahr mit einem Kind aus meiner Tagespflege arbeitete, kreischte wie ein Teenager, als Jake ihr die Tür öffnete. Das war das Lächerlichste, was ich je erlebt habe. »Er ist noch derselbe wie letzte Woche«, sagte ich.

An jenem Wochenende waren wir eigentlich zu einer Hochzeit eingeladen, doch aus Angst, Jake würde dem Brautpaar die Show stehlen, sagten wir ab.

Wir sind es in unserer Familie nicht gewohnt, derart im Scheinwerferlicht zu stehen. Wenn wir beispielsweise ein gutes Werk tun, dann tun wir es meist anonym, weil wir glauben, dass das der frommere Weg ist. Die enorme mediale Aufmerksamkeit, die plötzlich über uns hereinbrach, empfanden wir deshalb gelinde gesagt als unangenehm – und auch ein wenig beängstigend. Die Leute spielten verrückt. Besonders irritierte uns das Verhalten einiger Journalisten, die auf der Jagd nach einer Story sehr aufdringlich – um nicht zu sagen aggressiv – wurden. Zwei Reporter einer Londoner Boulevardzeitung erwischte ich dabei, wie sie versuchten, durch den Keller in unser Haus einzusteigen. In jener

Nacht bereitete ich Jake ein Bett auf der Chaiselongue in unserem Schlafzimmer, wo er einen Monat lang blieb.

Es wurde auch immer schwieriger, ihn vor übler Nachrede zu schützen. Zum Beispiel verletzte es ihn sehr, als er in der englischen Klatschpresse las, er hätte die Voraussetzungen für ein perfektes Betrügerdasein. »Warum schreiben sie so etwas, sie kennen mich doch überhaupt nicht?«, fragte er uns immer wieder. »Ihr wisst, dass ich niemandem etwas Böses tun würde, nicht war?«

Der Medienrummel ebbte schließlich ab, doch die Erfahrungen der vergangenen Wochen hatten in Michael und mir etwas verändert. Jahrelang hatten wir unserem Selbstverständnis nach im Schatten von Jakes Autismus-Diagnose gelebt. Nun aber drängte sich uns unweigerlich eine andere Perspektive auf. Jake ist immer noch Autist. Sein Autismus ist nichts, was er ein für alle Mal überwinden kann, er muss jeden Tag aufs Neue gegen ihn angehen. Noch immer gibt es zahllose Dinge, auf die Jake höchst sensibel reagiert, während sie anderen Menschen überhaupt nicht auffallen: grelles Licht, das Surren einer Glühlampe, der Wechsel von Beton zu Fliesen unter den Füßen. Er ist stolz auf seine Andersartigkeit und würde, auch wenn er könnte, nichts daran ändern. Doch dieser ganze Medienrummel ließ Michael und mich plötzlich erkennen, dass Autismus nicht mehr länger das dominante Thema unserer Reise mit Jake sein würde.

Ich habe lange gebraucht, um zu begreifen, warum die Leute derart auf Jake reagierten. Als Schwester eines künstlerischen Ausnahmetalents, mit einem Mann wie Michael an der Seite und beschenkt mit diesen drei wunderbaren Söhnen war meine Wahrnehmung vielleicht etwas verzerrt. Jedenfalls ist mir nicht so richtig bewusst gewesen, *wie* außergewöhnlich Jakes Fähigkeiten sind. Als ich nach dem Erscheinen des Artikels im *Indianapolis Star* mit Dr. Treffert sprach, erklärte er mir, es gebe für begabte Kinder eine Skala, die in gute, überdurchschnittliche, Hoch- und Höchstbegabung unterteilt. Jake gehört zur Gruppe der Höchstbegabten. Laut Miraca Gross' Buch *Exceptionally Gifted Children* kommt auf eine Million Menschen weniger als ein Höchstbegabter. Menschen wie Jake sind extrem selten.

Die Euphorie, mit der die Leute auf Jake reagierten, half uns zu verstehen, weshalb seine Geschichte so viele in ihren Bann zieht. Narnie formulierte es am besten: »Jake ist eine gute Nachricht.« Jakes Entschlossenheit, seine Begabungen für einen guten Zweck zu nutzen, inspiriert die Menschen – gerade in einer Zeit, in der Negativschlagzeilen über unsere Jugend nicht abreißen; in der es fast ausschließlich um mangelnde Lesekompetenz, zunehmende Fettleibigkeit im Kindesalter und Waffen an Schulen geht und das Fernsehen Sendungen über Teeniemütter ausstrahlt. Es gibt nicht viele positive Meldungen über Kinder in diesem Land. Jake ist da tatsächlich eine gute Nachricht.

Seine Geschichte ist Balsam für die amerikanische Seele. Sämtliche Artikel über die mangelhaften schulischen Leistungen unserer Kinder enden mit derselben Prognose: Länder wie China oder Indien werden Amerika überflügeln, weil die Kinder dort – im Gegensatz zu unseren – Mathematik können. Natürlich stimmt das so nicht, doch viele Leute, die mit uns Kontakt aufnahmen, erklärten so ihre Begeisterung für Jake. Und obwohl ich allen kleinen Nachwuchsmathematikern auf der Welt Erfolg wünsche, muss ich zugeben, dass auch mein Herz höher schlug, als ich in Jakes Wikipedia-Eintrag die Worte »Jacob Barnett, ein amerikanischer Mathematiker« las.

Eines möchten Michael und ich jedoch klarstellen: An Jake gibt es nichts Übernatürliches. Einige Anhänger des mystischen Heilers und Mediums Edgar Cayce halten Jake für dessen Reinkarnation. Es kam nicht erst einmal vor, dass ich ans Telefon ging und von jemandem erzählt bekam, mein Sohn sei die Erfüllung irgendeiner mysteriösen Verheißung.

Doch Jakes Begabungen sind nicht übernatürlich. Er kommt nicht einmal von einer Privatschule in Manhattan, sondern lebt zwischen Kornfeldern in Indiana. Er sieht aus wie ein ganz normales Kind seines Alters und verhält sich auch so – meistens zumindest. Er ist einfach nur ein bezaubernder Junge, der gerne herumalbert, seine Baseballkappe verkehrt herum trägt und unglaubliche Dinge kann. Verpackt in einem ganz normalen Äußeren versteckt sich ein außergewöhnlicher Verstand.

Die Einladung des CBS-Nachrichtenmagazins *60 Minutes* sahen Michael und ich als Chance, mit jeglicher Art von Mystifizierung unseres Jungen ein für alle Mal aufzuräumen. Nach einem Gespräch mit dem Produzenten waren wir davon überzeugt, dass sie Jake nicht als Naturwunder inszenieren wollten, sondern einen wohlüberlegten, sachlichen Beitrag über ihn planten. Ich dachte im Stillen, wenn dadurch nur eine einzige Mutter, die von Fachleuten immer nur hörte, was ihr Kind alles nicht konnte, Hoffnung schöpfte, wäre es die Sache schon wert.

Das Filmteam von *60 Minutes* einzuladen ist eine wirksame Methode, den Ehemann dazu zu bringen, all die lästigen kleinen Projekte in Angriff zu nehmen, die er schon so lange vor sich herschiebt. Hätte ich das mal eher gewusst …

Eine Fahrt auf der Achterbahn

Unter den vielen Interviewanfragen, die nach Erscheinen des Artikels im *Indianapolis Star* bei uns eingingen, waren auch zahlreiche von Wissenschaftlern, die sich gern mit Jake unterhalten wollten. Die E-Mail einer Ärztin der Ohio State University, die sich mit der Erforschung junger Ausnahmetalente beschäftigte, fiel mir besonders auf.

Ich muss zugeben, dass ich sie dennoch nicht ohne Vorbehalte öffnete. Die Vorstellung, mein Kind würde für wissenschaftliche Zwecke benutzt werden, befremdete mich. »Wir spenden dich der Wissenschaft!«, scherzte Mike, worauf Jake trocken zurückgab: »Sie können mich untersuchen, wenn ich tot bin.«

Doch als ich Dr. Joanne Ruthsatz' Nachricht las, merkte ich bald, dass ich vorschnell geurteilt hatte, denn ihr Forschungsansatz klang sehr überzeugend. Ihre Untersuchungen befassen sich mit dem genetischen Zusammenhang zwischen Hochbegabung und Autismus. Jake war sofort interessiert, zumal durch eine solche Forschung unter Umständen vielen Menschen geholfen werden konnte.

Abgesehen davon machte Dr. Ruthsatz einen sehr sympathischen Eindruck, und ich war mir sicher, sie würde Jake mit Respekt behandeln und nicht wie eine Ratte in einem Labyrinth. Ihr munterer Elan und die Begeisterung für ihre Arbeit waren ansteckend. Sie lud uns ein, nach Ohio zu kommen.

Michael und ich hatten ohnehin mit dem Gedanken gespielt, für einige Tage wegzufahren. Der Presseansturm war zwar etwas abgeflaut, doch wir bekamen immer noch jeden Tag mehrere Anrufe und wurden alle paar Meter angesprochen, wenn wir das

Haus verließen. Ein entscheidendes Argument für die Reise nach Ohio war auch, dass Dr. Ruthsatz uns Eintrittskarten für den Cedar Point versprochen hatte, einem gigantischen Freizeitpark mit sechzehn Achterbahnen.

Am Morgen nach unserer Ankunft in Ohio trafen wir uns mit Dr. Ruthsatz in unserem Hotel, wo sie Jake einem IQ-Test unterziehen wollte. Die Art, wie sie den Test vorbereitete, bestätigte den guten Eindruck, den sie in ihrer E-Mail auf mich gemacht hatte. Während Mike mit Ethan und Wes an den Pool ging, saß Jake gemütlich in einem Ohrensessel auf einer ruhigen Glasveranda mit Blick auf einen hübschen kleinen Garten. Mit einem Teller Muffins vor sich begann er den Test.

Der Stanford-Binet-Test ist folgendermaßen konzipiert: Solange die Testperson die Fragen innerhalb einer Kategorie korrekt beantwortet, fährt der Prüfer fort. Der Schwierigkeitsgrad der Fragen nimmt im Laufe des Tests zu, sodass die Testperson in jeder Kategorie schließlich an ihre Grenzen stößt. Diese Grenze ist erreicht, wenn zwei aufeinanderfolgende Fragen falsch beantwortet werden, woraufhin der Prüfer zur nächsten Kategorie übergeht. Nur selten schafft es eine Testperson bis zum Ende einer oder gar mehrerer Kategorien.

Bei Jake hatte ich den Eindruck, der Test mache ihm umso mehr Spaß, je schwieriger die Fragen wurden. Zum Beispiel las Dr. Ruthsatz eine willkürlich angeordnete Liste von sechzig Tiernamen vor, die Jake daraufhin in exakt derselben Reihenfolge wiederholte. Als Nächstes zeigte sie ihm eine Reihe von Tieren, wieder in einer beliebigen Reihenfolge, diesmal jedoch mit willkürlich zugewiesenen Farben (Zebra = grün, Tiger = lila, Hund = blau). Wieder gab Jake sie allesamt korrekt wieder. Und als Dr. Ruthsatz ihn nach zirka zwanzig Minuten und verschiedenen anderen, davon unabhängigen Aufgaben noch einmal bat, die Tiere aufzuzählen, tat er das wieder in der richtigen Reihenfolge, der korrekten Farbzuordnung und mit einem breiten Grinsen auf dem Gesicht. An diesem Punkt drehte sie sich zu mir um und sagte: »Das hat noch nie jemand geschafft. Überhaupt noch nie.«

Während Jake der Test ganz offensichtlich großes Vergnügen bereitete, fühlte ich mich zunehmend unwohl dabei. Je schwieriger die Fragen wurden – und gegen Ende erreichte der Test einen Schwierigkeitsgrad, der ans Absurde grenzte –, desto überwältigter war ich. Mir war unbegreiflich, wie überhaupt *irgendjemand* diese Fragen beantworten konnte. Dass sie mein eigener Sohn beantwortete, versetzte mich in eine Art Schockzustand, der mir den Atem raubte. Natürlich wusste ich, dass Jake einen hohen IQ hatte und nicht jeder Zwölfjährige Quantenfeldtheorie studierte. Doch vielleicht war ich an jenem Morgen besonders beeindruckt von dem, was ich sah, weil ich auf der anderen Seite des Tisches saß und die Wunder, die Jake vollbrachte, das erste Mal nur als Zuschauer miterlebte. Als Dr. Ruthsatz am Ende des Tests schweigend ihr Heft mit den Testfragen zuklappte und sich sichtlich ergriffen zu mir umwandte, wurde mir flau im Magen.

Jake hatte den Test ausgereizt. Dr. Ruthsatz sagte, es sei im Verlauf ihrer Karriere nur wenige Male vorgekommen, dass ein Prüfling in einer Kategorie sämtliche Fragen korrekt beantwortet habe. Dass jemand den Test in so vielen kognitiven Bereichen ausreizte, wie es Jake getan hatte, hatte sie überhaupt noch nie erlebt.

Es passiert nicht alle Tage, dass man von einem Fremden Dinge über das eigenes Kind erfährt, die man vorher noch nicht wusste, doch Dr. Ruthsatz verschaffte mir an jenem Wochenende einen tieferen Einblick in Jakes unglaublichen Geist und die Art, wie er funktionierte. Sie erklärte zum Beispiel, Jake habe sämtliche Aufgaben der Kategorie »Arbeitsgedächtnis« gelöst, dem Teil des Gehirns, mit dem wir eine soeben nachgeschlagene Telefonnummer gerade so lange speichern, bis wir sie gewählt haben. Die meisten von uns müssen die Zahl dafür mehrmals wiederholen. Jake hingegen reicht es, wenn er sie einmal gehört oder gelesen hat, und das gilt nicht nur für eine zehnstellige Telefonnummer, sondern für zwanzigseitige Gleichungen. Und während Sie und ich die Telefonnummer schon Sekunden später wieder vergessen haben, bleibt sie Jake ewig im Gedächtnis. Wenn er Daten eine Woche, einen Monat oder ein Jahr später wieder abruft, tut er das nicht, indem er sich an sie erinnert, sondern indem er den Lernprozess vor seinem inneren Auge wieder aufleben lässt. Das ist auch der Grund, weshalb Jake etwas Gelerntes nicht wiederholen muss, um es im Gedächtnis zu behalten.

Und deshalb konnte er auch die Konstante Pi so rasch bis zur zweihundertsten Nachkommastelle auswendig lernen und vorwärts und rückwärts aufsagen. Er hat die Zahlenreihe vor seinem inneren Auge und kann sie sich ebenso gut merken, wie wir uns an eine zwei- oder dreistellige Zahl erinnern können.

Ein solches Turbogedächtnis ist für Hochbegabte typisch; es ist eine Grundvoraussetzung für das, was sie leisten. Dr. Ruthsatz vertritt die These, dass das Arbeitsgedächtnis bei Wunderkindern in einem anderen Teil des Gehirns angesiedelt ist als bei anderen Menschen, in dem Teil nämlich, in dem wir Dinge speichern, die wir nie verlernen, wie zum Beispiel Fahrrad fahren. Das ist es, so vermutet sie, was ein Wunderkind in die Lage versetzt, sich komplexe Informationen so zuverlässig und langfristig zu merken. Sich an eine Gleichung zu erinnern ist für Jake so, wie es für uns ist zu schwimmen.

Weil unser Gedächtnis anders funktioniert, wäre es für uns nahezu unmöglich, eine zweihundertstellige Zahlenfolge auswendig aufzusagen, sie jedoch abzulesen, ist kein Problem. Genauso fühlt es sich für Jake an, wenn er eine endlose Zahlenreihe, eine Liste von sechzig Tiernamen oder ein komplexes Schaubild aus dem Gedächtnis wiedergibt. Jakes Arbeitsgedächtnis, so erklärte Dr. Ruthsatz, müsse man sich vorstellen wie ein Blatt Papier – und zwar keines, auf dem nur eine zweihundertstellige Zahl Platz habe, sondern ein Blatt von der Größe eines Fußballfeldes.

Wie leistungsfähig Jakes Arbeitsgedächtnis wirklich ist, wissen wir nicht, da die durch den Test messbare Leistung überschritten wurde. Eines ist jedoch sicher: Er erinnert sich an alles, was er jemals gelernt hat, und er kann auf all diese Informationen jederzeit zugreifen. Ein eindrückliches Beispiel dafür sind die Formelblätter, die in der Physik verwendet werden: Jeder benutzt sie, sogar die Professoren. Das Internet ist voll davon, und in Universitätsbuchhandlungen kann man sogar beschichtete Exemplare kaufen. Studenten werden dazu angehalten, sie immer bei sich zu haben, und sogar bei Prüfungen sind sie erlaubt. Denn von wem kann man schon erwarten, sich all die vielen Formeln zu merken, die zur Lösung eines komplexen mathematischen oder naturwissenschaftlichen Problems notwendig sind? Jake hat noch nie in seinem Leben ein Formelblatt benutzt.

Obwohl Jakes Gedächtnis auf bestimmten Gebieten Erstaunliches leistet, ist das in anderen Bereichen nicht der Fall. Zum Beispiel erinnert er sich genau an verschiedene Geschmacksnuancen, weil er jede Mahlzeit im Geiste wieder aufleben lassen kann. Er ist in der Lage, die physischen Merkmale seiner Umwelt bis ins Detail wiederzugeben, vor allem dann, wenn Muster darin vorkommen. So konnte er zum Beispiel jedes einzelne Radkappendesign der Autos zeichnen, die er auf dem Best-Buy-Parkplatz hatte stehen sehen. Schwer fällt es ihm dagegen, sich Gerüche zu merken, die für die meisten Menschen wirksame Gedächtnishilfen darstellen, und auch Gespräche und Äußerungen anderer Menschen bleiben ihm wie vielen anderen Autisten nur schwer im Gedächtnis.

Beeindruckt zeigte sich Dr. Ruthsatz auch von Jakes exzellenter Raumwahrnehmung, die selbst bei Wunderkindern selten ist. Während Jakes Arbeitsgedächtnis erklärt, warum er ein klassisches Musikstück nachspielen kann, nachdem er es nur einmal gehört hat, erklärt seine Raumwahrnehmung, warum er als Dreijähriger nur wenige Minuten auf eine Straßenkarte zu schauen brauchte, um mich danach zielsicher durch die Straßen Chicagos zu navigieren. Oder warum Wesley vor kurzem so sehr darauf beharrte, dass Jake, der für die Uni lernen musste, mit ihm spielen solle. Ich hatte den Jungen eine Kiste Eisstiele besorgt, mit denen sie nun Festungen und Dörfer für ihre Spielzeugsoldaten bauten.

»Du kannst auch ohne Jake bauen«, ermunterte ich Wes, woraufhin er die Augen verdrehte und sagte: »Mama, *ich* kann nicht Washington D.C. bauen.«

Wie sich herausstellte, hatte Jake, nachdem wir von einer Reise nach New York zurückgekommen waren, seinem Bruder eine perfekte Nachbildung der Stadt gebaut, mit den bedeutendsten Sehenswürdigkeiten, dem Straßennetz und dem Ort, an dem wir untergebracht gewesen waren. Auch nach unserer Reise nach Washington baute er aus einander überlappenden Eisstielen eine solche Nachbildung, inklusive eines perfekten kleinen Kapitols. Nachdem Jake in einem von Mikes Videospielen eine detaillierte Karte von Oahu gesehen hatte, bastelte er für Wesley auch ein Modell der Hawaii-Insel. Dank Google Maps, so erfuhr ich von Wesley, waren Jakes Eisstiel-Kreativität keine Grenzen gesetzt. »Er kann mir jeden Ort bauen, den ich besuchen möchte«, verkündete er.

Und nicht nur beim Modellbau kommt Jake seine außergewöhnliche Raumwahrnehmung zugute, auch sein Talent für höhere Mathematik und Physik basiert darauf, vor allem wenn es um mehrdimensionale Bereiche geht. So ist es auch zu verstehen, wenn Jake sagt, er »mache Mathematik« in vielen Dimensionen.

Mathematiker wussten, dass die Erde nicht flach sein konnte, lange bevor Ferdinand Magellans Flotte den Beweis dafür geliefert hat. Gleichermaßen gehen viele Mathematiker davon aus, dass es mehr Dimensionen gibt als die drei, die wir wahrnehmen können, obwohl der endgültige Beweis dafür noch fehlt. In drei Dimensionen zu denken fällt den meisten Menschen relativ leicht. Wir können uns problemlos einen Apfel vorstellen, den wir gedanklich im Raum drehen und wenden. Eine Ameise, die auf der Oberfläche des Apfels herumkrabbelt, könnte das nicht. Vom Blickwinkel der Ameise aus gesehen, ist der Apfel flach, wir hingegen wissen, dass er rund ist.

Auch Jake ist der Ansicht, dass es wahrscheinlich deutlich mehr als drei Dimensionen gibt, doch im Gegensatz zu vielen Wissenschaftlern, auch solchen, die auf diesem Gebiet forschen, ist Jake in der Lage, eine Vorstellung davon zu entwickeln, wie bestimmte Objekte in anderen Dimensionen aussehen könnten. Er sieht sie zwar nicht, doch er beherrscht die komplizierte Mathematik, die für andere Dimensionen gelten würde, und sein räumliches Vorstellungsvermögen erlaubt es ihm, die Bedeutung dieser Mathematik zu erfassen. Das heißt, so wie Sie und ich die Gesetze kennen, die auf einen Apfel einwirken, und uns bildlich vorstellen können, was passiert, wenn wir ihn in zwei Hälften schneiden, drehen oder an die Wand schleudern, genauso ist Jake mit den Eigenschaften und Gesetzen vertraut, die für weit komplexere multidimensionale Formen gelten.

Diese einzigartige Kombination aus einem exzellenten Arbeitsgedächtnis und einer verblüffenden Raumwahrnehmung, der kein Detail entgeht, ermöglicht es Jake, die höhere Mathematik und Physik in einer Weise zu erforschen, wie es nur sehr wenig Menschen können. Dr. Ruthsatz drückte es folgendermaßen aus: »Sein Blick geht weit über das hinaus, was die meisten von uns kognitiv begreifen können.«

Auch bestätigte Dr. Ruthsatz einige unserer Vermutungen zu Jakes Verhalten als Kleinkind: Sie erklärte, Jake habe wahrscheinlich nicht einfach nur ins Leere gestarrt, wenn er seine Therapeuten ignorierte, sondern sich voll und ganz auf das Spiel von Licht und Schatten an der Wand konzentriert. Als er die Farbstifte anordnete oder nach seiner Schattenuhr zu Bett ging, war Jake bereits von den Leidenschaften angetrieben, die ihn noch heute begeistern: Licht, die Regeln, nach denen sich Objekte im Raum bewegen, die verschiedenen Raumdimensionen und die Rolle von Zeit. Genauso wie wir im frühen Werk eines Künstlers die Anfänge der Themen und Motive erkennen können, die seine späteren Meisterwerke ausmachen, so hat sich auch Jake bereits in seiner frühen Kindheit mit den Dingen beschäftigt, die er heute erforscht.

Dr. Ruthsatz ließ mich erkennen, wie außergewöhnlich es ist, ein so breites Spektrum an Interessen zu verfolgen. Sie musste schmunzeln, als sie hörte, dass Jake acht Whiteboards in seinem Zimmer stehen hatte, von denen jedes einem anderen Forschungszweig der Mathematik oder Physik gewidmet war. Während sich die meisten Wissenschaftler auf einen bestimmten

Aspekt ihres Fachgebietes spezialisieren und diesen dann ihr ganzes Berufsleben lang erforschen, wechselte Jake problemlos zwischen Forschungsbereichen wie der allgemeinen Relativitätstheorie, der Dunkelmaterie, der Stringtheorie, der Quantenfeldtheorie, der Biophysik, dem Spin-Hall-Effekt und dem Gammablitz hin und her.

Vielleicht fragen Sie sich, wie ich von Jakes Fähigkeiten so überrascht sein konnte? Schließlich hatte ich doch miterlebt, wie er als Dreijähriger Farbstifte gemäß dem Farbspektrum anordnete und mit sieben Musikstücke nachspielte, die er nur ein einziges Mal gehört hatte. Auch war ja ich diejenige gewesen, die mit einem der renommiertesten Physiker der Welt Kontakt aufnahm, damit er Jakes neue Theorie im Bereich der Astrophysik überprüfte.

Ich frage mich das selbst, und ich glaube, der Grund dafür liegt in meiner Beziehung zu Jake. Ich bin zwar diejenige, die ihn mit zehn zur Universität gefahren und miterlebt hat, wie er die Professoren mit seinen Fragen verblüffte, doch ich bin eben auch diejenige, die ihn daran erinnern musste, die schmutzigen Socken in seinem Zimmer aufzusammeln, wenn es ans Wäschewaschen ging. Und diejenige, die ihm flauschige Crocs kaufte, weil er trotz aller Physik, die er beherrschte, nie daran dachte, sich die Schuhe zu binden.

Hätte ich innegehalten, um mich ehrfürchtig im Glanz seiner unglaublichen Fähigkeiten zu sonnen und darüber nachzusinnen, wie außergewöhnlich er war, dann hätte ich ihm, so glaube ich, keine gute Mutter sein können.

Der einzige Kompass, dem ich je gefolgt bin, ist der, ihn die Dinge tun zu lassen, die ihm Spaß machen, und dafür zu sorgen, dass er eine sorglose Kindheit hat. Und sosehr mich das Wochenende mit Dr. Ruthsatz auch beeindruckt hat, wusste ich dennoch, dass es Zeit war, wieder Jakes Mutter zu sein.

Also machten wir uns auf zum Cedar-Point-Park, wo ich die Hotdogs und Limos hielt, während meine Söhne mit ihrem Papa alle sechzehn Achterbahnen ausprobierten.

Der erste Ferienjob

Ob als Betreuer auf einer Jugendfreizeit oder als Eisverkäufer, ein früher Kontakt mit der Arbeitswelt bereitet junge Menschen darauf vor, die Herausforderungen zu meistern, die im späteren Leben auf sie zukommen. Ich wusste deshalb schon immer, dass meine Kinder einmal Ferienjobs haben würden. Und in Jakes Fall war das eben ein Forschungsauftrag im Bereich der Quantenphysik an der IUPUI.

Dass Jake Forschung betrieb, hatte ich zum ersten Mal aus der Zeitung erfahren. Einen Monat später erhielt er ein offizielles Schreiben, in dem er eingeladen wurde, an einem Forschungsprojekt für Studenten im Grundstudium teilzunehmen, das vom Physikinstitut der IUPUI veranstaltet und sogar vergütet wurde.

Es war eine tolle Chance, doch trotzdem war ich mir nicht sicher, ob ich Jake teilnehmen lassen sollte. Es schien mir einfach noch verfrüht. Obwohl Jake noch nicht einmal sein erstes Studienjahr beendet hatte, war die Universität der Ansicht, er sei für größere Herausforderungen bereit, und seine Professoren hielten es für ihre Pflicht, ihm diese zu verschaffen. »Schluss mit den Büchern! Du bist hier, um zu forschen«, hatte sein Physikprofessor Dr. John Ross zu ihm gesagt. Doch ich fragte mich, ob ihre Motivation nicht auch davon herrührte, dass nun auch viele Elite-Universitäten um Jake warben.

Ich fürchtete, die Aufgabe könnte unseren zwölfjährigen Sohn überfordern und ihn einem zu hohen Druck aussetzen. Außerdem wollte ich nicht, dass Jake seinen gesamten Sommer vor einem Computerbildschirm verbrachte. Er sollte lieber Rad fahren, mit seinen Freunden Paintball spielen und im Pool baden, bis sich die Sommersprossen auf seiner Nase zu einem großen Fleckenmeer vereinten. Mit Schrecken erinnerte ich mich an all die begabten Kinder, die wir über die Jahre hinweg für Mathematikwettbewerbe hatten pauken sehen, während ihre Altersgenossen mit vergnüglichen Freizeitaktivitäten den Sommer genossen.

Jake teilte meine Besorgnis natürlich nicht. »Das ist genau das, was ich schon immer machen wollte, Mama!«, sagte er enthusiastisch. Er würde gemeinsam mit Dr. Yogesh Joglekar die Physik der kondensierten Materie in Bezug auf Glasfasertechnik erforschen. Dazu gehört auch die von Jake mit großer Leidenschaft verfolgte Frage, wie sich Licht im Raum bewegt. Ich kannte Dr. Joglekar und hatte Vertrauen zu ihm, und Jake war von der Gelegenheit so begeistert, dass wir schließlich doch nicht nein sagen konnten. Michael meinte zu Recht, Jake sei im Grunde genommen schon immer ein Forscher gewesen. Er ist unglaublich neugierig darauf zu ergründen, wie die Welt funktioniert. Während wir es als selbstverständlich hinnehmen, dass es Dinge gibt, die wir nicht begreifen, konnte sich Jake damit noch nie abfinden. Wenn er etwas nicht versteht, macht ihn das wahnsinnig.

Zu Beginn des Sommers wurden alle Studenten, die für das Forschungsprojekt ausgewählt worden waren, zu einer Begrüßungsveranstaltung in die juristische Fakultät geladen, einem eindrucksvollen Gebäude mit aufwendiger Holzvertäfelung, viel Marmor und griechischen Statuen. Mir fiel sofort auf, wie professionell dort alle wirkten. Jakes Kommilitonen – meist zwanzig Zentimeter größer und fünfzig Kilo schwerer als er – sehen aus wie typische College-Studenten. Sie tragen Jeans und Baseballkappen, haben Milchgesichter, Problemhaut und eine fragwürdige Hygiene, kurz gesagt: Sie sehen aus wie Jugendliche. Die Teilnehmer dieses Forschungsprojekts hingegen trugen elegante dunkle Anzüge und Kostüme und hatten Ledermappen bei sich. Bevor wir hergefahren waren, hatte Jake mit seinen Brüdern Frisbee gespielt, daher hatte ich ihn vom Spiel weg in seinem typischen »Jake-Outfit« ins Auto gepackt: umgedrehte Baseballkappe, T-Shirt, Shorts und Flipflops. Ich meinerseits trug ein pinkfarbenes Sommerkleid mit einer Schleife um die Taille. Angesichts unserer unpassenden Kleidung erschrak ich ein wenig, als die Leiterin des Projekts auf uns zukam.

»Sie sind also Jakes Mutter«, sagte sie und schüttelte mir die Hand. »Wir freuen uns sehr, dass Jake an dem Projekt teilnimmt. Wir setzen große Hoffnungen in ihn.« Vermutlich wusste sie bereits, was ich erst später erfuhr: Jake brach an jenem Tag einen Weltrekord, er wurde zum jüngsten Astrophysikforscher der Welt.

Als wir Platz nahmen und auf den Beginn der Veranstaltung warteten, musste ich an meinen ersten Sommerjob denken. Zusammen mit einer Gruppe mexikanischer Gastarbeiter war ich Maisfelder abgelaufen, Reihe für Reihe auf und ab, um den Mais auszudünnen, zu bestäuben und Quasten auszutreiben. Es war ein Knochenjob gewesen, bei sengender Hitze. In den weiten Watstiefeln, die wir trugen, hatte sich der Schweiß gesammelt, und während der Mittagspause hatten wir unsere Sandwiches auf umgedrehten Eimern im Hänger eines Sattelschleppers gegessen, wo die Temperaturen so hoch waren, dass die Luft in heißen Wogen aufstieg. Manchmal machten sich die Farmer einen Spaß daraus, tote Mäuse in unsere Spinde zu legen. Ich lernte, nicht zu schreien, weil sie dann nur noch lauter lachten.

Ich hatte schreckliche Angst vor den Hunden der Farmer gehabt, die in den Maisfeldern patroullierten. Meine Mutter besorgte mir deshalb ein elektronisches Gerät, das sie angeblich auf Distanz hielt. So zumindest hatte sie die Werbeanzeige verstanden, die sie in einer ihrer Zeitschriften entdeckt hatte. Doch wahrscheinlich hatte sie den Text nicht genau genug studiert, denn das Gerät bewirkte genau das Gegenteil: Es zog die Köter in wilden, knurrenden Rudeln an. So flüchtete ich mich auf die Ladefläche eines Pickups, wo ich zitternd vor Angst ausharren musste, bis mich ein Farmer von den Hunden befreite, mir das Gerät abnahm und es mit dem Stiefelabsatz zertrümmerte.

Im folgenden Sommer bekam ich einen Job in einem Schnellrestaurant. Der Geruch von Frittierfett, Essiggurken, Senf und Ketchup hing so hartnäckig in meiner Kleidung und meinem

Haar, dass ich glaubte, er käme mir aus den Poren. Monatelang wurde ich den Gestank nicht los. Ich konnte noch so oft duschen, wirklich sauber fühlte ich mich nie. Als ich den Job für eine Stelle in einer Pizzeria kündigte, sagte ich wahrheitsgemäß zu meinem Chef: »Ich muss zur Abwechslung mal nach etwas anderem riechen.«

Das waren meine ersten Ferienjobs gewesen, und dieser hier war Jakes. Alle Eltern wünschen sich, dass es ihre Kindern einmal besser haben und sie im Leben weiterkommen als sie selbst, und hier waren wir nun. Ich schüttelte lachend den Kopf.

Die Projektleiterin hieß uns willkommen, indem sie vom bewegenden Beginn ihrer eigenen akademischen Laufbahn erzählte. Als ihr Vater, der der Arbeiterklasse angehörte, den Brief las, in dem ihr das College eine Stelle als wissenschaftliche Hilfskraft anbot, konnte er nicht glauben, dass sie etwas damit verdienen würde. Er konnte sich einfach nicht vorstellen, dass ihr jemand fürs Studieren, Denken und Schreiben Geld bezahlen wollte. Stattdessen war er überzeugt davon, dass der im Brief genannte Betrag die Teilnahmegebühr sei, die sie an die Uni zahlen müsse, und hätte ihr deshalb beinahe verboten, die Stelle anzutreten. Sein Misstrauen legte sich erst, als sie den ersten Gehaltsscheck nach Hause brachte. Sie erzählte die Geschichte so anrührend, dass mir die Tränen kamen. Ich konnte mich in meinem Sommerkleid nur allzu gut mit ihrem Vater identifizieren.

Dann sprach sie über das Mentorenprogramm. Jedem jungen Forschungsstudenten im Raum wurde ein erfahrener Wissenschaftler an die Seite gestellt, der dem Studenten das Werkzeug an die Hand geben würde, das er brauchte, um auf dem gewählten Fachgebiet erfolgreich zu forschen. Es wurde von beiden Parteien erwartet, ihre Rolle sehr ernst zu nehmen. Jakes Mentor war Dr. Joglekar, mit dem er sich von nun an wöchentlich treffen würde. Zudem würden alle Teilnehmer einmal pro Woche zu einem eleganten Mittagessen zusammenkommen, bei dem über Themen wie berufliche Fortbildung oder Wissenschaftsethik referiert werden würde.

Ich hatte erwartet, mich bei der Begrüßungsveranstaltung zu langweilen, stattdessen rührte sie mich ganz ungemein. Indem die Universität Jake einen Mentor zuwies, schien sie zu sagen: »Wir werden dich unterstützen und dich auf den richtigen Weg führen.« Nun war für mich die Zeit gekommen, einen Teil der Verantwortung für ihn abzugeben und ihn ein Stück loszulassen, damit er die Unterstützung bekam, die er jetzt benötigte.

Jake war weniger sentimental gestimmt. »Im Ernst? Ich muss bei den Treffen einen Anzug tragen?«

Er besaß überhaupt keinen Anzug. Es kam selten vor, dass wir uns in Schale werfen mussten, und bisher war Jake immer mit einem sauberen Paar dunkler Hosen und einem schönen Pullover ausgekommen. Also machten wir uns gleich auf den Weg zum nächsten Kaufhaus. Als sich der Schneider mit Stecknadeln im Mund vor Jake hinkniete, um die Hose abzunehmen, schlüpfte Jake aus seinen Flipflops und präsentierte ihm seine staubigen sonnengebräunten Füße.

»Er hat auf dem Spielplatz Frisbee gespielt«, erklärte ich. (Der arme Mann hat sich seine Provision an jenem Tag wirklich verdient, denn danach musste er mir auch noch zeigen, wie man einen Krawattenknoten bindet.) Als er fragte, wofür wir den Anzug bräuchten, sahen Jake und ich uns einen Augenblick an. »Wir sind im Spätsommer zu einer Hochzeit eingeladen«, sagte ich dann der Einfachheit halber, und das war nicht einmal gelogen.

Als die Krawatte gebunden und der Anzug abgesteckt war, trat ich einen Schritt zurück und betrachtete meinen kleinen Jungen. Er sah fantastisch aus – bis auf eine Kleinigkeit.

»Jake, nimm mal bitte deine Baseballkappe ab.«

Als er widerwillig meiner Bitte folgte, kam unter der Kappe eine wilde Mähne zum Vorschein. »Ich schätze, einen Haarschnitt brauchst du auch.«

»Nein, Mama! Ich lass mein Haar nicht schneiden! Das ist meine Wissenschaftlerfrisur!«

Ich musste laut lachen. Mentor hin oder her, das war immer noch mein kleiner Junge.

Wenn Sie Ihrem Kind das Fahrradfahren beibringen, laufen Sie neben ihm her die Straße auf und ab. Sie müssen es ein wenig stützen, bis es selbst das Gleichgewicht halten kann. Bis das so weit ist, kommt es so manches Mal ins Straucheln, doch schon bald hat es den Dreh raus, und während Ihre Hand noch immer bereit ist, es aufzufangen, passiert etwas Verblüffendes: Ihr Kind findet seine Balance und düst davon.

An jenem Tag sah ich meinen Jungen zum ersten Mal alleine fahren. Ich fürchtete, er würde davonrasen und mich zurücklassen. Doch das Erstaunliche ist, dass Jake das nie tun würde. Er wird immer geduldig an der Ecke auf uns warten oder in einem Bogen zu uns zurückfahren und uns einsammeln. Nach jeder Unterrichtsstunde an der Universität fährt er zu mir zurück, indem er mir erzählt, was seine Kommilitonen Lustiges gesagt haben, dass er im Lehrbuch einen Fehler entdeckt hat oder was er von einer neuen Theorie hält. Auch zu den Studenten kehrt er zurück, indem er ihnen Nachhilfe gibt. Gerade schreibt er an einem Buch, das Kindern die Angst vor Mathematik nehmen soll. Ihm liegt sehr daran, anderen Menschen und insbesondere Kindern zu zeigen, wie interessant Mathematik und Naturwissenschaften sein können. Er möchte uns alle auf seinem Weg mitnehmen. Und das ist es, was ihn so wunderbar macht.

Ich musste lernen, ihn anderen Menschen anzuvertrauen. Vor allem aber musste ich lernen, ihn mit anderen zu teilen. Und genau das tue ich mit diesem Buch: Es ist eine Gelegenheit für mich, Jake und seine Begabungen mit dem Rest der Welt zu teilen.

Ein Fest

Abgesehen von der Kleiderordnung liebte Jake das Forschungsprojekt, und überraschenderweise kam auch seine Freizeit nicht zu kurz. Ich sah ihn ständig mit seinen Kumpels aus der Nachbarschaft Fahrrad fahren oder mit seinen Brüdern Körbe werfen. Viel zu arbeiten schien er nicht, weshalb ich allmählich begann, mir Sorgen zu machen.

Als ich ihn darauf ansprach, erklärte er, Dr. Joglekar gebe ihm jede Woche Hausaufgaben auf, die er aber schon während der fünfundvierzigminütigen Heimfahrt erledige. Mit Büchern hatte ich ihn noch nicht gesehen, weil er bisher noch keine gebraucht hatte. In dieser Woche, fügte er hinzu, würde es jedoch anders sein. Er glaube nicht, dass er das aktuelle Problem rechtzeitig vor dem Treffen mit seinem Mentor am Dienstag lösen könne.

Ich hielt ihm daraufhin eine strenge Predigt über Arbeitsmoral. »Du hast jetzt einen Job, für den du Geld bekommst, Jake. Das heißt, es wird von dir erwartet, dass du die Dinge erfüllst, um die man dich bittet. Diese Aufgaben sind nicht fakultativ. Ich möchte, dass du dieses Wochenende im Haus bleibst und dafür sorgst, dass du mit deiner Arbeit bis Dienstag fertig wirst.«

»Ich weiß nicht, ob ich das kann«, sagte er. Diese Antwort überraschte mich, denn ich hatte noch nie erlebt, dass sich Jake über etwas Mathematisches die geringsten Sorgen gemacht hätte. »Wenn es so ist, dann gibst du eben dein Bestes«, sagte ich ihm. »Versuch es einfach. Und denke daran, dass es keine Schande ist, um Hilfe zu bitten.«

»Ich glaube nicht, dass es jemanden gibt, der mir weiterhelfen könnte, Mama.«

Ein paar Stunden später hörte ich, wie er mit Wes lachend das Haus verließ und auf den Spielplatz zusteuerte. Ich öffnete das Fenster und rief hinunter: »Jake, bist du mit deiner Arbeit fertig?«

»Ja, Mama, ich glaube, ich habe etwas, mit dem ich arbeiten kann.«

»Gut. Ich bin froh, dass du es geschafft hast, Liebling. Ich bin stolz auf dich.«

Wie stolz ich tatsächlich hätte sein sollen, wusste ich in diesem Moment freilich noch nicht.

Wie immer rief mich Jake an jenem Dienstag an, um mir zu sagen, wann sein Treffen mit Dr. Joglekar zu Ende sein würde. Ich hatte ihn noch nie so aufgeregt erlebt.

»Ich hab's geschafft, Mama, ich hab's geschafft! Ich habe das Problem gelöst!«

»Das ist prima! Ich bin so froh, dass du nicht aufgegeben hast.«

»Nein, Mama, du verstehst nicht. Das war ein Problem, das noch niemand lösen konnte. Und ich habe es geschafft!«

Ich hatte ihn missverstanden. Das war keine gewöhnliche Hausaufgabe gewesen, sondern die Art von Problem, an der sich Mathematiker monate-, jahre- oder gar jahrzehntelang die Zähne ausbeißen können. Jake hingegen hatte die Gleichung in zwei Stunden gelöst – zwischen Sprungwurftraining und Xbox-Spielen. Im Nachhinein bin ich froh, dass ich bei meiner Moralpredigt nicht wusste, was ich da von ihm verlangte.

Mit der Erfüllung dieser Aufgabe war Jakes Sommerforschungsprojekt offiziell beendet. Die Lösung des Problems war nicht nur ein bedeutender Durchbruch für die Forschung seines Mentors, sondern auch für die Glasfasertechnik und die Mathematik im Allgemeinen. Jake präsentierte seinen Forschungserfolg bei einem Symposium an der Universität und arbeitete mit Dr. Joglekar an einem Aufsatz, den sie führenden Fachzeitschriften zur Publikation unterbreiten würden.

Das war eine spannende neue Erfahrung für Jake, und er brannte darauf zu lernen, wie man einen solchen Forschungsbericht in angemessener Form verfasste. Kein Wunder, denn das eröffnete ihm die Möglichkeit, mit anderen Wissenschaftlern zu kommunizieren und vielleicht sogar eine Diskussion anzustoßen. Wieder erlernte Jake eine neue Sprache – und diesmal eine, die es ihm endlich erlauben würde, sich über seine größte Leidenschaft auszutauschen.

Der Aufsatz »Origin of Maximal Symmetry Breaking in Even PT-Symmetric Lattices« [Ursprung der maximalen Symmetriebrechung in geraden PT-symmetrischen Gittern] erschien in der Physikzeitschrift *Physical Review A*. (Und nein, ich kann Ihnen nicht erklären, was dieser Titel bedeutet.) In dem Aufsatz stand Jakes Name neben dem Dr. Joglekars – eine ungewöhnliche Ehre für einen Studenten, erst recht natürlich für einen so jungen Studienanfänger, der noch nicht einmal einen akademischen Abschluss besaß.

Am Tag vor der Präsentation seiner Forschungsergebnisse kam Jake nachmittags vom Spielen im Garten herein und überreichte mir lächelnd einen Strauß mit sage und schreibe achtunddreißig vierblättrigen Kleeblättern. Ich hatte bis dahin keinen besonders guten Tag gehabt, und das wusste er. Weil ich glaubte, er sei im Garten auf eine Stelle voller Glücksklee gestoßen, ging ich mit den Tageskindern nach draußen, um nach weiteren Glücksbringern Ausschau zu halten. Doch nach fast einstündiger Suche fanden wir nur drei.

Ich musste lachen. Mit Jake war es manchmal, als sehe man jemanden übers Wasser laufen, ohne zu wissen, wie außergewöhnlich das ist. Das klingt vielleicht kitschig, doch es ist eine Ehre, seine Mutter zu sein und einen Einblick zu haben, wie er die Welt sieht, worüber er nachdenkt und wie sein so außergewöhnlicher Geist funktioniert. Das eigentliche Wunder aber ist für mich, dass mein autistischer Sohn weiß, dass er mit einem Strauß Glücksklee, den nur er findet, meinen Tag aufheitern kann.

Wir werden oft nach Jakes Zukunft gefragt. Bisher haben wir immer Schritt für Schritt entschieden, was zu tun ist. Ich bin sicher, er wird erreichen, was er sich vorgenommen hat, und einen bedeutenden wissenschaftlichen Beitrag für die Welt leisten, denn ich habe ihn noch nie ein Ziel aufgeben sehen. Die meiste Zeit seines Lebens hat er damit verbracht, die Gesetze zu ergründen, die das Universum beherrschen.

Ich war erleichtert, als ich von Dr. Ruthsatz erfuhr, dass Wunderkinder nicht frühzeitig ausbrennen, wie oft behauptet wird. Sie erforscht Ausnahmetalente seit vierzehn Jahren, und alle konnten sich auf ihrem Gebiet verwirklichen. Obwohl er das Zeug zu einem guten Geschäftsmann hätte, scheint Jake das in unserer Familie verbreitete Desinteresse an Geld geerbt zu haben. Angebote aus dem Silicon Valley lassen ihn deshalb völlig kalt. Viel wichtiger ist es ihm, uns zu erklären, wie die Welt funktioniert, und den Menschen zu helfen, indem er für ganz praktische Probleme Lösungen findet. Auch darin erinnert er mich sehr an Großpapa John.

Als Jake am Ende des Sommers seine Forschungsarbeit präsentierte, bildete sich eine Traube von Menschen um ihn, die ihm Fragen stellten. Lokale Wirtschaftsvertreter kamen auf ihn zu und schüttelten ihm die Hand. Während Michael und ich Hand in Hand dastanden und stolz unseren Sohn betrachteten, musste ich unweigerlich an den Tag zurückdenken, an dem wir Jakes Autismus-Diagnose erhalten hatten, und erinnerte mich daran, wie verkrampft ich Mikes Hand gehalten hatte, während Stephanie Westcott jene erste, niederschmetternde Evaluation durchführte. Wir hatten es weit gebracht seit jenem Tag.

Zusammen mit den anderen jungen Forschern und deren Mentoren posierte Jake für ein Gruppenfoto. Auch das Filmteam von *60 Minutes* war gekommen. Danach fand in einem imposanten Marmorsaal der Universität die Abschlussfeier statt. Doch wir hatten uns für Jake etwas anderes ausgedacht: Wir würden auf all die erlesene Gediegenheit pfeifen und auf gute alte Indiana-Art feiern.

Ein paar Wochen zuvor war Narnie abends bei uns vorbeigekommen, als wir gerade einen unserer Lieblingsfilme schauten: *Ricky Bobby – König der Rennfahrer*. In dem Film wird der Rennfahrer Ricky Bobby (gespielt von Will Ferrell, was ja schon alles sagt) hochkant aus einem Applebee's Restaurant geworfen. Das erinnerte mich an Heathers Bemerkung, Jake würde einmal einen bedeutenden Preis gewinnen und ich würde so laut jubeln, dass sie uns alle aus dem Restaurant werfen würden. Nachdem ich Narnie davon erzählt hatte, kam uns beiden derselbe Gedanke.

Das war die Idee! Welches Kind stößt auf einen Erfolg denn schon mit Champagner an und feiert ihn in einem edlen Restaurant mit weißen Stoffservietten? Normale Kinder lassen sich nach so einem Erfolg von ihren Freunden abklatschen und vertilgen so viele Chicken Wings, wie sie hinunterbekommen. Also würden wir mit unseren Freunden feiern gehen und auf Jakes Erfolg mit einem Glas alkoholfreiem Bier anstoßen.

Ich fuhr zu einem Applebee's Restaurant in unserer Nähe, und nachdem ich dem Manager unser Anliegen erklärt hatte, heckten wir zusammen einen Plan aus, über den sich Jake mit Sicherheit schlapplachen würde.

Während Mike und ich uns Jakes Präsentation anschauten, war Narnie für mich bei den Tageskindern eingesprungen und hatte nebenbei Ethan und Wes als Rennfahrer verkleidet – ganz nach Ricky-Bobby-Art: Sie bepflasterte sie von oben bis unten mit Abzieh-Tattoos, streifte ihnen ein löchriges T-Shirt mit der Aufschrift »Jake, du bist genial!« über und band ihnen sogar noch ein Durag um den Kopf.

Als wir dann mit Jake das Applebee's betraten, waren alle versammelt: Freunde von Little Light, Kinder, die früher mit ihm in der Tagespflege gespielt hatten, und seine Freunde aus der Grundschule. Jake sollte wissen, dass es, egal wie viele mathematische Probleme er in seinem Leben noch lösen würde, Leute gab, die sich daran erinnerten, wie er an jenem Tag vor Weihnachten ausgesehen hatte, als ich ihn und die Tageskinder als Rentiere verkleidete.

Es war ein unvergesslicher Abend. Wir hängten das Plakat auf, das Jake für seine Präsentation gemacht hatte, und er erklärte uns (in groben Zügen), was er herausgefunden hatte. Dann verdrückte er einen riesigen Hamburger und einen Eisbecher zum Nachtisch. Wir blieben sehr lange, denn jeder wusste über Jake eine Geschichte zu erzählen.

Am Ende ließen wir ihn hochleben und johlten, klatschten und brüllten, was das Zeug hielt, ganz wie bei Ricky Bobby. Die Kellnerinnen passten den richtigen Moment ab, schnappten sich Jake und warfen ihn, während er von einem Ohr zum anderen grinste, hochkant aus dem Restaurant.

Nachbemerkung

»Ihm stehen alle Wege offen.«

Das gab Jakes Physikprofessor Dr. Ross zur Antwort, als er von einem Reporter des *Indianapolis Star* gefragt wurde, wozu Jake seine Talente seiner Meinung nach einmal nutzen werde. Ich bekam Gänsehaut, als ich diese Worte las. So weit hatten wir es gebracht, von der Förderschullehrerin, die glaubte, Jake würde niemals lesen lernen, zu einem Physikprofessor der Universität, der Jake ein unendliches Potenzial bescheinigt. Eine solche Grenze lasse ich mir für meinen Sohn gerne gefallen. Überhaupt sollten Eltern und Lehrer allen Kindern gegenüber eine solche Haltung einnehmen.

Ich habe dieses Buch geschrieben, weil ich glaube, dass Jakes Geschichte stellvertretend für alle Kinder stehen kann. Obwohl seine Talente einmalig sind, zeigt sein Weg, dass wir alle die Möglichkeit haben, das Besondere in uns zu entdecken. Und wer weiß, vielleicht stellt sich am Ende sogar heraus, dass »Genies« gar nicht so selten sind. Ich will damit nicht sagen, dass sich in jedem autistischen Kind ein Wunderkind versteckt, und auch nicht in jedem »normalen« Kind. Doch wenn Sie den natürlichen Funken in einem Kind schüren, wird es Ihre kühnsten Erwartungen bei weitem übertreffen, da bin ich mir sicher.

Es ist nicht einfach, darauf zu vertrauen, dass unsere Kinder ihren eigenen Weg finden, erst recht nicht, wenn wir ständig von Fachleuten eingetrichtert bekommen, dass Kinder in bestimmte Schubladen passen müssen. Wir alle wollen für unsere Kinder das Beste. Deshalb glauben wir auch immer, wir müssten sie in die »richtige« Richtung lenken. Ein Kind in seinen Interessen und Leidenschaften zu unterstützen, anstatt es auf andere umlenken zu wollen, fühlt sich unter Umständen so an wie der Sprung von einer Klippe, vor allem dann, wenn die Leidenschaften des Kindes nicht mit der üblichen Checkliste für künftigen Erfolg übereinstimmen. Mir ging es auch so. Doch dieses Vertrauen ist notwendig, wenn Sie Ihren Kindern Flügel verleihen wollen.

Wenn ein Kind, von dem behauptet wurde, es werde niemals sprechen oder lesen, solch erstaunliche Leistungen vollbringt, wozu sind dann wohl Kinder imstande, die nicht erst solche Hürden überwinden müssen? Wie weit können Kinder es bringen, wenn wir ihnen helfen, ihre Flügel auszubreiten? – Ganz bestimmt über unseren Horizont und unsere kühnsten Erwartungen hinaus. Ich hoffe, diese Geschichte trägt dazu bei.